재야 조선 침구사

가문의 침술

구술 김갑기 외
정리 유영훈
손중양

사단법인 허임기념사업회

재야 조선 침구사

가문의 침술

발행일
초판 인쇄 2024년 9월 1일

구술 김갑기 외
정리 유영훈 손중양
자문 박태동
교정 이국렬 박만흠 최지웅 김화숙
기획·편집 손중양
펴낸곳 (사)허임기념사업회
신고번호 제300-2006-0072호 (2006. 6. 2)
주소 서울특별시 종로구 삼일대로 28길 20(낙원동)
그린빌딩 501호
전화 02-742-7924
홈페이지 www.heoim.net

ISBN: 9791187828099(03510)

값 25,000 원
* 이 책의 판매수익금은 생명건강문화 전승사업에 쓰입니다.
입금계좌 : 국민은행 817201-04-039777 (사)허임기념사업회

총판 : 한국출판협동조합
서울 마포구 토정로 222(신수동) 전화 02-716-5616

절멸 위기 조선 침구사 구하기

자연요법은 태초에 민간에서 생겨나, 학과 술이 정립되면서 전통요법으로 전문화되고, 다시 또 널리 민간으로 퍼져 계승되며 발전에 발전을 거듭하여 왔다. 전통요법은 이런한 과정을 반복하며 자연생태계와 마찬가지로 다종다양한 자연치유 요법의 생태계를 이루어왔다.

동양에서는 마을이나 지역사회에서 아픈사람을 고쳐주는 의원 가운데 침구사가 있다. 이들 침구사들은 침과 뜸으로 병을 고치는 전통요법의 전승자들이다.

이들의 침구술은 우리의 역사 속에서 전승되어온 민족의 소중한 자산이다. 그 술법은 사람의 손에서 손으로 이어지는 무형의 국가유산이다.

그런데 대한민국에서는 이들 침구사들이 제도권으로 들어가는 길을 국가가 막아버렸다. 그래서 침구사는 재야(在野)에 남게 되었다. 제도권에 들어가는 길을 막아놓고는 재야에서 활동 한다고하여 무면허 돌팔이 범법자로 불도장을 찍어 처벌받게 하려고만 들었다.

침구사가 제도권으로 들어갈 수 있는 길을 열기 위해 갖은 노력을 다했으나 요구는 묵살되어왔다. 힘센 이익집단의 무수한 '공작'으로 점차 아무도 이들의 이야기를 들어주지 않게 되었다. 이들은 법률적 약자가 되어 사법적 처벌의 대상이 되고, 아무리 훌륭한 역할을 해도 범법자로 몰려왔다.

수천년 수만년 전해 내려오면서 민족의 생명과 건강을 지켜온 전통요법의 생태계는 훼손되고, 여러가지 전승 술법이 하나 둘 사라졌다.

나라를 믿고 기다린 소년은 백발이 되고

대대로 침구의원을 해 오던 집안에서 자란 김갑기 군은 1961년 고등학교를 졸업하고 '가업을 이어라'는 집안 아버지의 말씀에 따라 대학을 가지 않고 침구사가 되고자 관인침구학원을 다녔다.

당시는 4.19 직후. 연기를 거듭하던 의료유사업자의 부령이 공포되었다. 1960년 11월 비로소 침사나 구사 등의 자격시험은 보건사회부장관의 지시에 의하여 매년 1회씩 서울특별시장 또는 시도지사가 시행하도록 되었다. 당시 우리나라에는 문교당국이 인가한 11개의 침구사 양성기관에서 소정의 교육을 마친 5천여 명의 졸업생들이 있었다.

김갑기 군도 국가를 믿고 서울로 유학하여 관인침구학원에서 열심히 침구학술에 대한 공부를 하고, 시험준비를 하며 침구사의 꿈을 키워갔다. 그리고 아버지와 종조부로부터 집안 대대로 내려온 침구술을 전수받는 한편, 인근 순창에서 온 스승으로부터 전승 침구요법을 체계적으로 배우고 손에 익혔다.

그러나 침구사 자격시험은 단 한 차례도 시행되지 않았다. 5·16 직후인 1962년 3월20일 국가재건최고회의에서 국민의료법을 전면적으로 개정한 의료법을 만들면서 의료유사업자에 관한 조항을 삭제해 버렸기 때문이다. 이는 침구 직역에 종사하는 사람들을 국가가 일방적으로 소외시켜버린 것이다.

침구사가 되고자 했던 '소년'을 대한민국은 의료법을 위반하는 '범죄자'로 몰아갔다. 그는 헤아리기도 힘들 정도로 여러차례 사법적 처벌을 받게 되었고, 왕진을 못하게 거주이동의 자유를 제한하는 보호관찰 처분까지 받았다.

침구학술은 자연요법이라 자연 생태계처럼 그 전승되어오는 과정에서 여러가지 술법으로 분화하여 발전하며 전승되어 왔다.

김갑기 선생은 어느듯 백발이 되었다. 그가 집안 어르신과 향토 스승에게서 배우고 익힌 침술 요법은 그 맥을 잇는 사람이 없다.

수만~수십만의 '김갑기'를 해방시키라

조선시대 허임 선생의 침술법과 맥이 닿아 있는 김갑기 선생의 이야기를 채록하기 시작했다.

그 과정에서 김선생과 함께 그의 스승이 살고 있었던 순창을 방문했다. 순창 적성면 임동마을은 대대로 침구술을 해온 전주 최씨, 남원 양씨, 순창(옥천) 조씨가 함께 살고 있는 마을이었다.

거기에서 여러 '김갑기'와 같은 삶을 살다 가신 분들의 행적을 확인할 수 있었다.

1964년도 제6대 국회의 전진한 의원을 소개의원으로 하여 관인침구학원동창회가 국회에 청원서를 제출했을 때 전국에 무면허 침구사의 수를 5천명으로 집계했다. 한국침술연합회 회원카드에 수록된 재야 침구사가 5천여명에 이른다.

1973년도 제 9대 국회 강기천 의원의 소개로 청원서를 제출 했을 때는 그 수가 3만5천명 정도로 집계되었다. 그 후에는 침구사 정책이 방치되어 재야 침구사의 수를 대략도 집계할 수 없을 정도가 되었지만 1980년대 초반에는 일반적으로 약 10만 명으로 예측됐다. 2000년대 이후 침구인의 수는 20~30만에 이르는 것으로 추정되었다.[1]

보건복지부의 차별정책과 함께 이루어진 한의사협회의 고발 행위는 수천년 전해 내려오던 다종다양한 대한민국 전통요법의 맥을 끊고, 현대적인 계승 발전을 봉쇄하며 민족문화를 말살해 온 것이다.

이제 침구사 제도는 글로벌 환경의 눈높이에서 접근해야 한다. 침구에 관한 전통이 없었던 세계 여러 나라에서도 침구사를 양성하여 널리 활동할 수 있도록 해나가고 있는 것이 현실이다. 오직 한국에서만 침구사들이 재야에서 명맥을 잇고, 각자도생의 길을 찾아 이나라 저나라를 떠돌고 있다.

국내외에서 생명과 건강에 침과 뜸으로 돌볼 수 있는 침구사 제도를 이제라도 하루 빨리 시행하기를 바라며 이 책을 발간한다.

2024년 8월 일

사단법인 허임기념사업회 이사장 손중양

---

1 해묵은 '침구사 제도화 논란' 재점화 조짐. 2014.10.01 : SBS 뉴스

[발문]

침구사 가문을 자랑하며

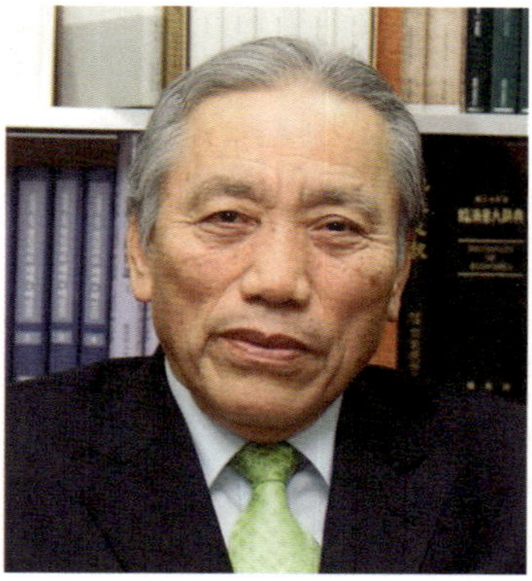

박석무(다산학자·우석대 석좌교수)

우리 외가 나주 김씨 가문은 자랑할 일이 매우 많은 집안이다.

신라 경순왕의 후손인데 고려 때의 김대경(金臺卿)은 대제학을 지내고 문충공(文忠公)이라는 시호를 받았다. 조선 왕조 중기에는 취암(鷲巖) 적(適)이라는 분이 문과에 급제하여 광주목사를 역임하며 성씨를 크게 빛나게 하였다. 그 뒤 몇 대를 지나 용강(龍岡) 김구석(金九碩)은 비록 벼슬에 나가지는 않았으나 당대의 학자로 모두의 추앙을 받던 분이니 우리 외가 가문의 자랑스러운 분이었다.

그분의 6대손에 성사(星沙) 김형구(金亨九)는 문장과 경술(經術)로 우리 무안 지역을 대표하던 학자였다. 그분의 아들 해헌(海軒) 김우송(金禹松) 또한 아버지를 이어 학문가의 명성을 잃지 않게 했으나 많은 글을 남기지 못하고 세상을 일찍 떠나고 말았다.

해헌공의 장자 용전(龍田) 김순형(金舜衡)은 무안향교 영수(領袖)로서 가전의 유학(儒學)을 이어왔으니 바로 나의 외할아버지이다. 우리 외조부 용전공은 할아버지 성사공과 아버지 해헌공의 시문을 모아 『성사세고(星沙世稿)』라는 이름으로 부조의 문집을 간행하여 학문가로서의 위상을 확실하게 세운 분이다. 조선 최고의 학자 다산 정약용은 자신의 외가 해남 윤씨 가문에 대한 자랑을 자주 언급하였다. 고산 윤선도, 공재 윤두서 등 나라 안에 이름이 높던 학자 집안이어서 '우리 고산 선생, 우리 공재 선생'이라 호칭하며 곳곳에서 외가 자랑을 자주 말했기에, 나도 우리 외가 자랑을 해도 괜찮다고 여기고 우리 집안 자랑과 함께 몇 마디 하고자 한다.

나의 증조부 민재 박임상(朴琳相) 선생은 면암 최익현 선생의 제자로 학문도 높았지만 한말 의병운동에도 가담하여 한말 호남을 대표하는 학자의 한 분이었다. 그분의 문집, 『민재유고(敏齋遺稿)』에는 「성사김공행장(星沙金公行狀)」이라는 글이 한 편 있고, 「차김연파우림수신운(次金淵坡禹林晬辰韻)」이라는 시 한 편이 있다. 이 시는 나의 외종조 해헌공의 계씨(季氏) 김우림(金禹林)의 회갑을 축하하는 시였으니, 우리 증조부 때부터 우리 외가 김씨들과는 깊은 인연이 있었음을 알게 해준다. 우리 조부 또한 민재 선생을 이어 큰 학자였는데 그분의 문집 『계암유고(溪菴遺稿)』에는 나의 외조부 용전공의 「용전김공행장(龍田金公行狀)」이 있고, 『성사세고』의 발문(跋文)이 있다. 학자 집안의 교류는 그렇게 끈끈하게 이어졌다. 우리 조부의 호는 계암(溪菴)이고 이름은 박현풍(朴炫豊)이다.

우리 아버지 소천(小川) 박학주(朴學周) 선생은 우리 외가로 장가들었으니, 바로 외조부 용전공의 사위가 되셨다. 할아버지 아버지를 이어 우리 고장의 마지막 유학자 한 분이 우리 아버지이셨다. 아버지의 문집 『소천유고(小川遺稿)』에는 나의 큰 외숙인 성전 김기린 공의 행장인 「성전김거사사행기(星田金居士事行記)」라는 글이 있다. 성전공은 바로 이 책 주인공 중 한 사람인 나의 막내 외숙 을구 김성환 공의 백씨이고, 책의 또 다른 주인공인 김갑기 침구사의 백부이다.

이만하면 우리 외가와 우리 집안과의 관계는 대체로 설명한 셈이다. 우리 증조부와 외고조 성사 선생과의 돈독했던 관계, 우리 조부와 우리 외조부, 우리 아버지와 외숙들과의 관계도 모두 설명을 했다.

다시 우리 외가로 돌아가자. 성사 선생은 유학자이면서도 유의(儒醫)였다. 성사공의 아들 연파 김우림은 유학자이면서 아버지를 이은 유의였다. 연파공은 우리 외조부의 계부(季父)이시고, 우리 외숙들의 종조부로서 한 가족으로 살아가던 처지였다. 나의 막내 외숙 을구공은 바로 종조부 연파공에게서 성사 선생으로부터 전해오는 침구술을 습득하여, 끝내는 침구술의 대가가 되었고, 또 그 의술을 아들 김갑기에게 전수해주었으니, 5대의 의술이 합해져서 오늘 침구사 김갑기의 의술이 이어오게 되었다.

'의불삼대 불복약(醫不三代 不服藥)'이라는 말이 있다. 의원으로 3대를 이어오지 않은 집안의 약은 먹지 말라는 뜻이니, 5대를 이어온 침구술을 어떻게 외면할 수 있겠는가.

민족 고유의 자산이요 생명을 구하는 침구술. 왜 공인(公認)해서 비법이 오래 전승되도록 하지 않는가? 백성들의 생명을 구하는 일에 활용되록 해야할텐데, 왜 그렇게 반대만 하고 있는 것인가? 허준이나 정약용 같은 천재 의원들이 의사시험에 합격해서 그런 의술을 지닐 수 있었겠는가? 집안에 전해오는 침구술을 권장하고 확대해서 인간의 생명을 구하는 일에 기여하도록 해야 할 것이 아닌가?

침구술의 공인(公認)을 위해 생을 걸고 투쟁한 김갑기 침구사의 노고를 위로하며, 그런 노고에 답해주는 세상이 오기를 간절히 바란다.

2024년 8월 일

차 례

제1장 스승님의 마을

옛 스승 자취 찾아 순창으로

스승님과 헤어진지 60여년 세월이 지났다. 나이가 들어가니 찾아 뵙고 싶은 마음이 갈수록 더해졌다.

내게 침술을 가르쳐 주신 스승이 계셨다는 이야기를 허임기념사업회 손중양 이사장에게 꺼냈다. 1960년대 초반에 만난 스승님인데 학식이 높고 침술이 뛰어나셔서 지금껏 마음 속에 모시고 있다고 했다.

평소 우리나라 침구술 역사 발굴에 힘을 쏟고 있던 손 이사장이 큰 관심을 보였다. 손 이사장과 나는 기억 속에 남아 있는 그분을 찾아나서기로 했다.

전라북도 순창군 적성면 인동마을 출신이고, 60년 전 나이가 74세 최삼문. 내가 스승에 대해 알고 있던 정보는 이것이 전부였다. 처음엔 적성면이 어디 있는지, 인동마을이 존재하는지도 의문이었다.

인터넷으로 주소를 검색해보니 적성면은 있는데 '인동마을'은 확인되지 않았다. 대신 '임동'이라는 비슷한 이름의 마을이 있었다.

2022년 9월 16일 손 이사장, 박태동 연구이사와 동행하여 광주 양동시장 뒤 집에서 일단 순창군 적성면 행정복지센터로 목적지를 정하고 출발했다.

가슴이 설레었다. 존경했던 스승님을 뵈러 가는 마음은 20대 젊은 시절로 돌아가는 것 같았다.

도로망이 갈수록 좋아져 이제 순창군은 광주에서 고속도로를 이용하여 40여분이면 닿는 곳이 되었다.

우리들은 이내 순창 IC에 도착했고, 산세가 아름다운 시골길을 달려서 적성면 소재지에 이르렀다.

면장이 기억하는 침술 명인

적성면 행정복지센터는 면 소재지 한 가운데 있어서 쉽게 찾을 수 있었다.

내가 사무실 문을 열고 들어서자 창구에 앉아 있던 여직원이 반갑게 맞으며 무슨 일로 오셨냐고 물었다.

"인동마을에 사시던 분을 찾아보려고 합니다. 1960년대에 침술을 가르쳐주신 최삼문 선생이신데 그때 당시 74세였으니 이미 돌아가셨을 것입니다. 흔적이라도 찾아보고 싶은데 방법이 없겠는지요?"

그러자 '면장님도 최씨라 아실지 모르겠다'며 연락해 주었다. 테이블에 앉아 있으니 면장이 직접 우리가 있는 곳으로 왔다.

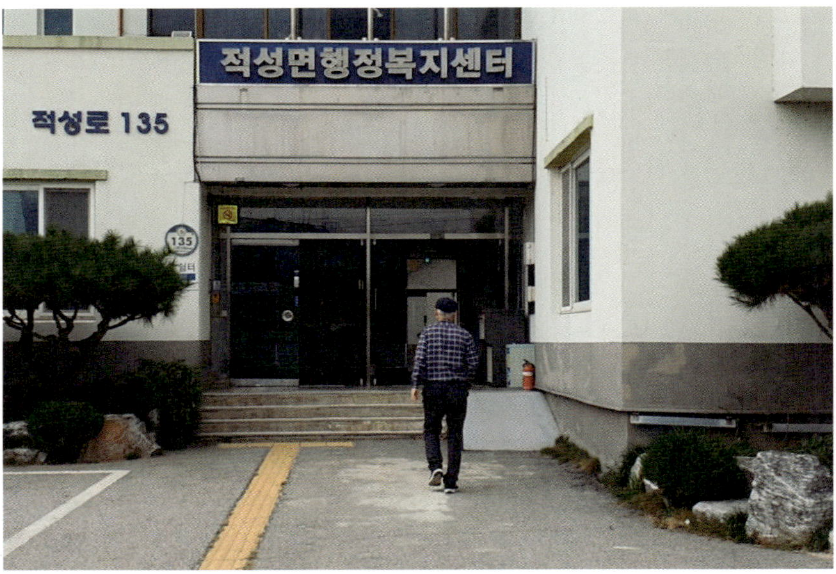

전라북도 순창군 적성면 면사무소

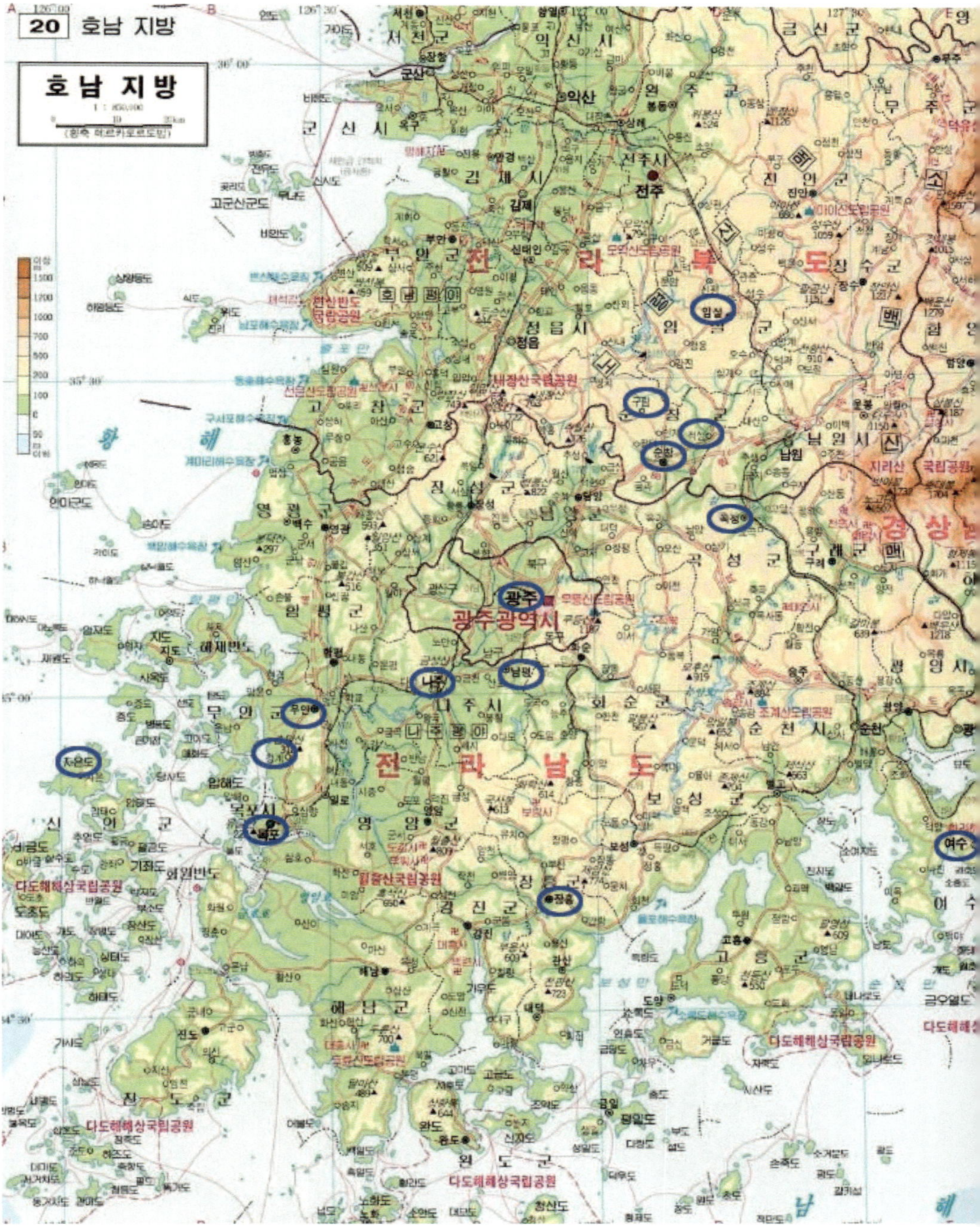

가문의 침술에 등장하는 지역. 광주광역시, 무안, 남평, 장흥군, 목포, 여수,
순창군: 순창읍 적성면 구림면, 임실군, 곡성군, 남원시, 신안군 자은도, 거제도 등.

역사 발굴 차원에서 이곳 출신 최삼문이란 재야 침구사의 자취를 찾아보려고 한다고 했다.

최삼문 선생이 생존해 계셨으면 134세가 넘었을 것이라고 하자, 최복식 면장은 "최삼문이란 이름은 처음 들어보는데, 임동마을에 최광표라는 분이 침술을 한 것으로 알고 있다."며 기억을 더듬어 이야기를 시작했다.

"제 나이가 56세라 잘은 모르지만, 임동마을이라는 곳이 조씨, 양씨, 최씨가 사는 집성촌입니다. 우리 집안도 임동마을에서 살다가 나온 전주 최씨인데요. 저에게는 육촌 형님 되시는 최광표라는 분이 계셨는데, 침을 잘 놓으셨어요. 임동에서는 대부분 그 분한테 침을 맞았지요. 최삼문 선생은 연세로 봐서는 그 윗대의 어르신일 것 같은데 ... 가만 계셔 보세요 ... 제적부를 한번 봐야 알겠는데요."

이렇게 말하며 여직원을 불러 80세 전후 되신 최광표 씨의 제적부

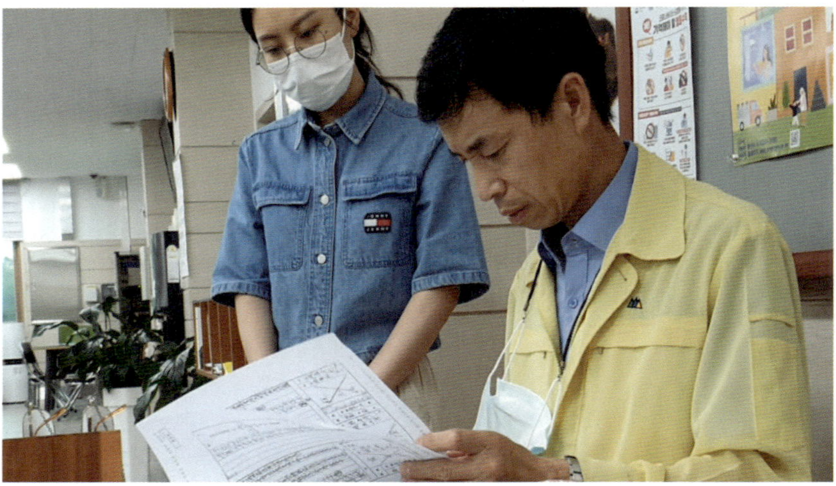

2022년 9월 당시 순창군 적성면 최복식 면장

를 한번 열람해 보도록 했다.

“그 최광표 형님에게 침을 맞으러 사람들이 많이 찾아오곤 했습니다. 또 순창 장날에는 읍내로 나와 침을 놓으셨다고 하더라구요. 그러다 보니까 이게 의료법에 문제가 되잖아요? 그래가지고 그 뒤로는 집에서만 했다고 하더라구요."

여직원이 제적부를 확인하러 간 동안 최광표 씨에 대한 면장의 이야기는 이어졌다.

"그 최광표 형님은 ‘척추장애인’이셨어요! 돌아가신지 오래지 않았는데, 저도 공 차다가 다쳐서 그 형님께 침을 맞은 적이 있어요. 형님은 구안와사 같은 병을 많이 치료했다고 들었습니다.”

뜻밖의 이야기였다. 또 한 명 재야 침구사가 그 마을에 있었다는 것이다.

시끌벅적한 읍내장터에서 작은 척추장애인이 침을 놓았다니, 구구절절 사연도 많을 것 같았다. 어떻게 침술을 배우게 되었고, 누구한테 배웠는지, 어떤 침법을 썼을지, 또한 무면허의료행위로 고발 당하는 고초를 겪지는 않으셨을지 등등.

여직원이 제적부를 갖고 왔다. 최광표 씨는 1939년생으로 확인이 되었다. 하지만 최삼문 선생과 연관될만한 사항은 발견하지 못했다.

그 때 한 여직원이 다가오더니 새로운 사실을 알려주었다.

최광표 씨는 그 마을의 윗대 어르신에게 침을 배웠고, 그 분의 따님인 최진숙이란 분이 순창군에 공무원으로 재직하고 있다는 것이었다.

우리는 일단 임동마을에 들어가서 마을 이장을 만나보는 것이 좋겠다면서 자리를 일어섰다.

마을 곳곳에 인술 베풀던 흔적들

임동 마을은 면소재지에서 2km 정도 떨어진 가까운 거리에 있었다.

마을로 들어서니 한 가운데에 마을회관이 눈에 띄었다.

회관 앞 표지석에 "어질고 인자한 선비가 많이 태어난다 하여 처음에 어질인(仁)자를 써서 인동이라고 불렀다 한다."고 명시되어 있었다.

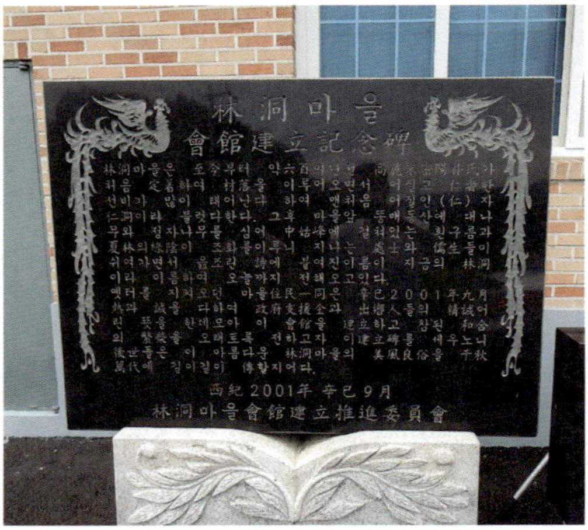

어진 선비가 많아 어질인(仁)자를 써서 인동이었다는 유래가 적인 임동마을 표지석

마을회관 앞에 차를 세우자 회관에 계시던 분들이 무슨 일인가 하고 밖으로 나오셨다.

조금 젊어보이는 여성분에게 마을 이장님을 좀 뵙고 싶다고 했더니 본인이 이장이라고 했다. 면장님의 소개로 전 이장님을 찾아왔다고 전했다. 그 때 마침 이장 옆에 계시던 분이 자신이 전 이장이라고 했다. 현 이장의 남편이자, 임동마을 전 이장 최영섭 씨였다.

“저는 광주 사는 김갑기라고 합니다. 이 마을에 사셨다는 분이 제가 20대 때 광주 오셔서 저에게 침을 가르쳐주셨어요. 제 기억으로는 최삼문 선생인데, 이름이 틀릴 수도 있어요.”

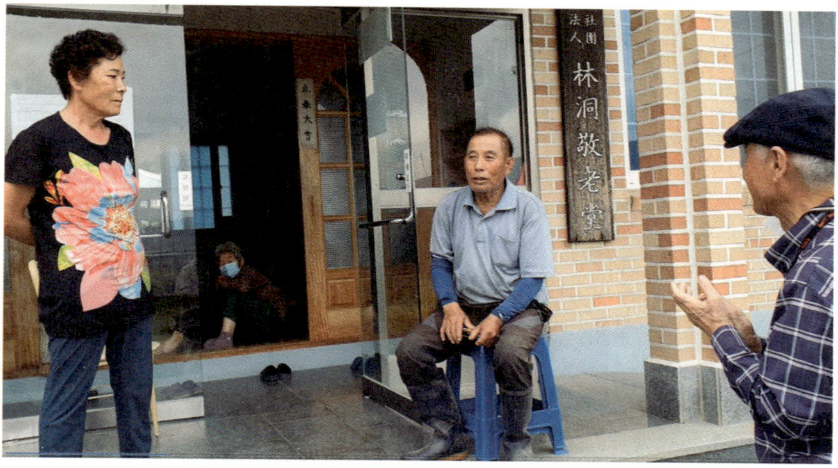

임동마을 최영섭 전 이장과 당시 이장(좌측 여성)

최영섭 전 이장은 “덕산 아잰가? 옛날에 돌아가셔서 이름이 가물가물한데."라며 기억을 더듬었다.

"저는 73살인데, 제가 어렸을 때 덕산 아재가 여기서 침을 가르치셨어요. 갑식이랑도 그분에게 배웠는데 … ”

“갑식이라는 분도 전주 최씨 최갑식인가요?”

“예”

최삼문 선생이 가문의 후손들에게 침을 가르치신 것이었다.

“제 스승님은 학문이 얼마나 깊으셨는지, 책을 보지도 않고 줄줄 외우셨습니다.”

“아, 그럼 은행양반의 아버님 덕산 아재같네요. 덕산 아재가 은행양반과 갑식이 그리고 또 다른 이들도 많이 가르쳤다고 알고 있어요. 갑식이에게 가르친 거는 내가 확실히 알아요. 그런데 덕산 아재는 이름이 현자 돌림을 쓰셨을 텐데요, 삼문이란 이름은 모르겠네요.”

“그 당시는 본명을 잘 안 쓰고 호를 지어 부르거나 다른 이름을 썼을 수도 있지요."

아직 정확하게 일치한 것은 아니지만, 임동마을에 최씨 성을 가졌으며, 침술로 유명했고 여러 사람에게 침술을 가르쳤다고 하니 그 덕산 어른이 바로 최삼문 선생이 확실하다고 심증을 굳혔다.

최영섭 전 이장(1952년생)에 따르면 덕산 어른 집으로 침을 맞으러 각지에서 찾아오는 사람들로 가득했다고 했다. 그리고 덕산 어른은 여러 사람에게 침술을 가르치기도 했다고도 한다.

덕산 어른의 큰아들 최한수 씨는 침술을 배우기는 했지만 침을 많이 놓지는 않았고, 둘째 아들 최강수 씨는 아버지 덕산 어른에게 제대로 침술을 배워 집으로 찾아오는 환자들에게 침을 놨다고 했다. 바로 그 둘째 아들 최강수 씨가 은행양반이었다.

그리고 형님의 손자, 즉 조카 손자 최갑식 씨에게도 침술을 가르쳤고, 바로 이웃에 사는 최광표 씨도 덕산 어른에게 침을 배웠을 거라고 전해 주었다.

최갑식 씨는 전주로 가서 다른 업을 했지만, 최광표 씨는 돌아가실 때까지 이 마을에 살면서 침술을 업으로 했다고 했다.

면장이 소개하던 바로 그 최광표 씨도 덕산 어른의 제자였던 것이다.

침술이 한 가문 안에서 여러 후손들에게 전승되었다는 이야기였다.

우리는 최 전 이장의 안내를 받아서 덕산 어른이 사시던 집터를 찾았다. 집터는 잡초가 무성한 빈터로 남아 있었다.

몇 해 전 덕산 어른의 큰 며느리 되시는 분이 부엌에서 불을 때다가 실수로 집이 다 타버렸다는 것이다. 안타깝게도 당시 화재로 집안에 남아 있던 선생님의 서적들과 침구 도구들이 모두 소실되어 버렸을 거라고 한다. 조선의 침구 역사를 알아볼 수 있는 소중한 자료들이 사라져버린 것이다.

그 빈터에 발을 딛고 서니 감회가 참으로 새로웠다.

어떻게 하면 조금의 통증도 없이 병을 낫게 할 것인가 궁리하시면

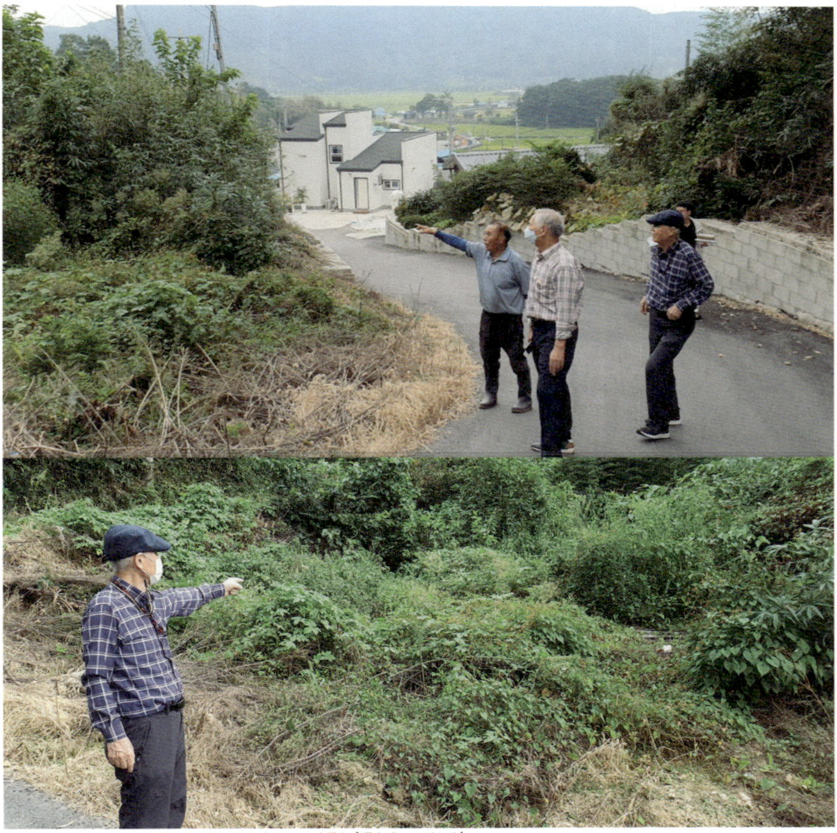

집은 소실되고 잡초만 무성한 '침술 명가'

서 읽은 책을 읽고 또 읽으시던 선생님 모습이 떠올랐다.

환자들의 아픈 곳을 치료해 주시던 참 따뜻한 분이셨다. 최 이장이 덕산 어른은 돈을 탐하지 않으신 훌륭한 분이셨다고 공감했다.

"집으로 이어지는 이 길에 침을 맞으려는 사람들이 줄을 서곤 했겠네요?"

"그럼요, 먼 곳에서도 찾아오고, 늘 사람들이 많이 와서 줄을 섰지

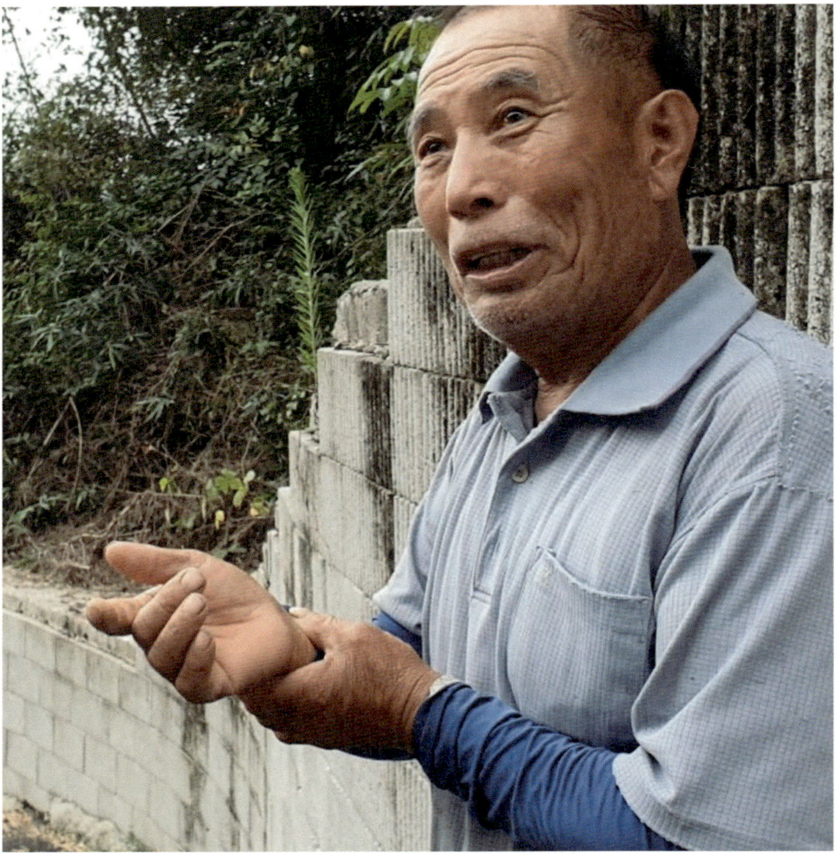

어렸을 때 침맞은 자리를 설명하는 최영섭 이장님

요!”

최 이장에게 덕산 어른이 침을 어떻게 놓았는지 혹시 침을 맞아보셨느냐고 물었다.

그 때는 병원이 많지도 않고 가기도 어려울 때여서 침으로 병을 많이 고쳤고, 본인도 침을 여러 번 맞았다고 했다.

"배꼽 아래쪽에도 침을 맞은 적이 있고, 또 체했다고 하면 팔에도 침을 놓아주셨지요."

최 이장이 손을 들어올려 어렸을 때 침 맞은 자리를 가리키는 걸 보니 내관 이라는 혈자리를 말하는 것 같았다. 그 증상에 내가 쓰는 혈자리와 똑 같은 자리라는 건 바로 알 수 있었다.

최 이장 말에 따르면 이 마을에는 덕산 어른 영향으로 침을 배운 사람들이 여럿 있었고, 직접 침구사 노릇은 안 했어도 침통은 다들 지니고 다녔다고 한다. 즉 이 마을이 침구 마을이라는 것이었다.

덕산 어른 집 아래 쪽에는 둘째 아들인 은행양반 집이 있었는데, 그 집에도 침을 맞으러 오는 사람들이 줄을 이었다고 했다.

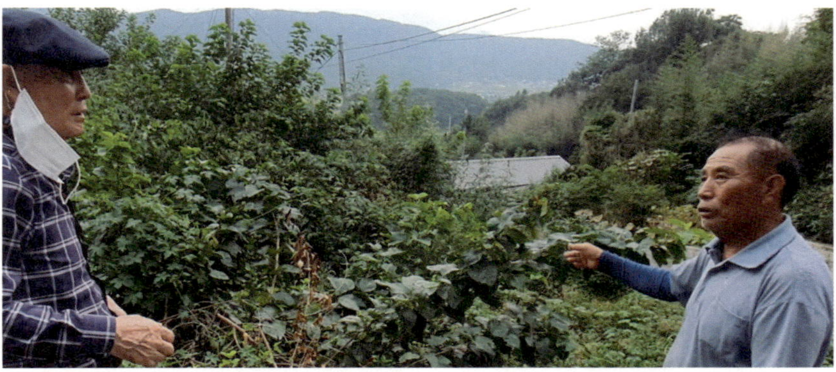

덕산 어른 집 아래 쪽에 있는 둘째 아들 은행양반 집에도 침맞으러 온 사람들로 가득했다고 한다.

덕산 어른 집터에서 몇걸음 올라가 언덕을 넘자 바로 최광표 씨의 집이 있었다.

덕산 어른의 또 한 명 제자였고, 생전에 침술을 업으로 했다는 최광표 씨. 그가 살던 집에는 살고 있는 사람이 없었다. 가끔 아들 되시는 분이 찾아오곤 한다고 했다.

최광표 씨 집 현관은 닫혀 있었고, 한 켠에는 대숲이 무성했다. 옛날에는 그 대숲 안 쪽에 집이 있어서 그곳에서 환자들을 치료했고, 나중에 지금 집을 새로 지었다고 한다.

이곳 또한 침술이 행해지던 역사의 현장이었다.

최영섭 이장은 최광표 씨 마당에 들어서며 말을 잇는다.

"손님이 말도 못하게 많았어요. 광주에서도 오고, 여기저기서… 내가 알기로도, 어딜 나가시질 못했어요."

최 이장도 이 분한테 침을 맞으러 자주 다녀서 그 분 생활 모습을 잘 안다고 했다. 그러나 침을 놓아주고 그 사례로 돈을 받는 경우는 별로 보지 못했다고 한다. 그저 명절 때가 되면 계란 등을 가져온다든지 하는 정도였다는 것이다.

"이 양반이 술을 좋아하셨어요, 일부러 손님들이 막걸리를 사가지고 오는 경우도 있었어요. 그래서 어떤 날은 이 분이 술을 많이 드셔서 손님들이 침을 못 맞고 가는 때도 있었어요."

최광표 씨에 대한 이야기는 다음에 그 자제분들을 만나 더 자세하게 듣도록 하고, 나는 어서 스승님 묘소를 찾고 싶었다.

이장의 안내를 받아 덕산 어른 묘소를 찾았다. 묘 앞 상석에는 최

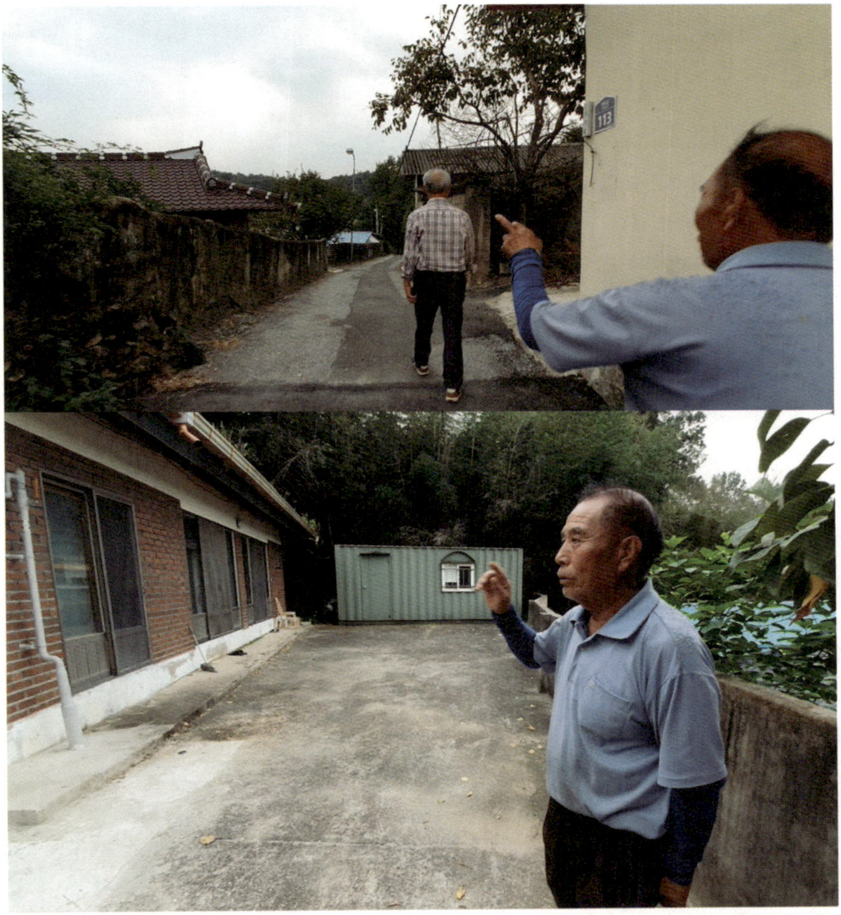

스승님의 집 바로 너머에 바로 최광표 선생의 집이 있었다. 최영섭 이장은 침을 맞으러 많은 사람들이 이곳 최광표 선생의 집으로 찾아왔다고 말했다.

정현(崔晶鉉)이리고 새겨저 있었다.

60년 만에 스승님의 묘소에 엎드려 큰 절을 올렸다.

침구사로서 스승을 찾는다는 것은 한 인간으로서의 정체성을 다시금 확인하는 일이기도 했다.

"책을 많이 읽으신 학자이셨습니다. 말씀도 조용조용히 하시고, 참으로 점잖은 분이셨지요.'

덕산 어른이 살아계셨을 때 직접 겪어보았던 최영섭 이장과 나는 생전 선생님 모습에 대해 여러가지 이야기를 나누었다.

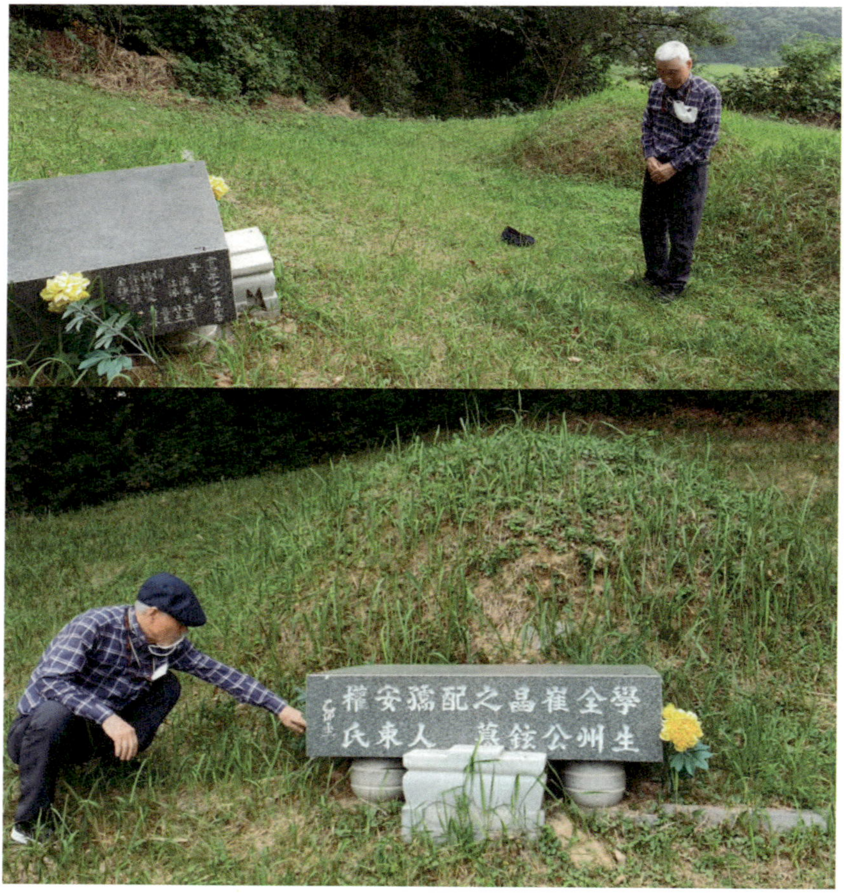

최사문 스승님의 묘소에서

나는 "특히 그분이 치료비와 상관 없이 병을 치료해주신 참으로 활인(活人)하신 훌륭한 어르신"이라고 거듭 강조해서 말했다.

최 이장은 "어렸을 때 그 집에 침 맞으러 오는 손님들이 많았는데, 동네 어린아이들이 구경삼아 그 집 마당에 모여서 떠들고 했어도 한 번도 아이들을 내쫓으신 적이 없었다."고 기억한다.

"엄청나게 많은 사람들이 치료를 받고 병을 고쳤지요. 환자들이 치료를 받고 대문 밖을 나서면서 벌써 나았다고 하는 소리를 여러번 들었지요. 그분 침술이 참으로 유명했습니다."

최 이장은 "그 어른이 지금 살아계셨다면 나라에서 상을 내릴 분"이라며 "순창 군수님도 가만 있지는 않을 것"이라고 말했다.

사부님은 사문(士文) 최정현 선생

다시 순창 방문길에 나선 건 2023년 10월. 이번에는 손중양 이사장과 유영훈 선생이 동행했다. 10월 18일 순창군 적성면 임동. 미리 전화로 약속을 했던 최종식 씨를 자택에서 만났다.

1947년생인 최종식 씨는 임동마을에서 전주 최씨 문중의 여러가지 일을 보시는 분이었다. 덕산 어른이 최종식 씨에게는 종조부가 되고, 최광표 선생은 6촌 형님이라고 했다.

처음 대면이지만, 최 선생은 반갑게 맞으며 집안 족보를 먼저 꺼내오셨다. 전주 최씨 문충공 자손 대동보. 그런데 내가 기억하고 있던 최삼문이란 이름은 거기서 찾을 수가 없었다.

대동보에 따르면 덕산 어른의 이름은 래현(騋鉉)이었고, 초명(初名)이 정현(晶鉉)이었다. 덕산 어른이라 부를 때 덕산은 부인의 친정 지명으로, 선생을 마을에서 존칭으로 부르는 댁호(宅號)였다.

대동보 기록에 '삼문'이란 글자는 없었고, 자(字)가 사문(士文)이었다. 직접 선생님 이름을 글자로 본 적이 없었던 나는 사문(士文)을 그저 귀에 들리는대로 '삼문'으로 알고 있었던 것이다.

대동보가 참 고마웠다. 이 기록이 없었다면 '최삼문'으로만 알고 있었던 내 스승님을 제대로 확인할 수 없었을 것이다. 기록의 소중함을 다시금 깨닫는 순간이었다.

이렇게 하여 나의 60년 전 스승은 최사문 선생이었고, 임동마을을 비롯해 호남 일대에서 침놓고 후학들을 양성하신 분임을 확인했다.

대동보에 따르면 최사문 선생은 호(號)가 화암(華菴)이고, 고종(高

宗) 경인년(庚寅年 1890년) 7월 20일에 태어나 옥천(玉川)의 동화산(東華山)에 은거(隱居)하면서 학문과 의약(醫藥)에 대해 연구한 것으로 기록되어 있다. 그리고 의술로 많은 사람을 구제하였으며, 정사년(丁巳年 1977년) 10월 28일에 향년 88세로 돌아가셨다.

옥천은 순창의 옛 지명이고, 동화산은 채계산 동쪽인 동계 채계산을 지칭하는 것으로 보인다.

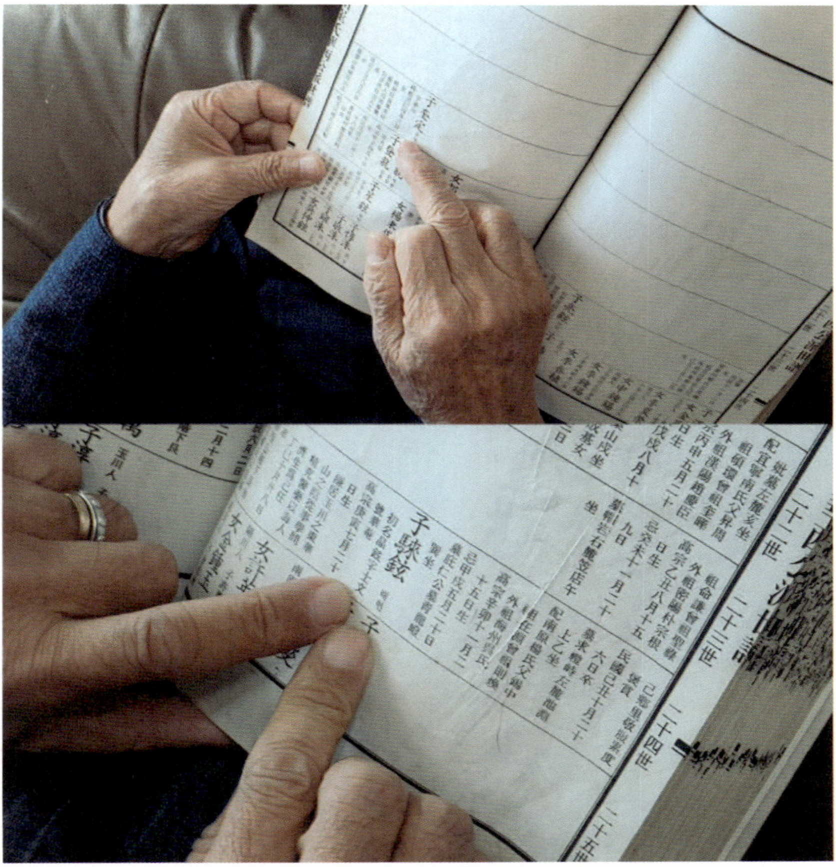

족보에서 스승님 이름은 정현, 자가 사문(士文)이라는 사실을 확인했다.

놀랍고 신통한 침술 목격담

최종식 씨는 족보를 꺼내 최사문 선생의 이름을 확인하고 그 할아버지가 구안와사 침치료 하던 장면 이야기를 먼저 꺼냈다.

자신이 초등학교 6학년 정도 됐을 때 어느 아주머니가 구안와사로 입과 얼굴이 돌아가고 눈까지 돌아가서 할아버지에게 침을 맞으러 온 것을 호기심 어린 눈으로 보았다.

"아, 침을 노응께 요로코롬 시계바늘 돌아가는거 맨치로 사~악 입이 돌아오더만요. 아! 참 대단하지요. 그런데 시방(지금)은 그런 의술이 없당께요!"

구안와사 환자가 할아버지께 침을 맞던 장면을 손가락으로 얼굴을 가리켜가며 생생하게 기억하였다.

최사문 선생님이 침을 놓자 입이 돌아가 비틀어졌던 환자 얼굴이 그 자리에서 째깍째깍 정상으로 돌아오더라는 것이었다.

종조부께서는 치료가 어느 정도 된 것인지 확인해 보기 위해 환자에게 입의 침을 뱉어보거나 휘파람을 불어보게 했다고 한다. 휘파람이 불어지거나, 침이 똑바로 나가면 돌아갔던 입이 정상으로 돌아온 것을 알 수 있기 때문이었다.

최종식 씨가 손가락으로 코 밑을 가리키며 당시 상황을 전하는 걸 보며 '선생님이 인중혈에 침을 놓으신 모양이구나'라고 짐작할 수 있었다.

보통 선생님 문하 침법은 구안와사의 경우에는 인중혈에 침을 놓고, 합곡혈이나 삼리혈을 함께 쓴다. 경우에 따라서는 지창혈에서 협

거혈까지 길게 침을 놓기도 한다.

최종식 씨는 어린 시절 보았던 종조부의 침 시술 장면들을 비교적 자세하게 기억하고 있었다.

어려서 그 작은 할아버지 집에 자주 놀러갔었다. 그 집에 가면 침 맞으러 오신 분들이 사온 과자를 얻어먹을 수 있기 때문이었다.

한 번은 작은 할아버지 집에 갔는데 어느 아저씨가 앉은뱅이가 되어 아들 등에 업혀 마당에 들어섰다.

그 사람은 사흘 간 작은 할아버지 집에 머물면서 침을 맞았다.

사흘째 되던 날 작은 할아버지께서 그 사람에게 일어서보라고 했다. 그랬더니 실겅(통나무 2개로 만든 선반)을 잡고 바로 서는 것이었다. 그러자 한번 걸어보라고 하니 따박따박 걸어나가는

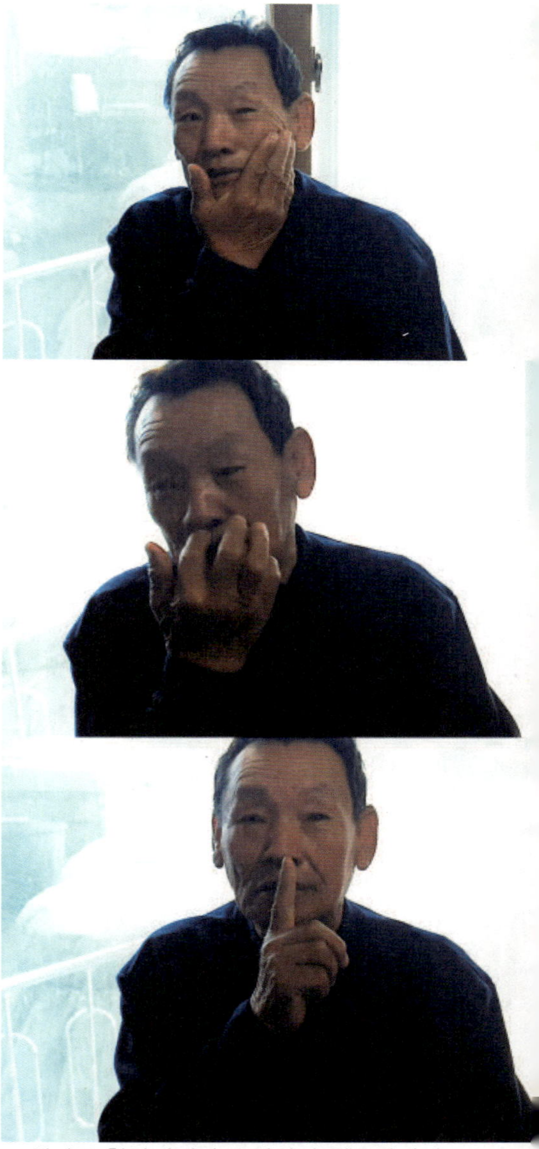

최사문 할아버지가 구안와사 치료하시던 모습을 설명하는 최종식 선생.

것이 아닌가!

어린 소년 눈에도 참 신기하기만 했다.

"와 참! 우리 할아버지가 대단한 분이시구나!"

감탄사가 절로 나왔다.

또 한번은 어린 최종식 소년이 작은 할아버지 집 처마에 제비집을 작대기로 털다가 제비집에서 떨어지는 제비 털이랑 먼지가루를 얼굴에 뒤집어 쓴 일이 있었다.

갑자기 오한이 들고 온 몸을 사시나무 떨 듯이 떨어댔다.

최종식 씨는 '추학' 증상이라고 알고 있었는데, 하루거리 증상을 말하는 것이었다. 하루거리는 별안간에 춥고 으슬으슬 떨리는 병이다. 학질과 같은 급성 열병으로, 오늘 괜찮다가도 다음 날이면 또 오들오들 꼭 하루 걸러 도지는 병이라서 하루거리라고 했다.

작은 할아버지는 나쁜 기를 마셔서 그렇다면서 머리 꼭대기(백회혈로 짐작됨)에 침을 한 대 놓아주셨다. 그랬더니 곧바로 괜찮아졌다는 것.

또 하루는 부친께서 갑자기 곽란(霍亂)이 났다. 얼른 가서 작은 할아버지를 집으로 모시고 왔다. 작은 할아버지가 손과 배에다 침을 한 방씩 놓아주시니까 곧바로 괜찮아졌다.

“차암 나~ 묘한 일이여!”

최씨는 감탄사를 연발했다.

최종식씨의 기억은 아주 생생했다. 벌써 오래 전 어린 나이에 본 일이지만 침술 장면들이 놀랍고 신통하여 잊을 수 없었던 모양이었다.

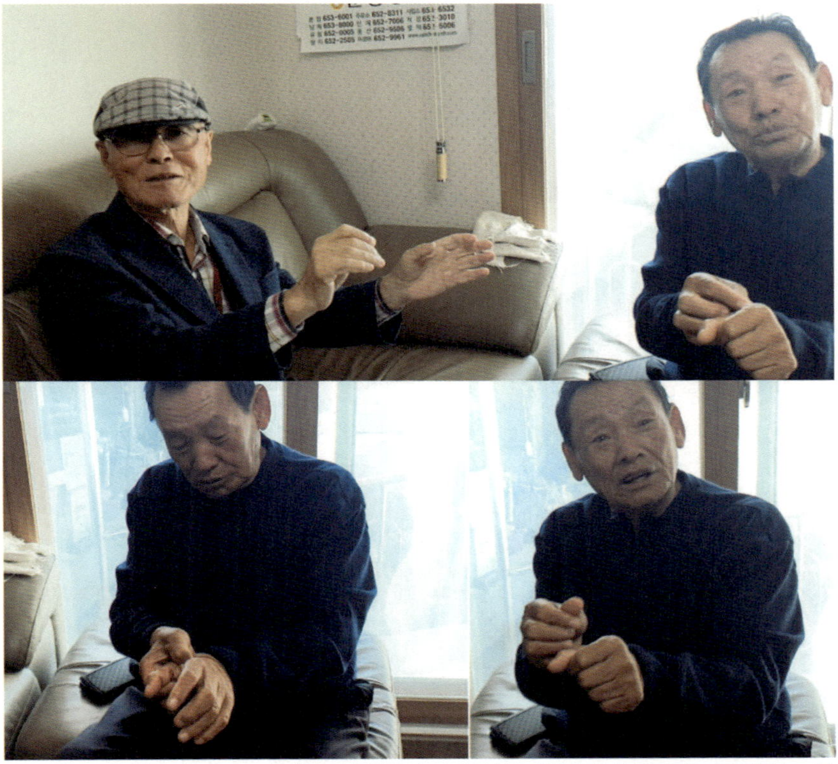

합곡에 침을 놓고 보사법을 실행하시던 최사문 할아버지 모습을 설명하는 최종식 선생

"선생님은 환자를 보면 바로 병명이 무엇인지 알아버리셨어요!"

나도 내가 직접 보았던 장면을 이야기하며 거들었다.

"아, 또 작은 할아버지는 보사(補瀉)라는 걸 하시더만요. 이렇게 풀었다, 감았다 하는데 그게 무슨 조화가 있는 모양이요. 감으면 온 몸이 짜르르 하고, 또 풀었다 감았다 하더라고요! 침도 이렇게 길어요. 그런데 그 침이 그렇게~ 참 나~ 뭐 침 속에 마술이 들었나? 하하하!"

엄지와 검지로 침을 잡고 호흡에 맞춰, 엄지를 밀었다 당겼다하면서 기를 소통시키는 보사법을 이야기 하는 것이었다.

바로 내가 하는 침법 이기도 했다.

보사법까지 생생한 이야기를 들으니 사부님을 만난 듯이 반가웠다. 우리는 최 선생이 들려주는 사부님의 침술 이야기에 빠져들었다.

"그렇게 직접 침을 맞아보신 거지요?"

손 이사장이 확인하러 다시 물었다.

"그럼요. 또 쥐가 난다고 하잖아요? 경련나는 거요. 그것도 괜찮아져요. 침 한 번 맞으면 아무랑토 않게 지나간다니까요!"

그런데 그 기막힌 의술을 그 아들과 최갑식, 최광표 씨가 배웠지만, 제대로 이어지지 못해 지금은 그런 침술을 하는 이가 없다며 참으로 아쉬운 노릇이라고 혀를 찼다.

최사문 선생이 뜸을 한 이야기는 별로 듣지를 못했는데, 양 미간에 뜸을 하여 사람을 살린 사실을 나중에 확인하게 되었다.

※ 71-72쪽 최광표 선생의 조카 이휜례 여사 진술 참조.

침구술이 뛰어나니 최사문 선생에게 침을 맞으려는 사람들이 줄을 이었다.

그 집의 넓은 사랑방에는 침 맞는 사람들로 가득했고, 누구에게나 식사가 제공되었다. 2~3일 씩 머물면서 치료를 받는 사람들도 종종 있었다. 물론 밥값은 받지 않았고, 숙박비도 없었다.

치료비는 5원 짜리나 10원 짜리를 주는 대로 받았다. 허리에 주머니를 하나 차고 계시다가 돈이 조금 모이면 아들을 오라고 해서 건네

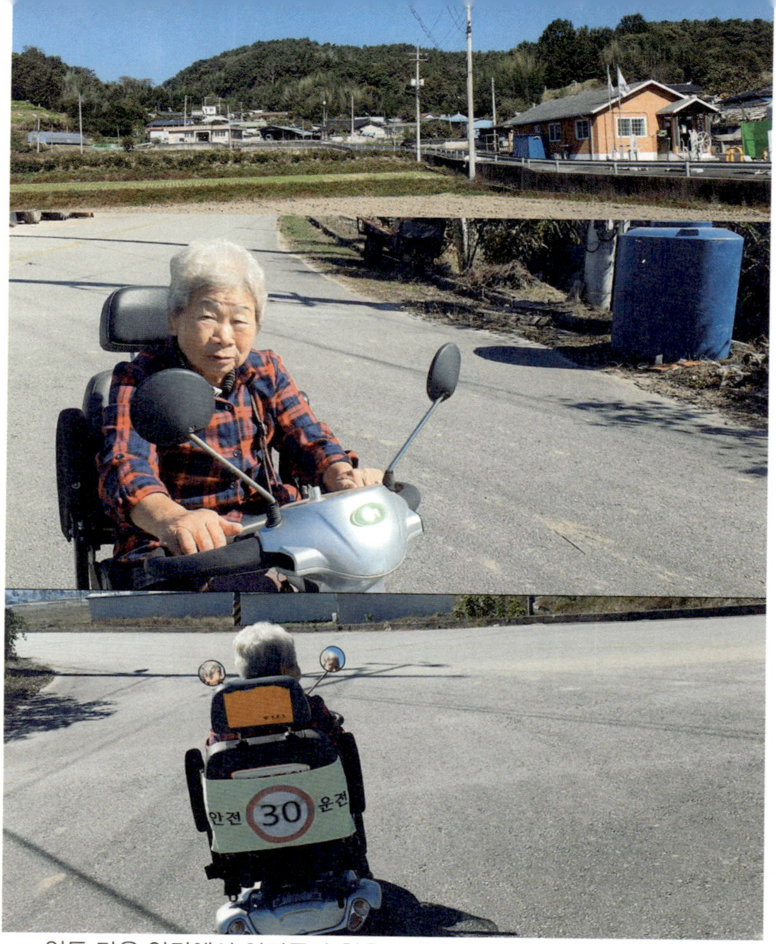

임동 마을 앞길에서 어디론가 침을 맞으러 간다는 동네 할머니를 만났다.

주었다고 한다.

내가 광주에서 모실 때도 최사문 선생님은 한 가족이 여러 명이 침을 맞아도 한 명 분만 받으셨다.

또 최종식 씨는 그 할아버지가 책을 많이 읽으셔서 주위에서는 "도통(道通)하셨다."고 했다고 한다. 의서 같은 책을 한 장 한 장 넘기면서 안 보고도 줄줄 외울 정도였다고 기억하였다.

전주 최씨 가문의 침구술 전승 내력

최종식 씨는 자신의 5대조인 최규정(崔奎定 1833년 순조 ~ 1877년 고종) 대부터 집안에 침술이 이어진 것으로 알고 있었다.

최규정 할아버지의 부인은 의령 남(南) 씨, 해주 오(吳) 씨 두 분이라고 했다.

해주 오 씨는 소쿠리 장사였다. 임동마을로 소쿠리를 팔러 왔다가 가슴애피라는 병이 있어서 최규정 집에 머물면서 침을 맞았다.

가슴애피는 가슴앓이의 전라도 사투리인데 명치 부위가 화끈하고 쓰린 증상이다. 흔히 위의 신물이 식도로 역류할 때 생기며, 신물이 입안으로 올라올 때도 있다.

해주 오씨는 침을 맞고 이 병이 다 나았는데도 떠날 생각을 않고 눌러 앉았다. 둘째 부인이 된 것이다.

해주오씨는 소쿠리를 팔러 다니며 돈을 모았다. 당시 해주 오 씨는 최규정 선생이 만들어준 짚신을 마을에서는 신었다가 마을 밖으로 나가서는 벗어서 등짐에 매고 다닐 정도로 절약을 했다. 그렇게 아껴서 돈을 모아 논 여섯 마지기, 밭 세 마지기를 샀다.

최규정 선생은 후손들에게 그 땅은 절대로 팔지 말고 지켜야 한다고 엄명을 내렸다. 그 땅을 물려받은 최종식 씨도 또다시 그대로 아들에게 물려주며 팔지 말고 대대로 지켜가도록 하고 있다고 한다.

임동마을 인근 최규정 선생 묘소에는 첫째부인 의령 남 씨의 묘와 함께 소쿠리 장사 둘째부인 해주 오 씨의 묘가 나란히 모셔져 있다.

이 최규정 선생 묘소가 있는 곳에서 아래를 바라보면 약간 삐죽하

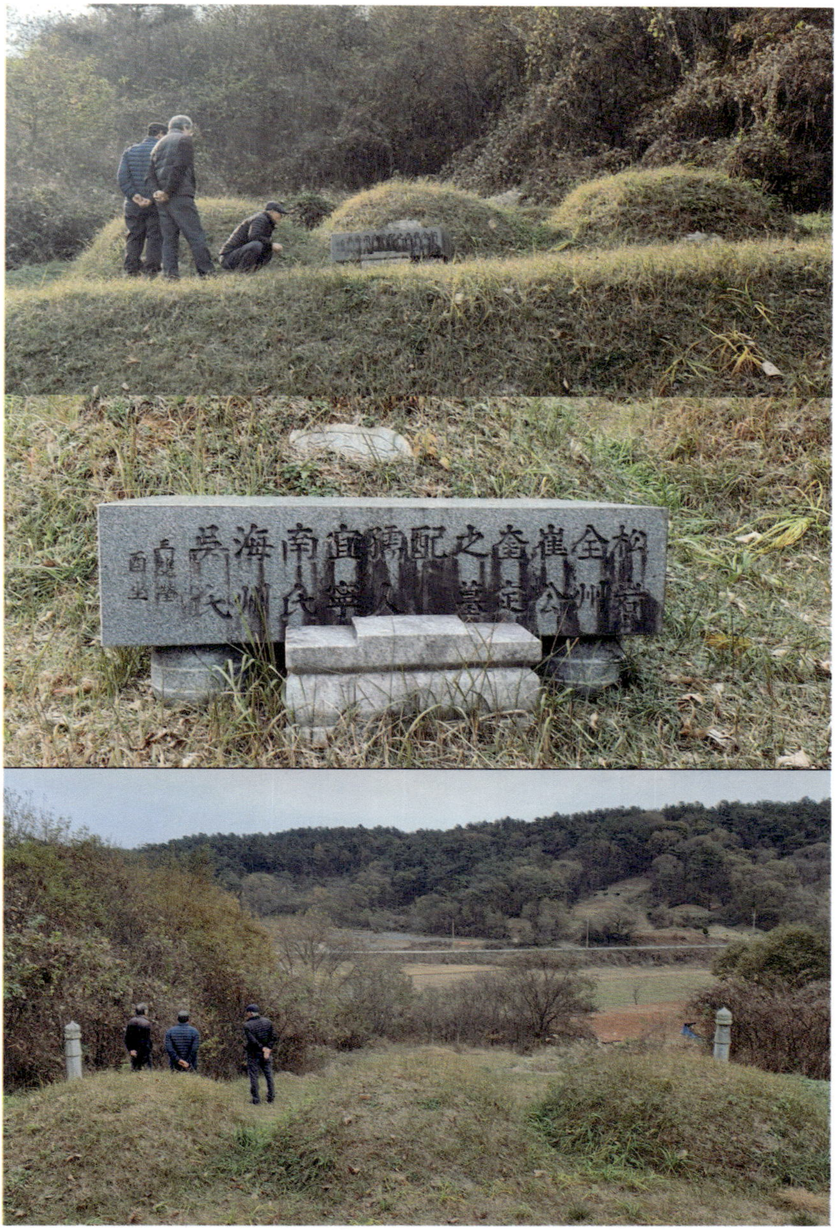

침술에 능하셨다는 최규정 선생과 두 부인의 묘소. 이 묘소 건너에는 최광표 씨 등 후손들의 묘소가 있고, 그 옆으로 전주 최씨 제각이 있다.

하게 침 모양을 하고 있는 듯하여 침구혈이라고 부르고 있었다.

후손인 최종식 씨에 따르면 1800년대 중반에 활동한 최규정 선생은 침을 잘 놓으셨고, 자손들에게 그 침술을 전승했다고 한다.

최규정 선생은 아들인 최등룡에게 침술을 가르쳤고, 또 그 최등룡은 그의 아들에게 침술을 가르쳐 가문 침술의 대를 이어 가도록 했다. 그런데 큰아들인 최성현(崔星鉉)은 침을 가르치려 해도 도통 배우려 들지를 않아서 결국 포기했고, 둘째인 최정현(사문)이 가문의 침술을 이어받은 것이라고 한다.

최종식 씨의 직계 조부는 침술을 배우지 않은 최성현 선생이다.

그에 반해 종조부인 최정현은 한문과 침술을 열심히 배웠다. 최정현도 처음에는 한문 배우기를 어려워 하였으나, 그의 아버지가 회초리를 들어가며 엄하게 가르친 덕에 나중에는 문리(文理)가 트여 도가 통할 정도로 학문과 침술이 깊어졌다고 한다.

최종식 씨는 자신의 윗대 최규정 고조부로부터 침술이 전승된 이런 역사를 아버지와 작은 아버지로부터 이상과 같이 전해 듣고 있었다.

최규정 선생의 윗대인 최남익 선생(崔南翊 1799 정조~1840년 헌종)이 침구술에 능했는지는 확인할 길이 없었다. 다만 최규정 선생의 형인 최규진 최규학 선생의 자제들도 침을 놨다는 이야기만 전해들었다고 했다.

전주 최씨 족보에 나타나 있는 이 분들의 생몰년도를 살펴 보면 최정현이 8~9세 되던 해에 아버지(최등용)는 돌아가셨다. 따라서 최정현이 가문에서 침술을 배울 수 있는 경로는 5촌 당숙이 되는 최휘용

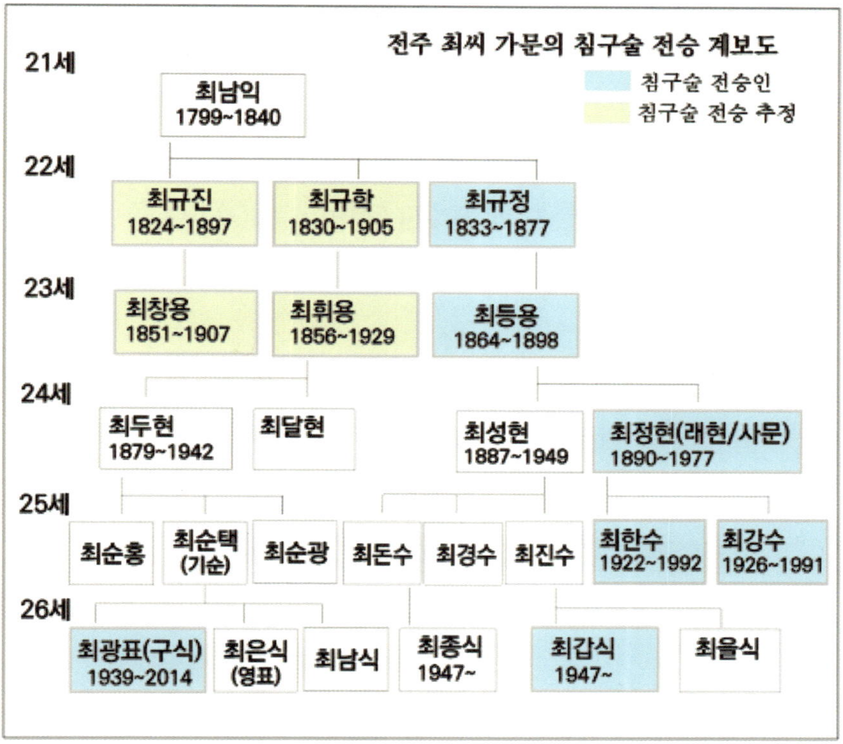

이나 최창용이었을 가능성이 크다.

선대로부터 침구술을 전수받은 최정현(사문) 선생은 이 마을에서 당신의 두 아들 최한수 최강수와 가문의 손자뻘인 최갑식 최광표 등에게 침술을 가르쳤다.

최정현(이하 최사문과 최정현 혼용함) 선생의 둘째아들 최강수 씨는 이 마을에서 대를 이어 침술을 했다. 댁호가 은행댁이라 은행양반이라 불렸는데, 그의 집에도 침을 맞으러 오는 사람들로 가득했다.

그리고 윗대 덕산댁과 마찬가지로 은행댁에서도 침을 맞기 위해 기다리는 사람들에게 식대를 받지 않고 식사를 할 수 있도록 부인네들이 밥상을 차렸다고 한다.

나는 최사문(정현) 선생으로부터 당신의 가문에서는 5대가 침술을 해오고 있다는 말을 들은 바가 있다. 적어도 1800년대 중반 최규정 선생부터 최갑식 최광표 선생까지 5대, 150여년 이상 가문이 침술을 이어온 것이다.

60여년 전 스승을 찾아 떠난 여정은 마침내 한 가문의 침술 내력을 대략 확인하기에 이르렀다.

침술 동문 최광표 선생

2023년 10월 17일. 순창 방문길에 최광표 선생의 딸 최진숙 씨를 순창군 행복누리센터에서 만났다. 최진숙 씨는 순창군 인구정책팀장으로 재직 중이었다.

손중양 이사장이 최진숙 팀장에게 나를 아버님 최광표 선생 침술 동문이라고 소개했다.

"그럼 저희 아버님을 아시겠네요?"

반가운 얼굴로 묻는 모습에 순간 미안한 생각이 들었다. 살아계실 때 미리 찾아와서 한번이라도 인사를 나누지 못한 것이 아쉽기도 했다.

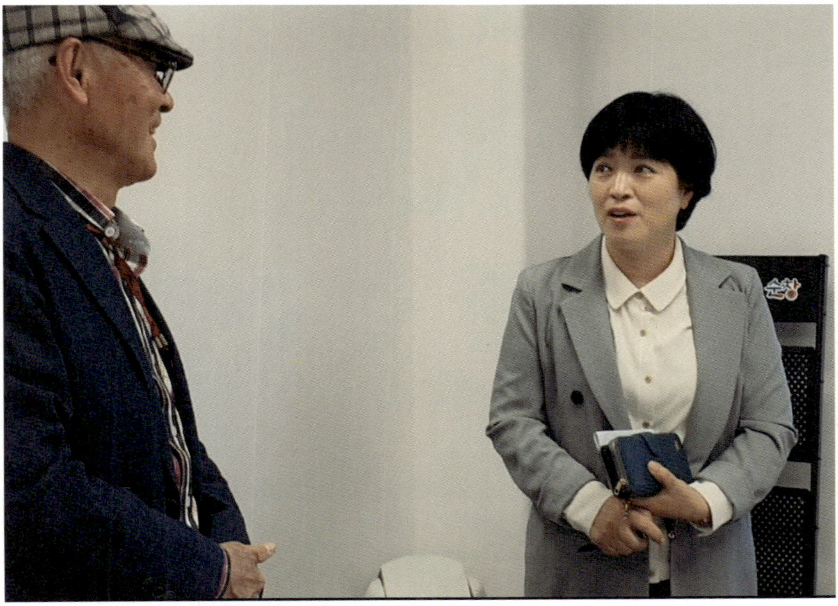

침술 동문 최광표 선생의 딸 최진숙 선생.

최광표 선생과 직접 만난 적은 없지만 같은 스승에게 침술을 공부한 동문이라는 뜻이라며 이야기를 시작했다.

최 팀장은 친절하게 아버님에 대한 이야기를 전해주었다.

"아버님은 침술을 하시면서 한 번도 실수를 하신 적이 없고, 늘 당

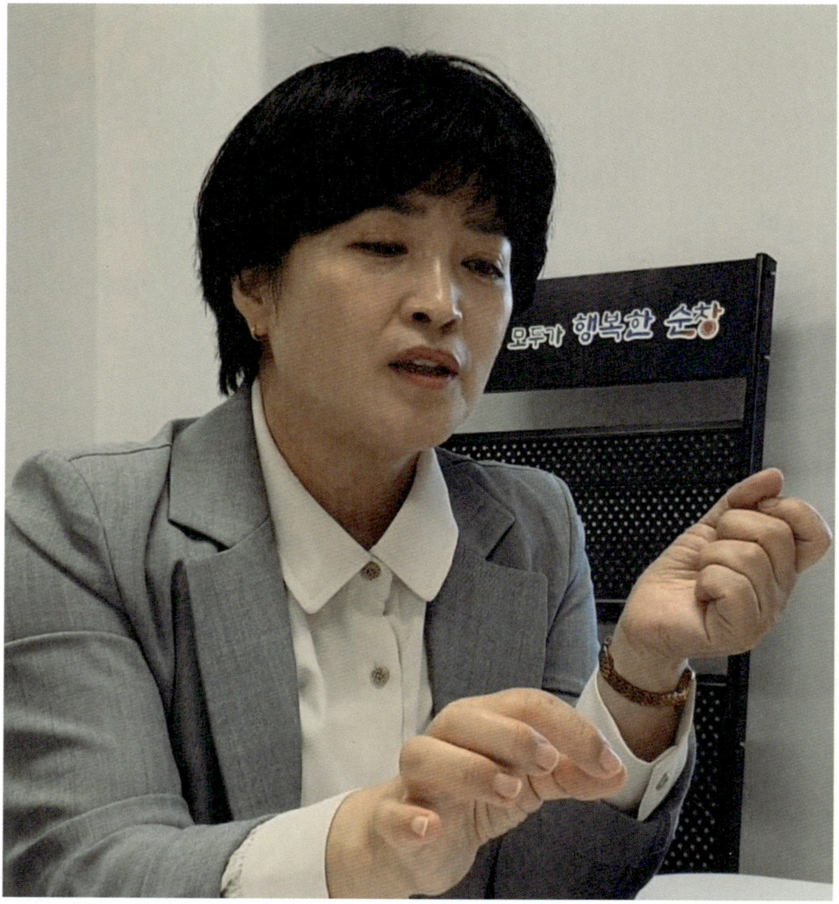

최진숙 팀장은 아버지인 최광표 선생이 손재주가 좋아 이웃 아주머니들이 뜨게질도 배우러 왔던 일, 침놓았다는 이유로 30만원 벌금을 내라고 하여 1천원 짜리로 내셨다는 말씀, 편직기 바늘을 갈아서 침으로 사용하신 일, 원통모양 과자통을 침대롱으로 사용했다는 기억 등 많은 이야기를 해 주었다.

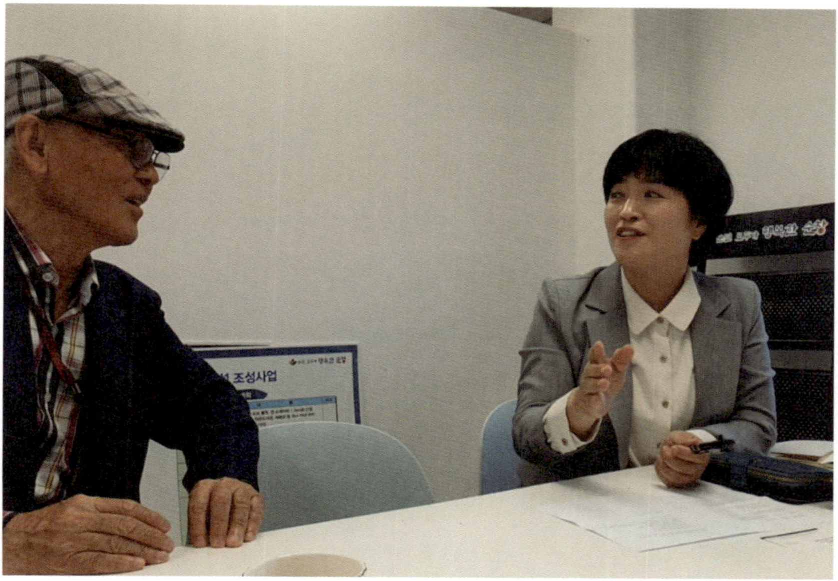

최광표 선생에 대하여 이야기 하는 최진숙 팀장

당하셨습니다. 장날에는 순창읍내에 있는 친척 집에서 침을 놓으셨는데, 사람들이 알음알음으로 그곳으로 찾아왔다고 합니다. 한때는 그 친척이 우시장에서 식당을 했는데, 그 식당 한 켠에서 침을 놓기도 했다고 해요."

최 팀장 이야기를 듣다 보니 내가 생활했던 모습과 비슷한 점이 많았다. 나도 처가 동네인 고흥군 동강면 장터에서 고모님이 식당을 하실 때 몇 년간 동강 장날에 그 곳으로 침놓으러 다닌 적이 있다.

최광표 선생은 1939년생. 아버님은 6살까지는 몸이 정상이셨으나 열병으로 척추가 굽어져 장애를 얻으셨다.

당신이 그런 아픔을 겪으셨기 때문에 자식들의 건강에 대해서는 각별하게 신경을 쓰셨다. 영양제 같은 것들이 떨어지지 않도록 늘 챙겨주셨다.

최광표 선생 가족들은 아버님이 침으로 치료해주었기 때문에 병원엘 가 본 적이 없었다고 한다.

자녀는 3남 1녀. 자녀들은 어릴 때 아버지가 침을 놓으러 밖에 나갔다가 돌아오실 때를 늘 기다렸다. 맛있는 튀김이나 땅콩 카라멜 등 간식거리를 항상 사오셨기 때문이었다.

아버님이 참 자상하고 따뜻한 분이셨다고 한다.

최진숙 팀장는 아버님처럼 노력을 하면 세상에 못할 일이 없을 거라면서 자식들은 아버님의 10분의 1도 못 미친다고 했다.

최진숙 팀장는 적성면 소재지에서 택시 하시는 분이 당시 일을 기억하실 거라고 알려주었다.

임동까지 교통편은 버스를 타고 적성면 소재지까지 와서 적성에 있는 택시를 이용할 수 있었다. 적성면에는 택시가 한 대밖에 없다고 했다.

10월 17일 최진숙 팀장을 만나고 나서 바로 적성면 소재지로 가서 그 개인택시 하는 양병모 기사를 만났다. 1956년생인 양 기사는 1990년대부터 30년 동안 이곳에서 택시 영업을 했다고 한다.

최광표 선생도 택시를 많이 이용해 잘 알고 있었고, 순창까지도 자주 모시고 다녔다고 했다. 그리고 최 선생에게 침 맞으러 가는 사람들을 많이 태워주었다고 한다.

그는 인근 우계마을 출신으로 본인도 무릎이 시큰거릴 때라든가,

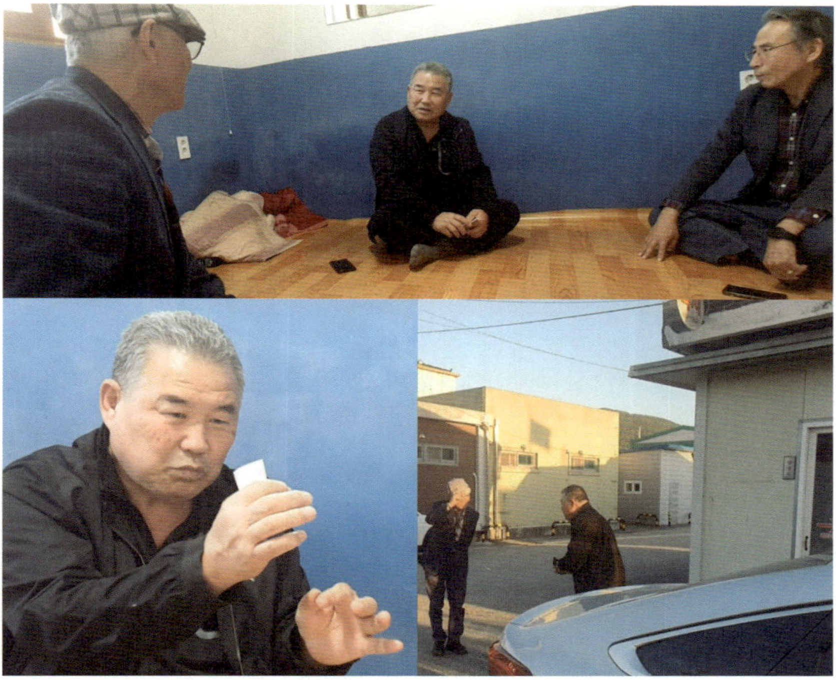

최광표 선생 이야기를 전해주는 택시 기사 양병모 선생

발목을 삐었을 때 최광표 선생 침을 맞고 효과를 봤다고 했다. 최광표 선생은 큰 침을 놓고 돌리기도 하고, 사혈도 했다고 한다.

"다들 침을 맞고 효과가 있으니 다음에 또 오고 하는 모양이더라고요. 남원에서도 오고 담양에서도 오고 각지에서 침을 맞으러 많이 왔었지요."

양병모 기사는 최광표 선생이 키가 작았고 상체가 자라지 못하고 위축되어 있지만 말씀도 잘하시고, 아주 좋은 분이라고 기억하고 있었다.

한편 최광표 선생이 관공서 단속으로 침술에 어려움을 많이 겪은 사실을 양병모 기사로부터도 확인을 할 수가 있었다.

"면허가 없다는 이유로 고발 당한 일이 여러번 있었다고 들었죠. 침도 빼앗겼다는 이야기도 들었고요."

조선시대 침구술을 전수 받아

최진숙 팀장을 처음 만난 다음날인 10월18일. 순창군 행복누리센터 옆에 있는 카페에서 최광표 선생의 큰 아들 최병권 씨와 딸 최진숙 팀장을 함께 만났다.

남매는 생전에 아버님이 어떤 방식으로 침을 놓으셨는지 잘 기억하고 있었다. 한번 시연을 부탁했다.

최광표 선생은 침을 놓기 전에 10분~20분 안정을 취하도록 하신 뒤에 침을 놓았다고 한다.

“처음 살짝 침을 꽂고 몇 번 침대를 돌려주다가, 다시 더 내려꽂고 다시 돌려주셨다.”

마치 침을 놓아본 것처럼 익숙하게 모양을 냈다. 그 모습이 너무 자연스러워서 침을 놓아본 경험이 많은 것처럼 느껴질 정도였다.

그 동작을 보고 있던 손 이사장이 “침을 한 번에 놓지 않고 세 단계로 깊이를 나눠서 놓는 방식은 침구경험방에 나오는 허임 침법과 유사하네요."라며 약 400년 전에 저술된 침구경험방 서문 내용을 소개했다.

"경에 이르기를 醫란 意[생각]라는 뜻이다. 혹 생각이 잘못되고 막혀서 변화를 모른다면 함께 병을 논할 수가 없다. 병을 논하는 것도 할 수 없는데 하물며 치료할 수 있기를 바라겠는가. 반드시 마음으로

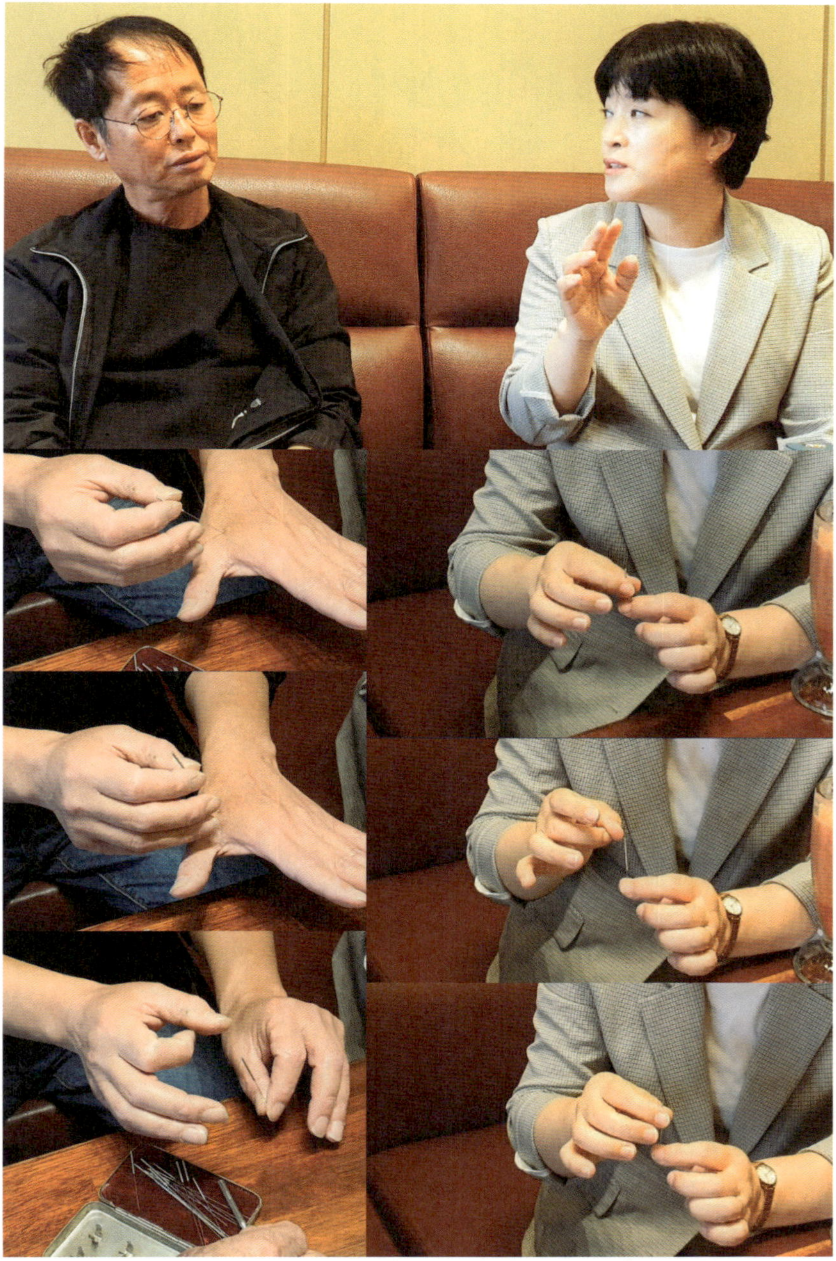

최광표 선생이 쓰던 침으로 그가 침놓던 모습을 그의 남매가 시연해 보이고 있다.

깨달아 그것이 손으로 나타나고, 뜻에 따라 융통하고 변화시켜 각각 그 경락을 따라서 양의 병은 음측에서 치료하고, 음의 병은 양측에서 치료하고, 왼쪽의 병은 오른쪽에서 치료하고, 오른쪽의 병은 왼쪽에서 치료하니, 침놓고 뜸뜨면 반드시 효과가 있을 것이다.

…〈중략〉…

이른바 보라고 하는 것은, 5푼의 혈을 찔러야 할 경우, 침은 2푼을 찔러서 잠시 멈추었다가 다시 2푼을 찌르고 또 잠시 멈추었다가 다시 1푼을 찔러서 환자가 숨을 들이쉴 때 침을 빼고 곧바로 손으로 침구멍을 눌러 진기를 보존하는 것을 보라고 한다.

사라고 하는 것은 5푼의 혈을 찔러야 할 경우에 침을 5푼을 찌르고 잠시 쉬었다가 침을 2푼 빼고, 또 잠시 쉬었다가 침을 2푼 빼고, 환자로 하여금 숨을 내쉴 때 침을 빼서 그 사기를 이끌어 빼내는 것을 사라고 한다."

손 이사장이 말하는 침구경험방 서문 내용을 통해, 허임 선생이 400년 전에 행하였던 침법을 최광표 선생이나 내가 이어받아 쓰고 있다는 사실을 확인했다.

최광표 선생의 남매는 나란히 앉아, 생전에 아버지가 쓰시던 침으로 침놓던 방법을 기억하여 시연을 했다.

"왼쪽이 아프면 오른 쪽, 오른 쪽이 아프면 왼쪽에 침을 놓으셨어요. 기가 통하게 하려는 듯 손가락으로 침 대를 위 아래로 쓰다듬어주기도 하셨고, 튕기기도 하셨습니다. 침을 뽑을 때도 한번에 뽑지 않고 2~3단으로 나눠서 뽑아올리신 것으로 기억합니다."

내가 침을 놓을 때 쓰는 보사법을 최광표 선생도 똑같이 써 왔음을

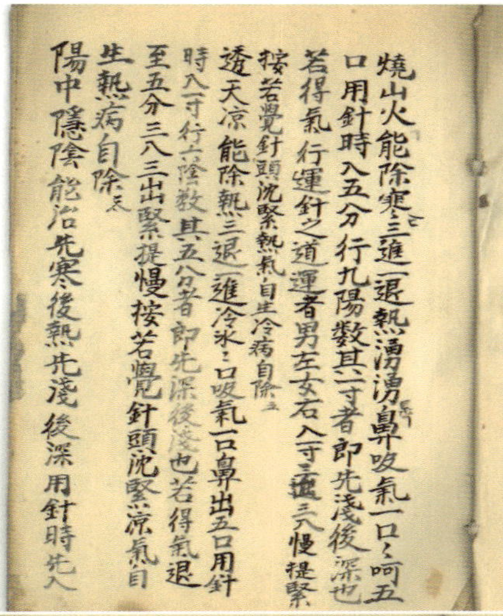

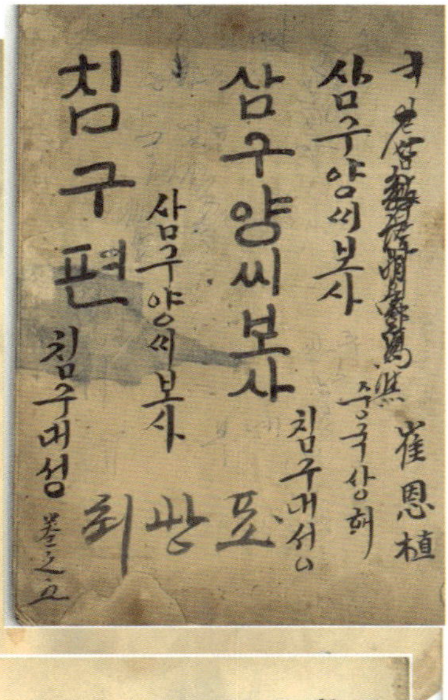

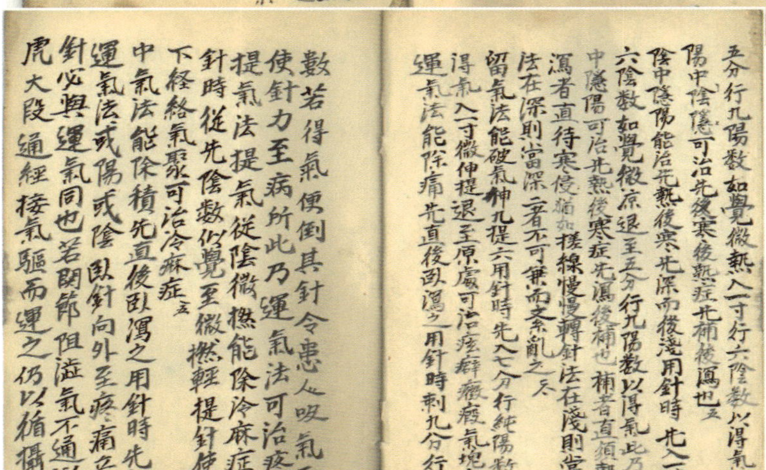

최광표 선생이 필사한 침술 고서. 침술 보사법 등이 기록되어 있다. 침구대성 등 침구의학 원전 중에서 골라 필사한 것으로, 침구술 임상에 그대로 적용한 것으로 확인된다.

남매의 기억을 통해 확인할 수 있었다. 전통침구술의 맥이 최사문 선생을 통하여 최광표 선생에게도 그대로 이어졌던 것이다.

남매의 이야기에 따르면 최광표 선생은 뜸은 하지 않으셨고, 부항은 사용을 하셨다.

사용하시는 침은 20여개 정도였다. 편직 기계에서 떼어낸 쇠 바늘을 갈아서 만든 긴 침은 사혈도구로 사용하셨는데, 부항할 때도 사혈이 필요할 경우에 썼다고 했다.

최광표 선생을 찾아온 환자는 구안와사, 좌골신경통, 무릎이나 다리가 아픈 이들이 많았다. 머리에 침을 놓는 것도 보았고, 침이 얼굴살을 뚫고 나오는 장면도 여러 번 보았다고 했다.

낫기 어려운 병도 침맞고 치료된 경우도 많았다고 한다.

그 중 생각나는 일 하나는, 광주에서 초등학교 4학년 아이가 사시(斜視)가 되어 치료를 받으러 왔다. 한 달 정도 침치료를 하고 정상으로 돌아왔다. 그 아이 아버지가 감사 표시로 술을 사들고 찾아왔던 기억이 난다고 했다.

최광표 선생은 결혼하기 전엔 먼 곳으로 나가서 한 달 정도씩 머무르면서 침을 놓았다고 한다.

결혼 후에는 외부로 다니시기보다는 주로 집에서 침을 놓으시거나, 순창 남원 곡성 구례 등 가까운 곳으로 침을 놓으러 다니셨다고 한다.

어떤 마을이든 들어가서 거처를 정하고 침을 놓으면 항상 많은 사람들이 모여들었다.

치료를 하실 때는 증상별로 구분하여 허리 아픈 사람들 한 쪽, 배 아픈 사람들 한 쪽, 다리 아픈 사람들 한 쪽, 이런 식으로 유사한 병증 환자들끼리 한 곳에 앉도록 하여 치료를 하셨다.

사람들이 많아서 점심식사도 거른 채 하루종일 침을 놓기도 했다고 한다.

최광표 선생은 학교 교육은 전혀 받지 못했다.

임동 마을에서 집안 할아버지 뻘인 최정현 어르신께 처음에는 한학을 배웠다고 한다. 최광표 선생은 자신보다 8살 정도 아래인 집안 동생 최갑식과 함께 사자소학(四字小學)을 먼저 배웠다.

그후 독학으로 고급 한학을 공부하여 마을 사람들은 의논할 일이 있으면 최광표 선생을 찾아왔다. 택일도 해주고, 작명도 해주고, 애경사 때 봉투에 글도 다 써주셨다고 한다.

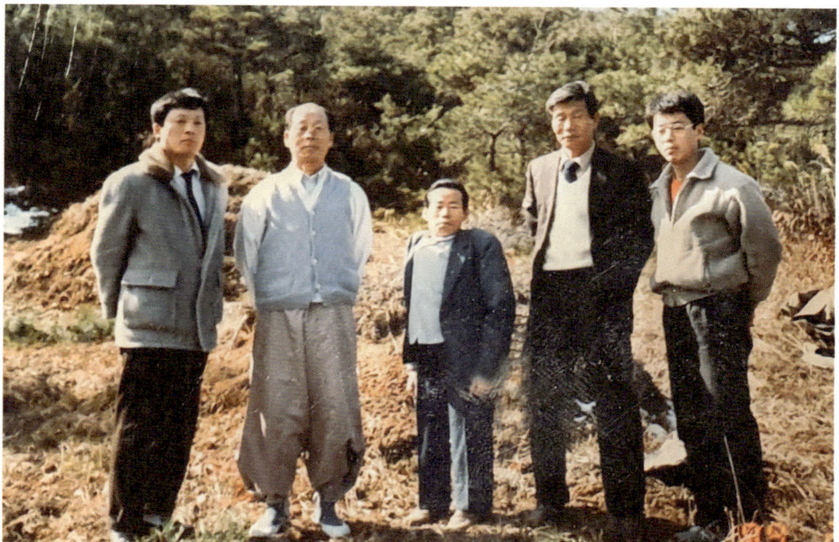

최광표 선생(사진의 가운데) 선대 묘소에서 종친들과 함께.

손재주가 좋아서 뜨개질도 잘하여 아이들 옷도 다 짜주셨고, 동네 아주머니들이 뜨개질을 배우러 오기도 했다.

최광표 선생은 20세 전후엔 전기 수리 같은 일을 하시다가 침술을 배웠다.

침술은 20대 초반에 나의 스승이기도 한 최정현 할아버지에게 배운 것이다.

최광표 선생과 함께 침을 배운 분들은 최갑식 선생, 은행 아재(최정현 선생의 둘째 아들 최강수)이라고 전해들었다고 했다.

이들은 모두 최정현 선생께서 순창군 구림면에서 침술원을 하실 때, 거기 가서 침을 배운 것으로 마을 어르신들은 말씀하셨다고 한다.

최광표 선생의 아들 최병권 씨는 아버지가 몸에 장애가 있고, 학벌이 짧았기에 세상 밖으로 더 나아가지 못했지만, 안목이 트이셨고 차원이 다르신 분이라고 말했다.

그는 아버님이 "침술은 부수적인 것이고, 진짜 명의는 같이 있기만 해도 병이 반절은 낫는다."고 하신 말씀이 생각난다고 했다.

아들은 아버지가 "어느 경지에 도달하신 분으로, 거기에는 인격적인 것도 포함되어 있다. 즉 사람을 대하는 태도, 인식이 훌륭하셨다."고 전했다.

남매의 이야기에 따르면 최광표 선생은 입담이 좋으셨고, 사람들과 담소를 나누는 걸 즐겨하셨다. 이야기가 재미있었다. 그래서 말씀을 나누고 싶어 하는 사람들이 계속 찾아왔다. 또 무슨 문제가 있으면 상담하려고 왔다. 기본적으로 사람을 좋아하고, 따뜻하게 대해주는 태도 때문에 편하게 찾아왔다.

더구나 침도 잘 놓았으니 인기가 많을 수 밖에 없었다.

목포 원정 왕진 중 여인을 만나

최광표 선생은 결혼하기 전에는 먼 지역까지 다니면서 침술을 행했다. 한 사람을 치료하기 위해 어느 마을에 들어가면 인근 지역 사람들도 침을 맞으러 몰려들기 마련이다. 그래서 한 곳에서 한달 가량씩 머물게 된다.

최광표 선생이 치료를 위해 신안군 자은면 문평리에 머물고 있을 때였다. 지금은 바다 위로 대교가 연결되어 있지만, 당시는 목포에서 배를 타고 들어가야 하는 섬이었다. 최광표 선생에게 침을 놔 달라고 한 사람은 그곳 오정호 씨의 어머니라고 한다.

이곳에서도 최광표 선생이 침을 놓아 많은 사람들 병이 나았다.

이를 섬마을에 딸을 둔 어느 부모가 눈여겨 보았다.

젊은이가 몸에 장애가 있기는 하지만, 심성이 착해 보이고 침도 잘 놓았다. 딸 자식을 보내도 밥 안 굶기고 잘 살 것이라는 믿음이 생겼다.

최광표 선생도 처녀가 마음에 들었다. 무슨 일이 있어도 고생 안시키면서 잘 살아볼테니 함께 하자면서 두 손을 잡았다.

최광표 선생은 더욱 침술에 충실해야 한다는 마음을 먹었을 것이고, 처녀는 침 잘 놓는 침 선생이 마음 든든했을 것이다.

신랑 신부는 정말 즐겁고 행복한 마음으로 임동마을로 돌아와 새로운 삶을 열어나갔다.

최광표 선생이 마을 어른들에게 색시와 함께 인사를 드렸다.

"참 잘했네. 늘 혼자 살까 걱정이 되었는데, 이제 색시를 얻었으니 정말 잘 되었네!"

마을 어른들도 진심으로 기뻐하면서 신랑 신부의 앞날에 행운을 빌어주었다.

그렇게 최광표 선생은 침술이 맺어준 인연으로 평생의 반려자를 만났다. 장인의 기대대로 사위는 성실한 가장이 되어 가정을 꾸렸고, 자식들을 낳아 잘 성장시켰다.

최광표 선생의 부인은 1950년생 문영희 여사. 최광표 선생이 1939년생이니 11살 차이가 난다. 목포 쪽 섬 출신이어서 목포댁으로 불리었다.

부인은 성품이 매우 부지런하고 깔끔하셨다고 한다. 귀가 살짝 어두웠지만, 음식 솜씨가 좋았다.

결혼한 후부터는 최광표 선생은 남원이나 곡성 등 가까운 지역의 장날에 침을 놓으러 다녔고, 대부분은 집에서 침을 놓았다.

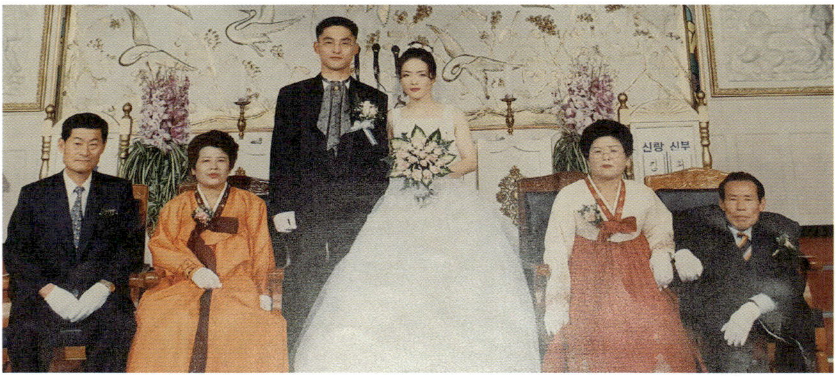

딸 최진숙 씨 결혼식 때의 최광표 선생 부부 모습(사진 우측).

그러다보니 집에는 침 맞으러 온 손님들로 항상 그득했다. 며칠 씩 머물면서 치료를 받는 이도 여럿이었다.

부인은 그 손님들 식사를 챙겨주기 위해 밥을 짓고, 반찬을 장만하는 일로 항상 일이 많았다. 솜씨를 발휘하여 마련한 큰 밥상에 많은 사람들이 둘러 앉아 식사를 했고, 밥값은 받지 않았다.

'무면허' 벌금에 대한 '항거'?

"벌금 30만 원을 천 원 짜리로 바꿔서 냈구먼."

최진숙 팀장은 아버지가 무면허 의료행위로 고발되어 벌금을 낸 사실을 이렇게 전해들었다고 했다.

당신 침을 맞고 병을 고친 사람이 한 둘이 아닌데, 면허가 없다고 형사처벌을 받아야 한다는 게 너무 억울했다.

벌금도 적은 금액이 아니었다. 침 한번 놓아주면 1천원 정도를 받을 때였으니 대충 300명을 치료해야 모을 수 있는 돈이었다. 그러나 달리 방법이 없었다.

며칠 동안 속을 끓이셨을 아버지가 모아두었던 돈으로 30만 원을 만드셨다. 농협에 가서 그 돈을 모두 1천 원 짜리 지폐로 바꾸니 300장이 되었다. 그 300장을 들고 검찰청에 찾아가 벌금으로 납부했다.

야물딱지게 애를 먹이고 싶은 생각이었지만, '돈을 세느라 고생이라도 좀 해보라'는 '순진한 저항'이었다. 아버지 나름으로는 최대의 '항의' 표시였다.

그 이야기를 듣는 순간 가슴이 애렸다. 작고 나약한 장애인 침쟁이라 억울함을 표현한다는 것이 고작 잔돈으로 바꾸어 내는 것이라니.

이왕이면 조금 더 독하게 마음을 먹고 100원 짜리, 아니 10원 짜리 동전으로 바꿔서 내버릴 걸! 그 분의 착하고 선량한 마음이 그대로 느껴졌다.

최진숙 팀장은 아버지가 무면허로 처벌받은 사실을 더는 듣지 못했다.

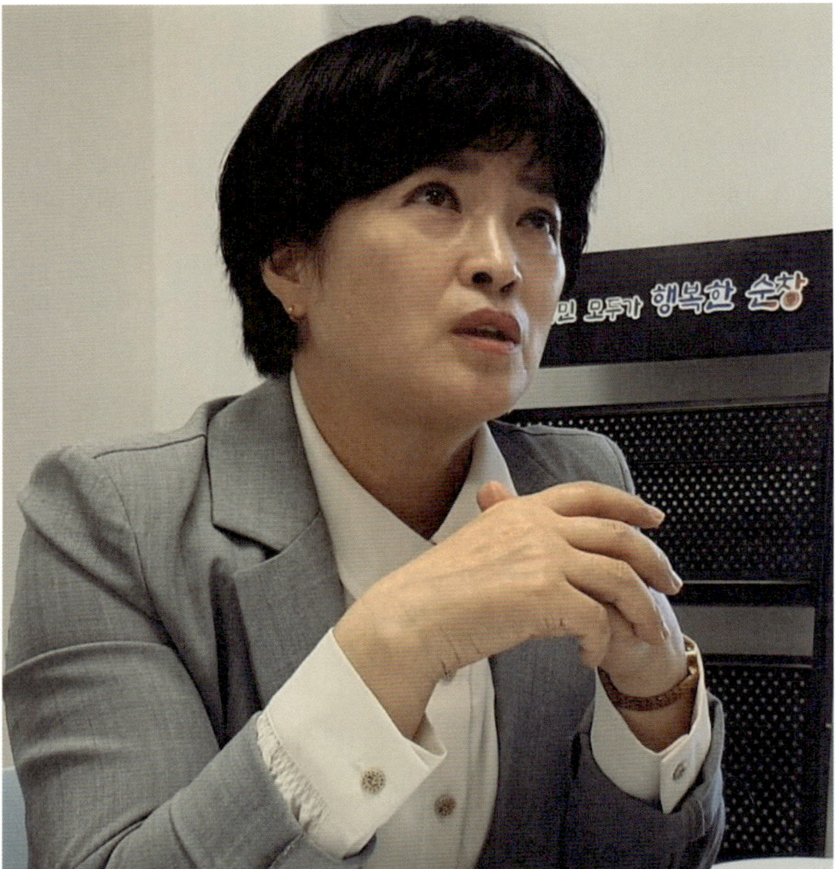

최진숙 팀장은 아버지 최광표 선생이 침놨다는 이유로 부과된 30만 원의 벌금을 1천 원 짜리로 바꿔서 냈다고 하신 아버지 이야기를 전하며 눈가가 촉촉해졌다.

임동마을 최종식 씨 말씀에 따르면 최광표 선생은 침을 놓으러 여수, 목포, 구례 등 먼 곳으로 다녔고, 면허가 없어서 여러 차례 고발되고 벌금을 물어야 했다고 한다.

하지만 딸에게는 당신이 형사처벌 받은 사실을 그 때 한 번 외에는 이야기 하지 않은 것이었다.

이 땅 모든 재야침구사들이 겪은 것처럼, 최광표 선생도 여러 차례 고발되고 재판 받고 벌금을 물어야 했다.

아들 최병권 씨는 아버지가 침을 놨다는 이유로 침통을 빼앗기기도 하는 등 여러 차례 고발당한 것으로 안다고 하면서 한 가지 사건을 기억해 냈다.

"어느날 아버님에게 침을 맞은 아주머니가 경찰에 붙잡혀 갔어요. 아주머니 증언을 토대로 아버지를 처벌을 할 줄 알았는데 그게 아니었어요. 그때 경찰의 모친이 많이 아팠나 봐요. 그 경찰의 요청으로 아버님이 가서 침을 놓았는데, 한 번에 나은 거예요. 그래서 경찰로부터 '감사하다'는 이야기를 듣고, 그냥 넘어간 적도 있어요."

그렇게 처벌을 면한 경우도 있었고, 재판까지 가서 판사 앞에 선 적도 있었다고 했다.

"재판까지 간 건 아버님이 약을 썼다며 고발을 당했을 때였어요. 약을 쓴 건 형량이 더 무거웠는데, '약을 쓴 모양'이라고 고발을 했었나 봐요. 아버님은 '그런 모양이라고 한 건 말도 안된다'며 부인을 했어요. 아버님은 약을 쓴 일도 없기도 하여, 판사가 여러가지 정황을 감안해 무혐의로 해 준 적도 있어요."

최광표 선생은 '무면허 침술'로 항상 감시의 대상이 되었던 듯했다.

"아버님은 침을 놓으시면서 한번도 실수를 한 적이 없었어요. 아버님이 '내가 수 많은 환자에게 침을 놨는데 한 건이라도 실수가 있었으면 구속을 면치 못했을 것'이라고 말씀하신 적이 있습니다."

최광표 선생이 침술을 한다는 이유로 몇 번이나 고발을 당하였는지, 어떤 고초를 겪었는지에 대해 자식들에게는 다 이야기 하지 않은 듯했다.

더군다나 자식들이 10대 중반 정도 됐을 때는 중고등학교로 진학해 외지로 나가 함께 생활하지 않아, 그 억울하셨을 당신의 사연을 자식들은 듣지 못했다.

동병상련(同病相憐). 최광표 선생이 침술을 행하면서 겪어야 했을 심적인 고초가 얼마나 컸을지 공감이 갔다. 그러면서도 침구사였던 아버님을 추앙하고 기억해주는 남매 모습이 기특했다.

"유명해지면 이동해야 했어요"

최진숙 팀장은 최광표 선생을 가장 잘 아시는 분으로 장흥에 사는 고종사촌 언니, 이휜례 여사(1947년생 이금자)를 소개했다. 최광표 선생에게는 조카가 된다.

11월 19일 아침 일찍. 소개해준 이휜례 여사를 만나기 위해 장흥군으로 향했다. 도착한 곳은 높지 않은 산으로 둘러싸인 아주 작은 마을. 이 여사는 마치 그리운 외삼촌이라도 찾아온 것 마냥 우리 손을 잡고 따뜻한 방으로 안내했다.

외삼촌 되시는 최광표 선생님에 대해 말씀을 듣고자 찾아뵈었다고 했다.

최광표 이름 석자를 듣자마자, 이 여사는 외삼촌에 대한 기억을 소환하기 시작했다.

"예,예. 제가 외삼촌에 대해서는 누구보다 잘 알지요, 알구말구요.

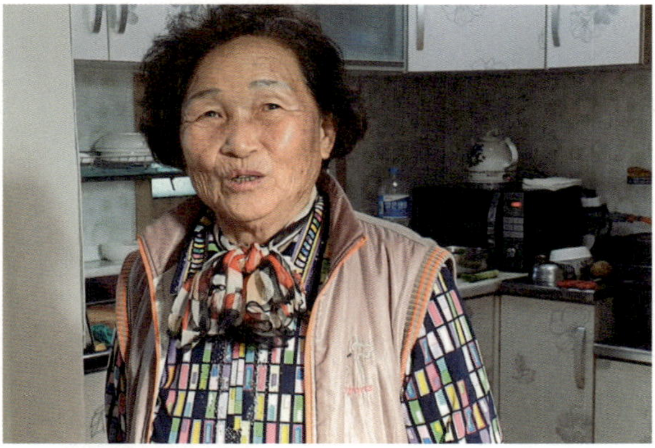

이휜례 여사는 "외삼촌이 아니었으면 이렇게 살아 있을 수가 없지요."라며 최광표 선생에 관한 기억을 쏟아내기 시작했다.

저는 외삼촌 아니었으면 지금 이렇게 살아 있을 수가 없어요!"

금방 이 여사님의 눈이 반짝 빛이 났고, 목소리가 가늘게 떨리기 시작했다.

"어려서 한 열서너살 되었을 때 머리가 많이 아파서 고개를 들고 위를 쳐다볼 수 조차 없었어요. 아, 근데. 요렇게 납작한 침이 있더만요. 고 납작한 침으로 삼촌이 이렇게 머리를 꼭꼭꼭꼭 막 찔러요. 아프지는 않고 싸그닥싸그닥 소리만 들리는데, 근데 뭣이 줄줄 흐르더라고요. 나중에 보니까 온 얼굴에 피가 아주 줄줄줄 흘러요. 그런데 그 피를 뽑고 나서는 아주 개운한 게 살겠더라니까요. 그 다음에 한 번인가 더 하고 나서 머리가 완전히 나았어요."

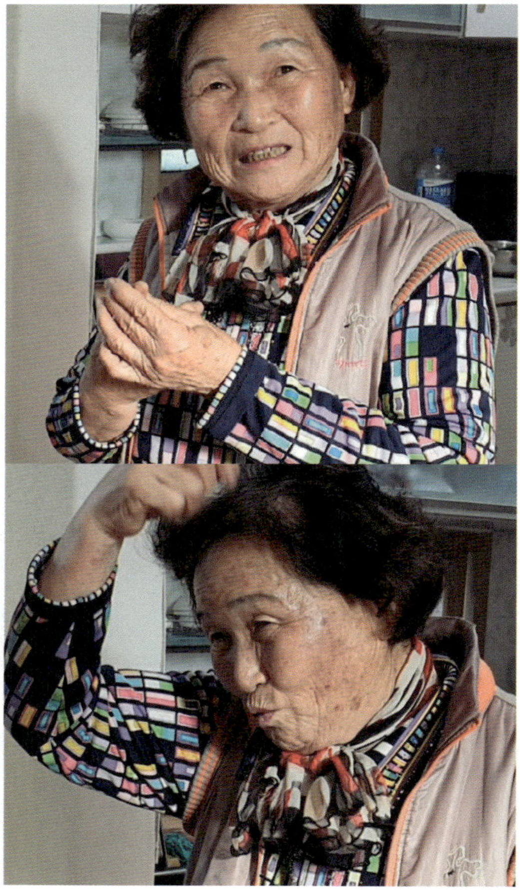

최광표 외삼촌에게 침을 맞을 당시 모습을 설명하는 이원례 여사.

이 여사는 어린 시절부터 최광표 선생에게 침을 맞은 기억을 실감나게 이야기했다.

"제가 외삼촌 이야기를 하려면 참 길어요~"

이 여사는 어렸을 때 순창읍 남계리에 살았는데, 최광표 선생이 그 곳으로 와서 침치료를 해주었다고 했다.

어쩌다가 크게 다쳐서 '죽은 상태'가 되었는데, 외삼촌 침 맞고 깨어난 적도 있었다는 이야기, 무릎이 아프고 허리를 펴지 못했는데 외삼촌 침을 한동안 맞고 나아졌다는 이야기 등등 계속 이어졌다.

"제가 허리가 아파 부항을 할 때 거의 화장지 한 통을 다 쓸 정도로 피를 많이 뽑았어요. 그 덕에 지금은 괜찮게 됐어요."

"무릎에는 긴 침을 쓰셨는데, 아픈 다리 반대쪽 무릎 근처에 침을 놨어요. 침을 꽂아놓고 이렇게 좀 만져주시고, 요렇게 요렇게 손으로 비벼요. 그러면 발가락까지 어떤 자극이 딱 오더라고요. 제가 이만치

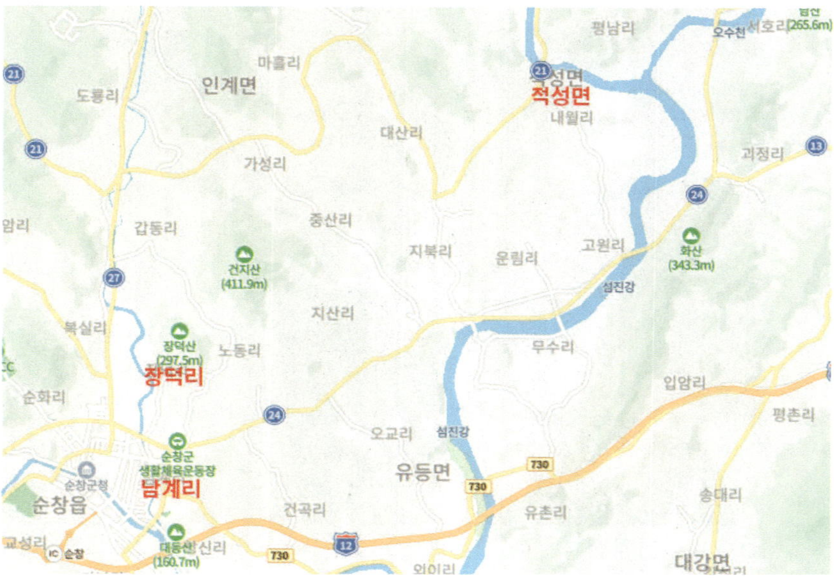

이원례 여사가 살았던 순창읍 장덕리와 남계리. 최광표 선생의 침 시술 지역

라도 걸을 수 있게 된 것도 그 때 외삼촌 침을 맞고 치료한 덕분이지요."

가려움증이나 무좀도 침으로 몇 번 피를 빼고는 치료가 되었다고 했다.

"종이를 밑에 한 장 깔아놓고, 그 위에서 가려움 있는 곳을 침으로 팍팍 조샀어요. 그러면 피가 줄줄줄줄 흘러요. 그러고 나면 안 가렵더만요."

하루는 이휜례 여사에게 최광표 외삼촌이 환자를 치료한 이야기를

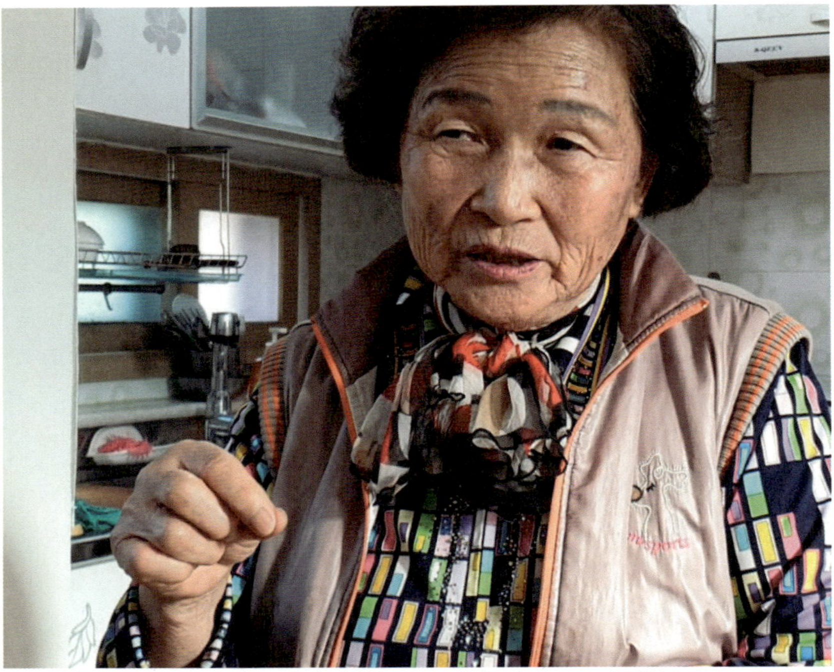

이휜례 여사는 최광표 선생이 침놓는 모습을 손으로 표현해 주고, 그 느낌까지 소상히 전해 주었다.

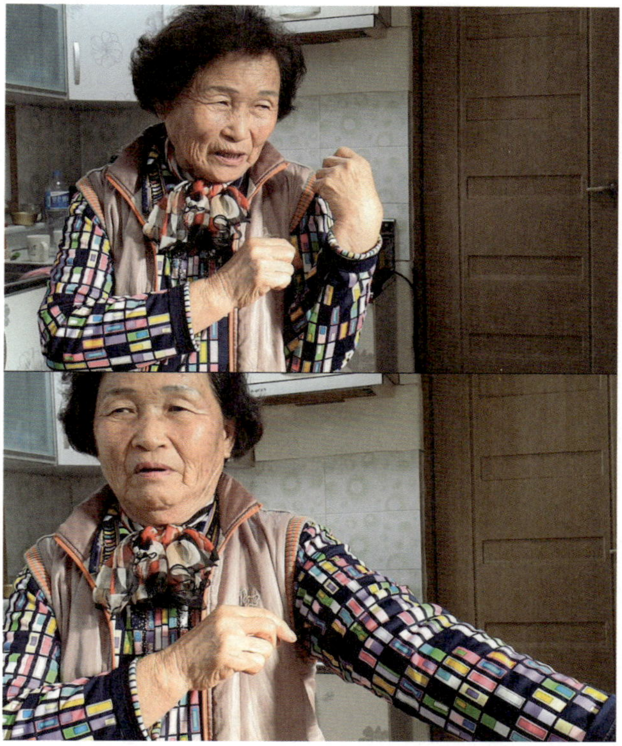

팔이 오그라든 환자를 치료한 외삼촌 이야기를 전하는 이훤례 여사

해주신 적이 있었다.

팔이 딱 오그라져서 펴지를 못하는데 침을 꽂아보니 혈관과 힘줄이 꼬인 것 같았다고 했다. 침으로 살살 돌리면서 조금 깊이 꽂았다가 다시 빼기를 몇차례 반복하니까, 오그라졌던 팔이 쫘악 펴지더라는 것이었다.

그 오그라진 팔을 치료한 덕분에 삼촌은 유명해졌다고 했다.

"그런데 손님들이 많아지면 '고발'이 들어가서 한 자리에서 오래

하실 수가 없었어요. 자리가 좀 잡힐 만 하면 이동을 하고, 또 자리가 잡힐 만 하면 이동을 하면서 힘든 생활을 이어가셨습니다. 그래서 외삼촌은 여수, 순천, 목포, 순창을 비롯해 여기저기를 돌아다니면서 침술을 하셨어요."

침구술이 뛰어나 병을 잘 고쳐 유명해 지면 고발을 당할 것을 두려워 하여 이리 저리 옮겨다녀야 하는 나라. 참으로 안타까운 재야 침구사의 현실이다.

이 여사가 결혼한 후 순창읍 장덕리에 살 때는 최광표 외삼촌이 장날마다 자신의 집으로 와서, 찾아오는 환자들에게 침을 놨다고 했다.

1970년대 순창 장날. 이 여사 집에 최광표 선생이 도착하면 침 맞으러 오는 손님들로 넘쳐났다.

지팡이를 짚고 오신 할머니가 서너번 침을 맞고, 피를 뽑아내니 혼자 걸어가시게 되었다.

"허리 같은데는 침을 놓고, 화장품(구루무) 통 같은 거로 부항을 하여 피를 빼주면 잘 나았어요."

다리 아프고 허리 아픈 사람들도 많았다.

"어떤 아줌마가 이렇게 지팡이 짚고 절뚝절뚝 오신 분이 좋아졌는데, 그 분이 그려요, 저보고. 약을 몇 백만 원어치나 먹었지만 낫지 못했다고. 근데 침놓고 나쁜 피를 빼니까 그냥 이렇게 낫아가지고 잘 걷게 됐다고 하더라고요."

"제가 지금 다시 생각해봐도 정말 훌륭하신 분이었어요. 사람을 가장 귀하게 생각하시고, 돈은 뒷전이셨어요!"

"참 이렇게 많은 분들 고쳐주시고 그러는데, 마음 놓고 치료를 못하시다니…"

이 여사는 최광표 선생에게 침을 가르쳐 주신 최 의원이 자신의 넷째 남동생을 살려주신 이야기도 했다. 그 최 의원은 나의 사부님이기도 한 최사문 선생이었다.

"거의 '죽은' 상태였어요."

이 여사 남동생이 크게 다치는 바람에 정신을 잃고 숨만 겨우 쉬면서 사경을 해메고 있었다. 그 때 최의원이 남동생 이마에 뜸을 떠주자 정신이 깨어나면서 살아났다고 했다.

의식이 없을 때는 구급혈에다 아주 강하게 자극을 주어 깨어나도

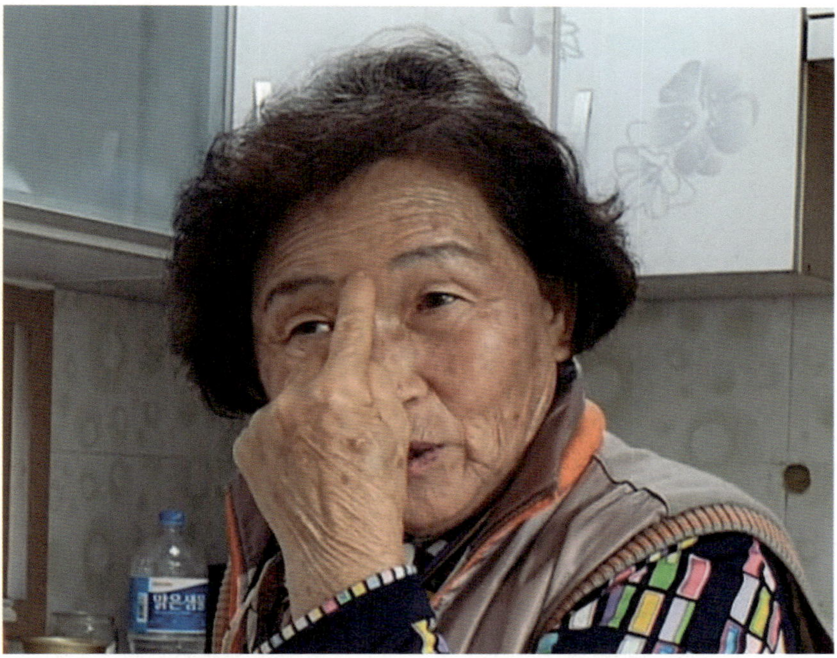

최사문 사부님이 뜸으로 동생을 살렸다며 뜸뜬 자리 설명

록 하는 것인데, 최사문 선생님이 미간에 뜸을 떠주셨다는 것은 구급혈로 인당혈을 쓰셨던 것이다.

사부님 최사문 선생께서 뜸으로 생명을 살리신 이야기였다,

이 여사는 지금도 동생의 이마에는 뜸 자욱이 또렷이 남아 있다고 한다.

그동안 이야기를 쉬지 않고 나누는 중에 최광표 외삼촌의 딸 최진숙 팀장이 도착했다. 오랜만에 사촌동생과 반갑게 인사를 나누었다.

그제서야 차를 끓여만 놓고 그냥 식혀버린 사실을 알아챈 이여사는 외삼촌 얘기에 빠져서 차를 대접하는 것도 잊었다고 엄청 미안해

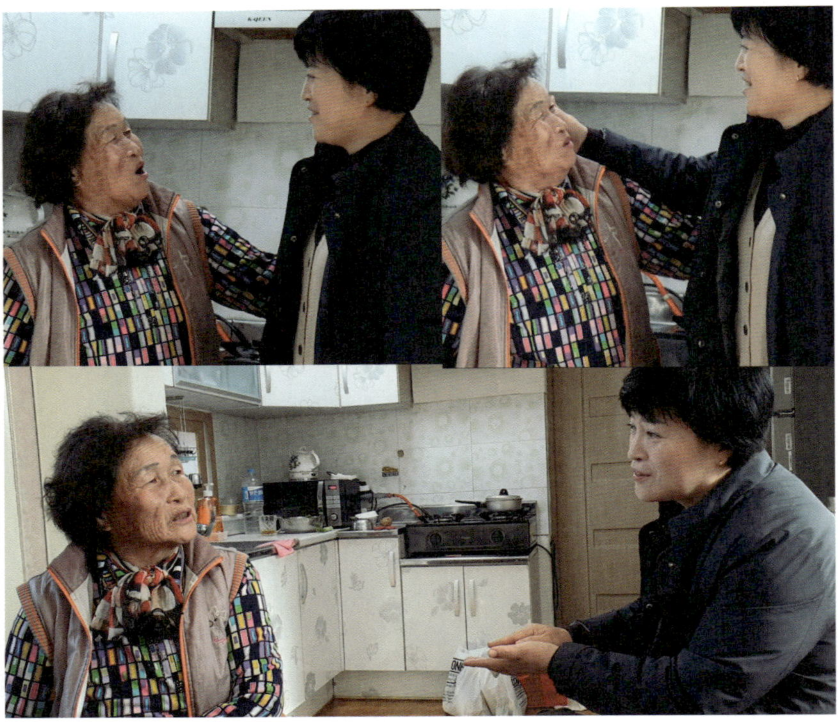

사촌 동생 진숙이가 왔네!

하셨다.

사촌동생 진숙이도 왔으니 밥부터 먹고 이야기하자며 밥상을 차리기 시작했다.

밥상을 차리면서도 이 여사는 외삼촌 이야기를 이어갔고, 간밤에 외삼촌에 관한 글을 적어보았다고 메모한 종이를 보여주었다.

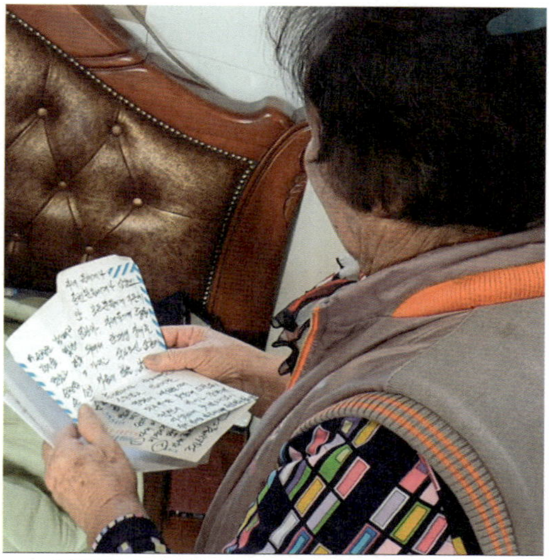

이훤례 여사가 기억을 되살려 적은 글.

"인품이 훌륭하시고 인정이 샘물처럼 항상 흐르셨다. 특히 내 혈육들, 자녀들에게는 참으로 희생적이셨다. 외삼촌에게 자식들은 말 그대로 '금쪽이'였다. 정말 깊은 사랑을 쏟으셨다 …"

갑작스레 쓰려니 잘 안된다고 해서 시간을 갖고 찬찬이 잘 써보시라고 했다.

이훤례 여사를 만나고 온지 한 달쯤 지났다. 이 여사는 외삼촌을 추모하는 글을 허임기념사업회로 보내왔다. 아래에 그대로 옮긴다.

외삼촌이 걸어가셨던 한 평생의 삶을 다시 한번 기억을 더듬어 몇자 적어볼까 합니다.
삼촌은 훌륭한 인품을 가지신 분이셨습니다. 사람을 가장 소중하게 생각하시고, 곁에서 고통받고 어려운 사람들을 많이 치료해 주셨습니다.

내 혈육에 대한 사랑과 두 어깨에 짊어져야 하는 책임감 때문에 불편한 몸을 가지고도 최선을 다해 노력하셨고, 항상 긍정적이셨고, 행복해 하셨습니다.

저는 어렸고 젊었지만 삼촌이 겪고 계시는 고뇌와 고통을 조금은 짐작할 수 있었고, 자신을 이기기 위해 씨름하고 계시는 것을 분명히 느낄 수 있었습니다.

법정에 서서 선처를 바란다고 하셨답니다.

저는 이 세상을 원망했습니다.

사회를 위해 큰 일을 할 수 있는 분인데 말입니다.

원인 없는 병이나 아픔은 없겠지요.

저는 머리가 많이 아팠습니다. 위를 쳐다 볼 수도 없고, 시도 때도 없이 머리가 아팠습니다. 많은 화가 피를 몰고 머리로 집중하면서 그렇게도 아팠다고 합니다. 머리가 아파보지 않은 사람은 그 고통을 모를 것입니다. 맨날 죽을 연구를 했으니까요.

외삼촌이 저희 집에 오셨습니다. 신문지와 화장지를 가져오라 하셨습니다. 신문지를 깔고 저한테 고개를 숙이라고 하셨습니다. 소에게 놓았던 침, 납작한 침을 꺼내셨습니다. 제 머리에 그 침으로 싸그닥 싸그닥 나쁜 피를 빼내기 시작하셨습니다. 제 얼굴에는 피가 비오듯 쏟아졌습니다. 그 후로 머리는 씻은 듯 통증이 가라앉았고 머리가 가볍고 아프지 않았습니다.

저는 허리가 많이 아팠습니다. 어렸을 때 허리를 크게 다쳤습니다. 기절할 정도로 다쳤습니다. 그 후로 통증이 심했습니다. 나이를 먹어감에 따라 앉아 있기도 불편했습니다.
또 외삼촌이 오셔서 허리에 피를 빼기 시작하셨습니다. 5일에 한 번씩, 한 삼개월 침을 맞고 허리 통증이 가셨습니다.

발등에 물혹이 알밤만하게 올라왔었습니다. 소에 놓는 침, 납작한 침으로 구멍을 냈습니다. 그리고 손으로 (안에 든 것을) 짜내기 시작하셨습니다. 그 후 물혹이 없어졌습니다.

무릎이 처음에는 똑딱똑딱 소리가 나더니 시간이 흐르면서 통증이 오더라구요. 또 삼촌이 무릎옆에 우묵한데다가 긴 침을 5일에 한 번씩, 몇 달에 한번 씩 한 2년을 놓았습니다. 그 후로 한 60년 동안 잘 지내왔습니다.

무좀이 심했습니다. 초여름만 되면 가렵고 뜨겁고 견디기가 힘들었습니다. 또 삼촌이 신문지를 깔고 화장지를 깔고 일어서라고 하셨습니다. 침으로 피를 빼내기 시작하셨습니다. 그 후로 가렵지가 않았습니다.

제 큰 딸이 이빨이 아려 고통스러웠습니다. 은침으로 또 피를 빼주셨습니다. 그 후로 이빨이 아리지 않았습니다.

또 그 딸이 급체로 배가 아파 새파래지더니 다리를 쭉 뻗었습니다. 시간이 지나면 죽을 것 같았습니다. 삼촌이 오셔서 손과 발에다 침을 놓아주니 씻은 듯 배 아픈 것이 나았고 잠을 잤습니다.

한번은 입이 돌아간 분이 오셨습니다. 한 쪽 눈이 쳐지는 심한 상태였습니다. 그런데 삼촌이 입이 돌아간 반대 쪽에 침을 놓으셨습니다. 그 분이 몇 번 오셨는데 완치가 되었습니다.

저희 어머니께서 손이 안 올라가 머리를 못 빗으셨습니다. 침을 한 달 동안 맞으시고, 명태를 넣어 딱주(잔대)를 달여 잡수시고는 팔이 올라가 머리도 빗고 나으셨습니다.

언젠가 순천, 여수, 목포, 구례를 순회하면서 환자를 돌봐 주셨습니다. 한 번은 팔뚝이 굽어진 환자였는데, 삼촌이 힘줄이 꼬여진 것을 침을 돌려 풀어주었다고 합니다. 그랬더니 팔뚝이 주욱 반듯하게 펴졌다고 합니다. 그러면서 그 소문이 돌고돌아 삼촌이 유명해지셨다고 합니다.
침 하나의 힘이 보이지 않는 곳을 고칠 수 있다는 것은 신비인 것 같습니다.

제가 어렸을 때에 순창군 순창읍 남계리에 삼촌이 많이 오셨고, 제가 결혼 후 순창읍 장덕리 이곳에 손님들이 많이 찾아 오셨습니다.

5일장 장날이면 무릎 아픈 분, 허리 아픈 분들 많이 오셨습니;다. 한 번은 지팡이를 짚고 절뚝거리는 분이 오셨습니다. 60대 할머니였습니다. 5일마다 한 번씩 오셨는데 3개월 다니시더니 지팡이를 버리고 가시는 것을 봤습니다.
무릎 뒤 가려움증으로 고통을 겪는 분이 오셨습니다. 좋다는 병원은 다 다녀도 소용이 없다고 하셨습니다. 삼촌이 신문지 깔고 그 위에 서보라고 하셨습니다. 죽은 피를 많이 빼냈습니다. 두 번인가 빼내고 가려움증이 다 나았습니다. 아무리 수년간 병원을 다니고 약을 먹었어도 소용이 없었다고 했는데 삼촌이 치료를 해주신 거였습니다.

가지각색의 환자들이 많이 오셨었습니다. 환자들이 많이 모여들었지만 마음놓고 치료할 수 없는 처지 때문에 꿈을 펼치지 못하고 숨 죽여 봉사를 하셨습니다. 마음 놓고 살 수 없는 한 평생의 삶을 누군들 헤아릴 수 있겠습니까?

급할 때마다 찾은 마을 침구사

최광표 선생 침술에 대해 구체적으로 다가가보기 위해 최광표 선생의 딸 최진숙 팀장에게 당시 치료를 받았던 마을 사람을 소개해 달라고 했다. 최 팀장은 어린 시절 이웃집에 살던 마을 언니를 추천했다.

2023년 11월 18일(토) 손중양 이사장과 유영훈 선생이 함께 순창에서 그 마을 언니를 만났다.

그 언니는 결혼 후 의정부에서 살다가 몇 년 전 순창에 내려와 살고 있는 한귀님 씨(1972년 생). 그는 최광표 선생 이웃에 살았다.

순창읍 외곽 한 식당에서 최진숙 팀장과 함께 만난 한귀님 씨.

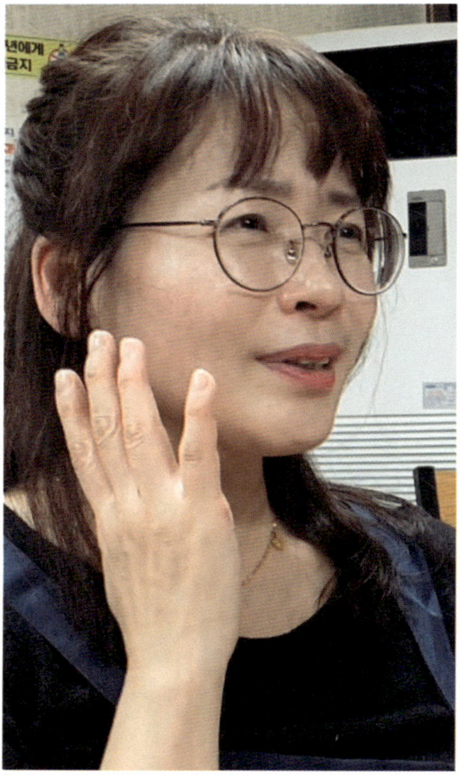

이웃 최광표 선생의 침술 도움을 받은 사실을 이야기 하는 한귀님 씨.

"제가 어릴적 체했을 때 엄마가 저를 데리고 진숙이 아버지한테 달려갔던 기억이 나요. 지금도 급체를 자주 하는데 ... 체했을 때 정말 잘 이용했어요. 제가 아기 낳고 친정에 와 있을 때도 아기가 열나고 그러면 엄지 쪽 어디를 따 주시기도 하셨고 … "

최광표 선생 이야기를 꺼내자 어릴 때 어머니 손에 이끌려 이웃집 진숙이네로 침 맞으러 다녔던 기억들이 새록새록 생각나기 시작했다.

"가족들뿐만 아니고 마을 사람들 다 많은 혜택을 받았네. 잊어먹고 있었네. 아랫동네에 누가 몸이 안좋다고 하니까 진숙이 아버지가 바로 달려갔던 것이 생각나요. 아픈 사람이 오던가 그럴 수가 없으면 진숙이 아버지가 직접 갔어요. 말을 하니까 생각이 나네요. "

한귀님 씨는 잊고 있었던 기억이 떠오르기 시작한 모양이었다.

마을 언니와 오빠들도 삐끗해서 발목이 부었을 때 최광표 선생에게 침 맞았던 것도 생각난다고 했다.

또 자신이 동상에 걸렸을 때 침을 맞으러 갔던 이야기를 자세히 기억해 냈다.

어렸을 때 겨울철 심한 동상으로 발이 벌겋게 부어오르고 가려워서 엄마한테 울고불고한 적이 있다. 밤에는 더 가려워서 잠도 제대로 못 잘 정도로 고통이 심했다.

"그때는 뭐 양말도 두꺼운 게 없는데다가 얇은 신발 신고 얼음판에서 놀다 보면 밤에는 막 가렵고 했지요. 저는 잠 못 자고, 막 가렵다고 짜증 나서 엄마한테 울고불고. 엄마도 잠 못 자고 저도 힘들고 그러니까, '날 밝으면 진숙이네 가서 침을 맞자' 고 하셨어요. 그러면 저는 또 그게 무서워서 엉엉 울고 … "

어머니는 어린 딸 한귀님을 이웃 최광표 선생께 데리고 갔다. 침 맞기가 두려워 귀님이는 눈을 꼭 감고 있었다.

최 선생은 천 조각 위에 귀님이의 발을 올려놓도록 하고는 어머니와 이런저런 대화만 하시는 것이었다.

잠시 긴장을 풀고 안심하려는 찰나, 귀님이 발목이 최 선생의 손에 꽉 잡히는 듯 싶더니 순식간에 '타자수가 1분에 몇 타를 치는 식'으로 침으로 발을 쪼사댔다. 얼떨결에 일어난 일이라 통증을 느낄 겨를도 없었다. 이내 발에서는 검붉은 피가 줄줄 흘러내렸다.

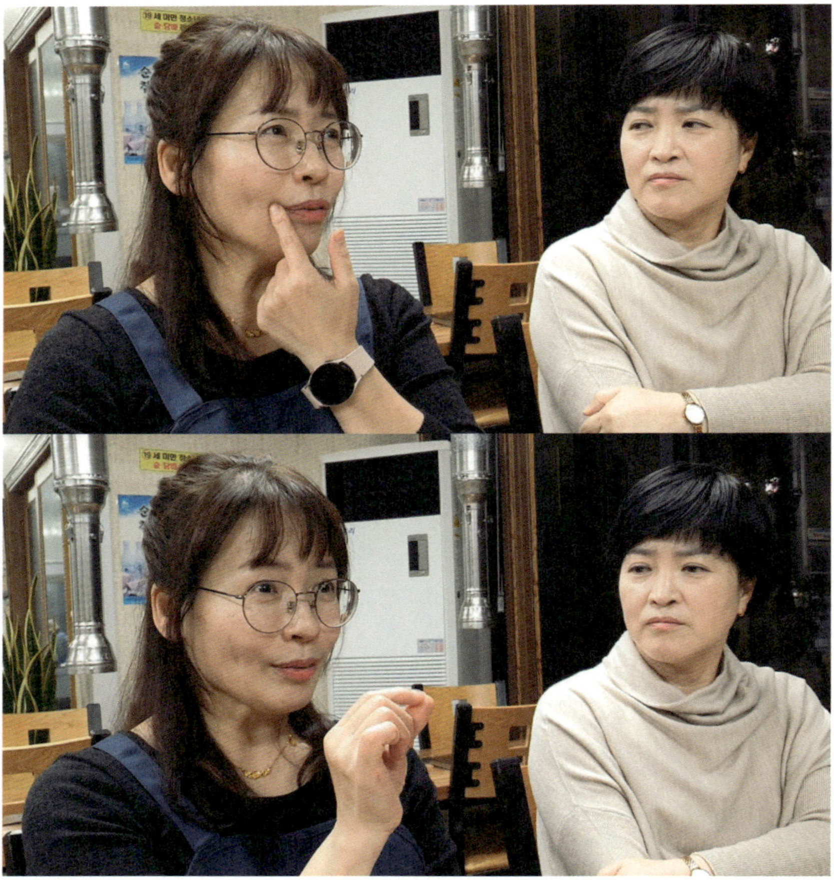

동네 이웃 최광표 선생에게 침을 맞고 구안와사를 치료한 경험을 전하는 한귀님 씨.

그 후 발은 시원하게 동상의 가려움증으로부터 벗어났다.

한귀님 어린이 뿐 아니라 마을 모든 어린이들이 그렇게 한겨울 추위를 견뎌나갔다.

한번은 동네 오빠가 농약을 마신 소동이 일어났다. 그 어머니가 헐레벌떡 쫒아간 곳은 최광표 선생 댁.

아이들에게는 험한 꼴을 못보게 해서 가까이에서 볼 수는 없었지만, 사료를 먹여서 입으로 토하게 했다는 이야기를 들었다. 그 오빠는 건강하게 살아났고, 지금껏 잘 살고 있다. 진숙이 아빠가 생명의 은인이시다.

"진숙이 아버님이 약간 신체적으로 불편하셨잖아요. 그러니까 집 밖으로 별로 안 나오셨어요. 동네에서 그냥 조용히 생활하시니 대단하신 분이라는 생각을 못한 거예요. 근데 지금 생각하니까 어려울 때마다 급할 때마다 도움을 많이 받고 살았네요. 감사해요!"

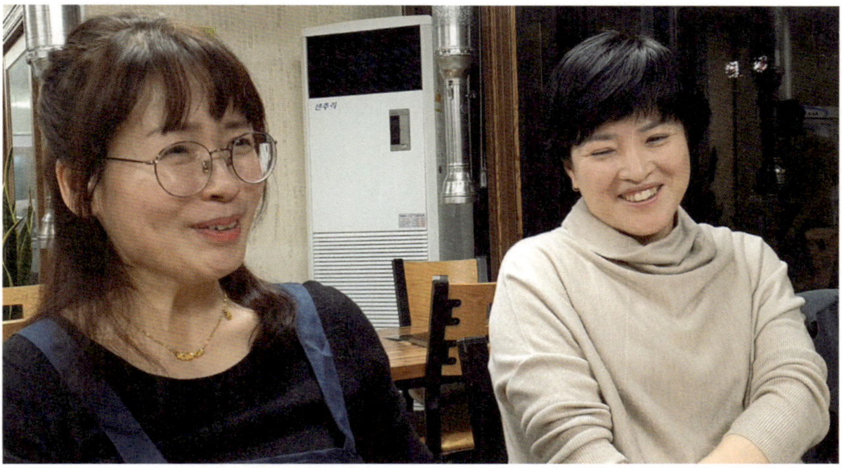

한귀님 씨가 지난 시절 급할 때마다 최진숙 씨 아버지로부터 침술 도움을 받았다는 사실을 새삼스레 깨닫고 "감사해요!"라고 말했다.

한귀님 씨는 옆에 앉은 최진숙 팀장에게 감사의 뜻을 전했다.

잊고 있었는데 오늘 새삼스레 생각해보니, 최광표 선생님은 마을 사람들의 참 고마운 주치의였다.

한귀님 씨는 자라서 고향을 떠나 30세에 결혼해 의정부에서 살았다. 결혼한 그해 첫 애가 생겼다.

"그 때 임신 우울증 비슷하게 있었는지 너무 답답했어요. 산을 좋아하는 편이어서 임신 8개월이라 배가 좀 불렀는데도 등산을 한 거예요. 그 다음 날 자고 일어나 엄마랑 통화를 하는데 엄마가 '너 발음이 좀 이상하다'하시고, '말이 자꾸 샌다'라고 하셨어요. 그래서 거울을 보니까 얼굴이 돌아가 있는 거예요."

간호조무사였던 한귀님 씨는 근무하던 병원 원장 의사와 상담했다.

원장 의사는 안면마비가 온 것 같다고 했다. 약을 먹으면 되는데, 약이 너무 독하여 임신한 상태에서는 먹으면 안된다고 말했다. 원장 의사는 그러면서 한의원에 가서 침을 맞아보기를 권했다.

그래서 동네 한의원을 찾아가 침을 맞았다. 잘 낫지를 않아서 큰병원으로 가서는 한방치료로 전기침 같은 것도 맞았다. 두 달간 맞았지만 정상으로 돌아오지 않았다.

그래도 임신 중에 구안와사가 왔을 때는 출산 후 97%는 정상으로 돌아온다는 이야기를 듣고 희망을 걸었다. 하지만 출산 후에도 얼굴과 입이 정상으로 돌아오지 않았다.

딸의 안타까운 사정을 전해들은 친정 부모는 고향으로 내려와 이

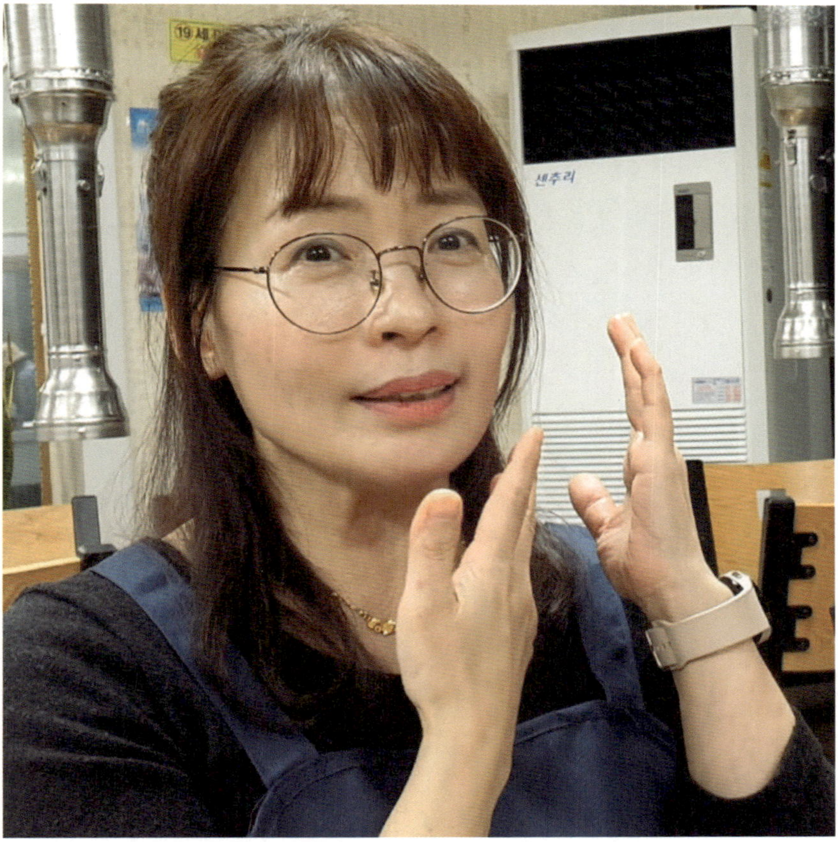

한귀님 씨가 구안와사 치료과정을 이야기하고 있다.

웃집 최광표 선생 침을 맞아보자고 했다.

의정부에서 신혼살림을 하고 있던 딸은 먼 길이었지만, 더 이상 방법이 없어 고향으로 내려왔다.

친정 어머니의 손에 이끌려 최광표 선생을 찾았다.

당시 최광표 선생은 침술을 손에서 놓고 집에서 쉬고 계실 때였다. 그래도 이웃집 딸 귀님이가 먼 길을 찾아왔다니 다시 침을 잡았다.

한귀님 씨가 앞에 앉자 얼굴을 살펴보고 맥을 짚었다.

그러고는 침은 놓지 않고 친정에서 3~4일 쉬면서 잘 먹고 기운을 좀 회복한 다음에 침을 맞자고 하셨다.

“출산 후 산후 우울증도 더 심해졌고, 제대로 먹지도 못했어요. 너무 허하니까 보약을 먹든 좋은 음식을 먹든 기력을 보충하고 오라는 거예요. 그냥 침만 꽂으면 되는 줄 알았는데 그게 아닌 모양이더라고요."

한귀님 씨 부모는 막내딸과 아기가 편안하게 쉬면서 기운을 보충할 수 있도록 정성스럽게 보살폈다.

식후 담배는 절대로 거르지 않으셨던 귀님이 아버지였지만 어린 외손주 앞에서는 꼼짝없이 참아야 했다. 밥 먹다가도 외손주 울음소리만 나면 수저를 놓고 몸을 일으켜 아기를 돌보시면서, 딸이 쉴 수 있도록 신경을 써주셨다. 오랜만에 친정집에 돌아와 편하게 해주는 밥 먹고 지내면서 심신의 피로를 덜어내자 기운이 조금 돌아왔다.

또 다시 최광표 선생 댁을 찾았다.

최 선생이 맥을 잡아보고는, 아직도 70대 맥 처럼 약하긴 하지만, 친정에 와서 오래 머무를 수가 없다는 사정을 알고 침을 놓아주셨다.

최 선생께서 침통에서 침을 꺼내는데 한의원에서 맞던 침과는 달랐다. 최 선생 침은 크고 긴 침이었다. 그 침을 보고 깜짝 놀라 안 맞겠다고 했지만, 어머니가 한번 맞아보자고 달래시는 바람에 눈을 꼭 감았다.

"진숙이 아빠는 '많이 잘 먹어야 된다' 말씀하시면서 침을 놓으셨어요. 입가에 한 대, 손 목 쪽에 한 대, 무릎 아랫 쪽과 발등 쪽에도 놓은 것 같고, 모두 서너군데에 침을 맞았던 것으로 기억해요. 그러시고는 침을 잡고 이렇게 돌리시더라고요. 그렇게 하시면서 엄마랑도 얘기하고 저랑도 얘기하면서 시간이 좀 지났어요. 침을 돌리셨다가 멈췄다가 또 돌리시면서 그렇게 하고 나니까 얼굴에 돌아갔던 쪽이 제자리로 찾아가는 게 느껴졌어요. 시간은 삼십여 분 정도 걸렸던 것 같아요."

한귀님 씨가 침맞은 곳을 짚으며 하는 이야기를 들어보니 최광표

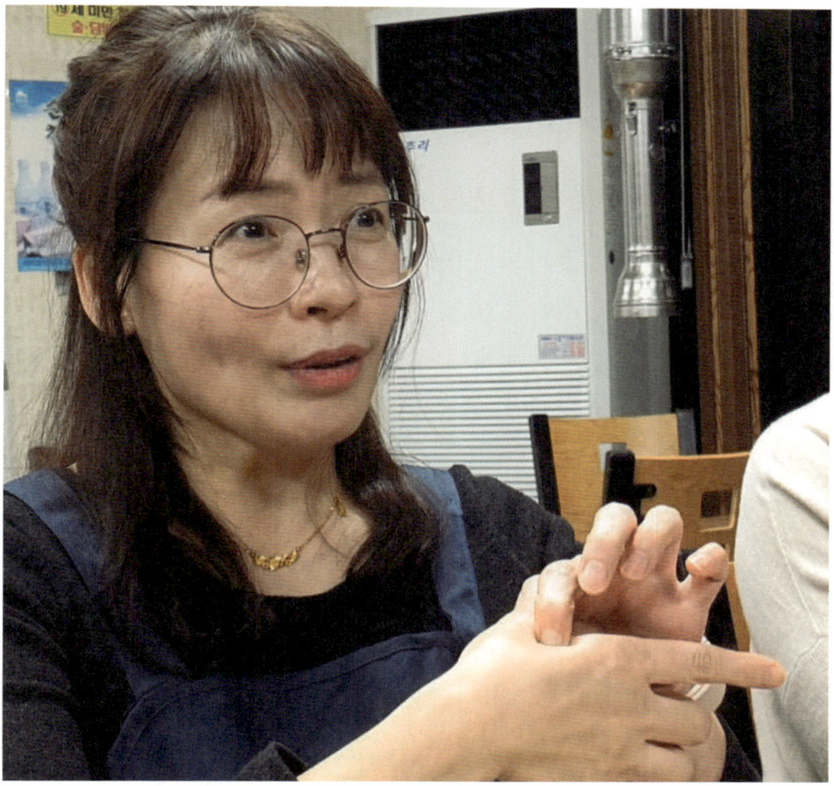

최광표 선생에게 침을 맞았다는 자리를 손으로 짚어보는 한귀님 씨

선생은 지창과 합곡, 족삼리에 침을 놓았던 것으로 바로 짐작이 됐다.

그리고 들숨과 날숨에 맞춰 침을 잡고 엄지를 밀었다 땡겼다를 반복하며 침을 염전하는 방법으로 보사법을 쓴 것이다. 내가 하는 침법과 똑 같은 방식이라 최광표 선생이 침놓던 모습이 상세하게 그려졌다.

가령 수양명대장경의 합곡에 침을 놓을 때는 수궐음심포경의 노궁까지 자극이 가도록 깊이 침을 놓는다. 그리고 보사를 하기 위해 호흡에 따라 염전을 하니 침이 들어간 부위에 묵직한 느낌이 들 수 있다.

그것이 효과를 낼 수 있는 방법이라, 병을 고치기 위해 사부님인 최사문 선생이나 그의 제자인 최광표 선생과 나는 그런 침법을 써 온 것이다.

한귀님 씨는 최광표 선생 침술이 한의원에서 맞던 침과는 달랐다고 했다. 한의원에서는 매일 머리에서 발목까지 20여대의 침을 두 달 동안 맞았지만 차도가 없었다. 하지만 최광표 선생의 침은 침자리도 몇 군데 되지를 않았고 효과도 바로 나타났다는 것이다.

최광표 선생은 '잘 먹고 3~4일 뒤에 와라'고 하여 며칠 잘 먹고 가면 또 침을 놔주셨다.

"그렇게 세 번을 맞은 거예요. 그래서 지금 상태의 얼굴이 된 거죠. 세 번 맞고."

한귀님 씨는 3~4일 간격으로 모두 세 번 침을 맞았고, 침을 맞을 때마다 조금씩 얼굴이 풀어지더니 나중에는 완전히 정상으로 돌아왔다. 이제 침은 더 맞지 않아도 될 것 같았다. 그렇지만 최선생은 마지막으로 한 번만 더 맞자고 하셨다.

"이제 한 번만 더 맞으면 되겠다 그러셨는데 제가 자만에 빠졌어요. '이 얼굴이면 충분해'라고 생각하고 무서워 도망을 쳤어요."

한귀님 씨는 다 나은 것 같은데다가 침맞는 게 무서워 그 마지막 한 번을 포기하고 의정부 집으로 돌아갔다.

그는 합곡(合谷) 자리를 가리키며, "이 자리에는 갈 때마다 침을 놓으셨는데, 침을 깊게 꽂고 나서 침 대를 돌릴 때 뻐근하고 묵직한 느낌 이 싫어서 그만뒀다."고 했다. 하지만 "합곡에 침 맞는 것이 못견딜 정도는 아니었는데 그 때 선생님 말씀 듣고 한 번을 더 맞지 않았던 일은 지금까지도 후회한다."고 했다.

겉모습은 멀쩡하지만, 본인만이 느낄 수 있는 혀와 안면근육에 불편한 후유증이 남게 된 것이다. 신체 컨디션이 좋지 않을 때는 더 불편했다.

한귀님 씨는 의정부로 돌아간 뒤 후유증을 느꼈다. 그래서 최광표 선생에게 침을 더 맞으려고 임동 친정집에 여러 차례 전화를 했다고 한다.

그런데 그 때는 최광표 선생이 넘어져 꼬리뼈 골절로 병원에 입원해 있었다. 척추장애인이었던 최광표 선생은 여러 군데 골절이 추가로 확인되었고, 결국 회복하지 못하고 2014년에 돌아가시게 되었다.

"진숙이 아버님 같이 침술하시는 분이 마을에 꼭 필요하다는 것을 다시 생각하게 되었어요. 서양에서도 우리 동양의 침술이라든가 이런 거를 굉장히 좋게 생각하잖아요. 우리나라도 정말 꾸준히 이어왔더라면 중국 못지 않게 많이 유명해졌을 텐데요."

한귀님 씨는 최광표 선생 침술이 전승되지 못한 것이 아쉽다고 했다.

최진숙 팀장도 아버지가 침구사 시험을 봐서 면허를 따려고 했는데 제도가 없어진 것을 많이 아쉬워하셨다고 했다.

"아빠가 젊었을 때는 침구사 제도가 시행될 거라며 아빠도 그 자격증을 따려고 했었데요. 그런데 제도가 시행되지 않고, 바뀌어버려서 많이 아쉬웠다고 하셨어요."

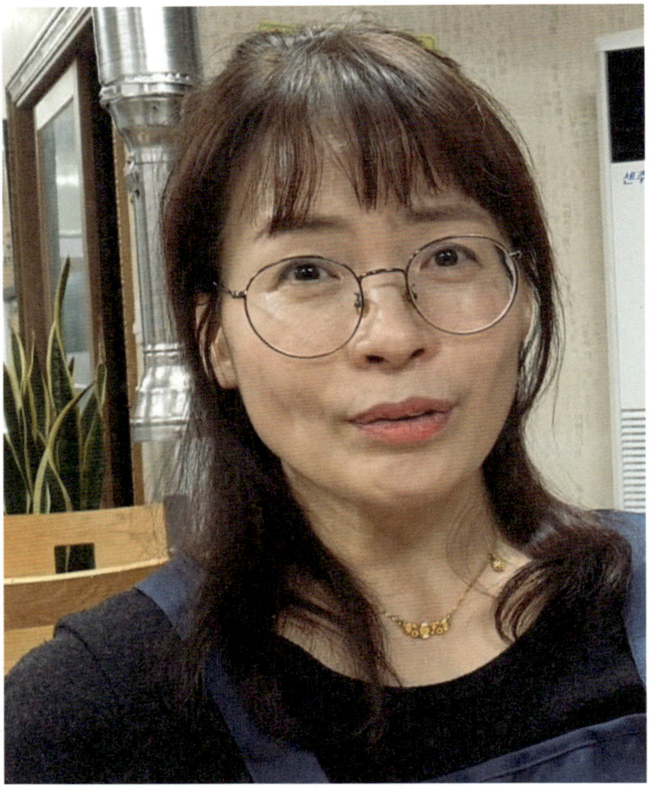

침구사 제도를 꾸준히 이어와 최광표 선생님 같으신 분이 마을마다 있다면 정말 좋겠다고 이야기 하는 한귀님 씨.

최광표 선생도 나와 비슷하게 1960년 전후하여 침구사 시험을 준비했다는 이야기였다. 그런데 5.16군사 쿠데타 이후 이 제도 시행을 않게 되면서, 훌륭한 의술을 가지고도 결국 평생을 무면허로 고난을 겪으며 살 수밖에 없었던 거였다.

인류 살릴 인술자의 부활을 기원하며

1939년생인 최광표 선생은 2014년 76세가 되던 해에 세상을 떠나셨다. 불편한 몸으로 다니다 넘어져서 크게 다치는 바람에 마지막에 4년 간은 병상에서 보내셨다.

임동마을 전주 최씨 가문의 침술은 더 이상 전승되지 못하고 맥이 끊어져버리고 말았다. 침구사 제도가 시행되지 않은 탓에 순창의 전주 최씨 가문 침술을 이어갈 사람은 없었다. 최광표 선생을 끝으로 임동마을에서는 침술이 행해지지 않게 된 것이다.

11월19일 오후 마을 뒷편 산 중턱에 최광표 선생 묘소를 찾았다. 나는 마음 속으로 최광표 선생의 명복을 빌었다.

> 재야에서 침구사로 한 세상을 사셨던 선생을 어떠한 인연의 손길에 따라 이제사 찾아 뵙게 되었습니다. 우리가 생전에 만나본 적은 없지만, 한 스승 밑에서 동문수학한 학우입니다. 선생의 생전 흔적을 찾아와보니 선생의 침술이 제가 배운 침술과 맥을 같이 하고 있다는 사실을 알게 되었습니다.
>
> 한 곳에 자리 잡지 못하고, 불편한 몸으로 이곳저곳 떠돌아야 했던 선생님의 처지가 가슴 아팠습니다.

벌금 30만원이 너무도 억울했지만, 어떻게 피할 수가 없었던지라, 모두 1천 원짜리 잔돈으로 바꾸어 '항의'의 뜻을 표했다는 얘기를 들었을 때는 참으로 가엾고 슬펐습니다.

선생은 잘 아십니다. 침뜸이 얼마나 훌륭한 의술인지, 인류를 살

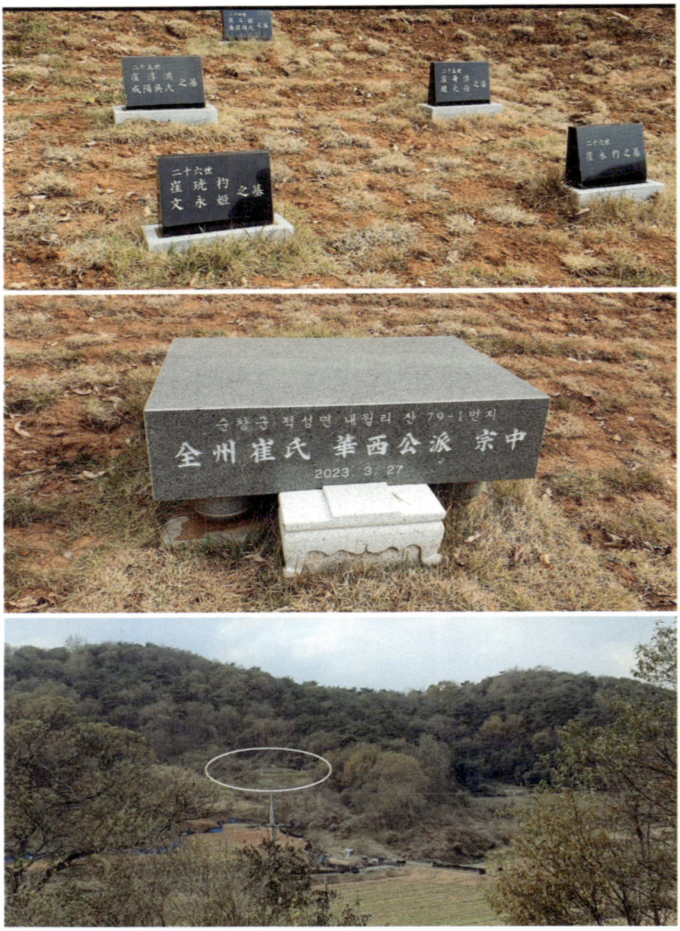

최광표 선생 묘소와 거기서 바라본 그의 5대조 최규정 선생 산소.

릴 수 있는 의술이라는 사실을. 저도 또한 그렇게 확신합니다. 침뜸이야말로 세상을 살릴 수 있는 의술 중의 의술이라고 말입니다.

아직 저는 살아있고, 저 세상에 가는 그 날까지 침뜸의 명예와 재야 침구사들의 존엄성을 드높이기 위해 작은 힘이지만 애를 써볼랍니다. 저 세상에서 함께 해주시고 지켜봐 주십시오!

최갑식 군의 '진품명품' 침구학습노트

최광표 선생 묘소에서 멀지 않은 곳에 전주 최씨 제각이 있었다. 5대조를 침구술로 인술을 베푼 가문인데, 제각에는 침뜸 관련 흔적이 아무 것도 없었다.

제각을 둘러보고 임동마을을 떠나려 할 때 손 이사장이 나선 김에 전주로 가서 최사문 선생의 또 한 사람 제자인 최갑식 선생을 만나보자고 했다. 처음 임동마을을 찾아 최사문 선생 제자들 이야기를 들었을 때, 최갑식 선생은 침술에서 손 뗀지 오래라고 했지만 그래도 생존해 있고, 연락이 가능한 유일한 분이었던 것이다.

2023년 11월19일 저녁, 전주 상산고 정문 앞의 한 작은 카페에서 최갑식 선생을 만났다.

1947년생인 최갑식 선생은 초등학교를 졸업한 후, 집안이 가난해 중학교 진학을 포기했다. 그 대신 그는 최사문 할아버지가 순창군 구림면에서 운영하던 침술원에 가서 숙식을 함께 하며 한문과 침술을 배우고 익혔다. 최갑식 선생은 최정현 스승님의 아들 최한수 최강수 선생, 종친 손자 최광표 선생과 함께 한문과 침구술을 공부한 것이다.

1961년 15살이었던 최갑식 소년은 구림면 논바닥에서 '삐라(선전문)'를 주으려고 쫒아다닌 일을 기억했다. 5.16이 일어나고, 쿠데타군이 그 사실을 알리기 위해 비행기로 '삐라'를 뿌리던 때였다.

당시 최갑식 소년은 최사문 할아버지께 처음 1년간은 한문, 또 1년간은 침술을 배웠다. 할아버지 스승님은 어린 제자들을 엄하게 가르치셨다. 매를 대지는 않았지만, 손에는 늘 회초리를 들고 계셨다.

경락에 따라 혈자리를 외우도록 했고, 어느 정도 공부가 된 다음에는 조금씩 침을 손에 잡도록 했다. 그리고 스승님이기도 한 할아버지와 함께 여러 마을을 다니며 침술 현장에서 지도를 받으며 실전 경험도 쌓았다.

최갑식 소년은 이렇게 침술을 배운 후에 할아버지 스승님으로부터 독립하여 임동마을에서 잠시 침술을 했다.

하지만 집안 여건상 계속하기가 어려워서 침술을 중단하고 전주로 나아가 건축업을 시작했다.

오랫동안 잊고 있던 침술 이야기를 나누게 되자 최갑식 선생도 어렸을 때 배운 기억이 차츰 되살아났다.

한참 이야기를 나누던 중 최갑식 선생은 자신이 침술 공부 할 때

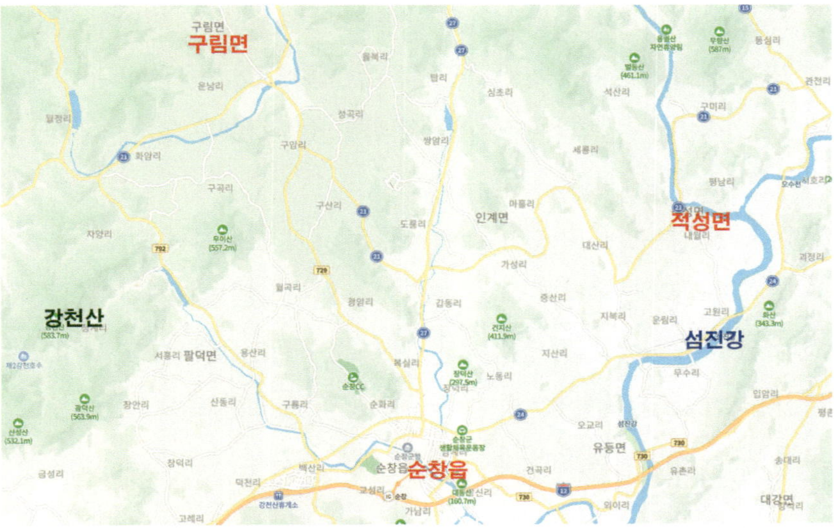

한 때 최사문 스승의 침술원이 있던 구림면은 순창읍 서북 쪽에 있다.

스승님 책을 필사(筆寫)한 공책을 지금도 보관하고 있다고 했다.

누렇게 빛 바랜 대학노트 한 권과 1960년 행림서원에서 발간한 「침구대성(針灸大成)」을 가져왔다.

대학노트엔 침구학 내용이 한문으로 가지런히 기록되어 있었다. 최사문 선생님이 가지고 계셨던 침구 서적을 필사한 것이라고 했다. 초등학교를 막 졸업한 정도 나이에 붓으로 썼는데 글씨만으로도 훌륭했다. 우리는 책장을 넘기면서 감탄사를 연발했다.

전체 1백 쪽 분량 노트에는 침구학 관련한 여러 고전의서에 나오는 주요 부분이 또박또박 필사되어 있었다.

스승님이 소장하고 계신 책은 여러 고전에 나오는 내용 중에 나름 필요하다고 판단되는 부분을 필사한 것이었다. 그 책을 다시 최갑식 소년이 필사한 것이었다.

노트의 앞쪽에는 〈난강부(蘭江賦)〉〈삼구양씨보사(三衢楊氏補瀉)〉 등『 침구대성 (針灸大成) 』중의 내용이 앞쪽에 있다. 이어서 조선시대 병을 진찰하는 내용을 쓴『찰병요결(察病要結) 』도 필사되어 있었고, 또 진맥하는 방법을 서술한 〈제맥체상(諸脈體狀)〉의 내용도 꼼꼼하게 필사되어 있었다.

노트엔 침구학 고전의서를 필사한 내용과 오행침법 및 그에 쓰이는 경혈자리를 공부하기 위한 표도 만들어져 있었다. 사암도인 침법책 속에 나오는 사암오행정리신침가(舍岩五行定理神針歌), 낙랑노부시침가(樂浪老父 施針歌) 등 침술공부에 꼭 필요한 주요 내용들이 노트에 빈틈 없이 적혀 있었다.

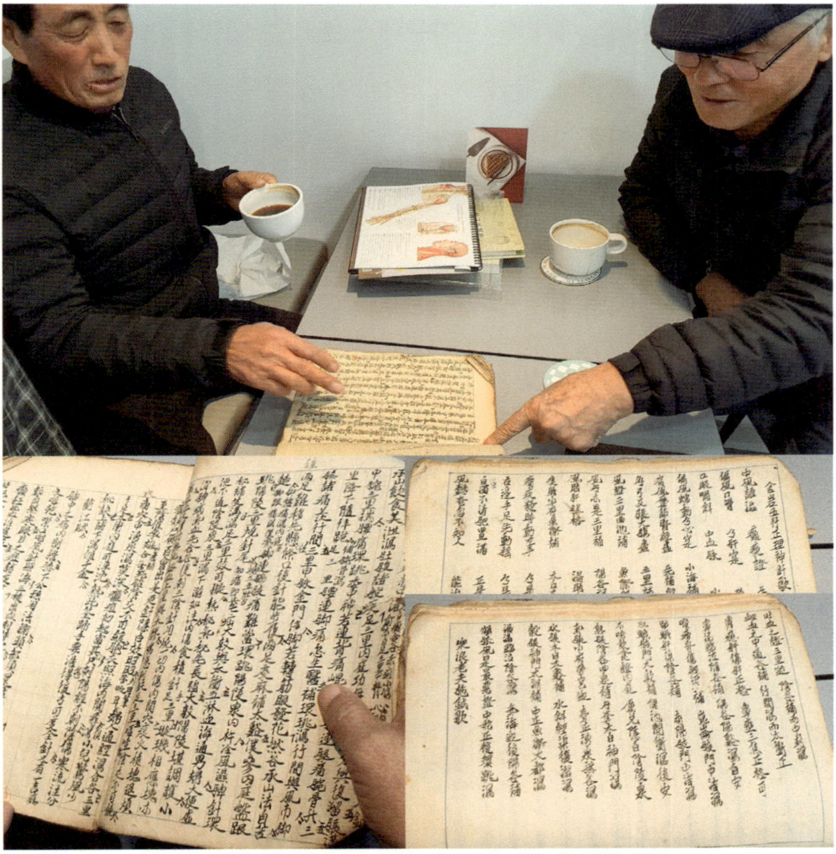

최갑식 선생이 15세 때 침술을 배울 때 공부 내용을 정리한 노트

거의 모든 내용을 한자로 표까지 만들어가며 노트 정리를 한 최갑식 소년에게 나는 우등상을 줘야 한다고 말했다.

최갑식 선생이 함께 가지고 나온 침구대성은 단기 4293년, 즉 1960년에 행림서원에서 5판으로 인쇄 발행된 완전히 한문으로만 되어 있는 책이었다. 내가 1960년대에 구입하여 소장하고 있었던 것과 같은 책이었다.

최갑식 선생이 손 때가 묻은 침구대성 표지를 넘기자 첫장 빈 페이지에는 호흡보사법이 보기 쉽게 정리되어 있었다. 그 옆에는 손동작 그림까지 필사하여 그려놓았다. 손 그림은 엄지손가락을 호(날숨) 할 때 밀고, 흡(들숨) 할 때 당기면서 호흡 염전하는 수법보사의 동작을 나타낸 것이다.

그 뒷면 빈 페이지에는 몇가지 병에 대한 치료 혈자리가 메모되어 있었다.

또 한 장을 넘기자 3단으로 접은 그림이 펼쳐졌다. 남체해부도라는 인체해부도를 부위별로 색칠하여 그려놓았다.

이것도 정말 근사했다. 솜씨와 재능이 특별한 소년이었다. 최사문 선생 제자 가운데 침술을 가장 잘 했다는 평가가 틀리지 않았다.

다시 한 장을 더 넘기니 끝이 갈고리 모양인 긴 바늘이 있었다. 방

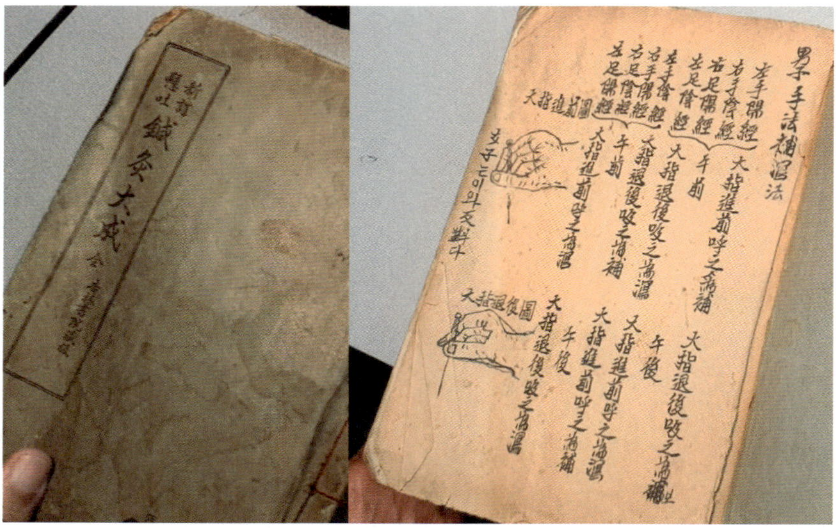

최갑식 군은 침구대성 책의 빈페이지에 침술 호흡보사법을 정리하고, 실행하는 손그림을 그려 놓았다.

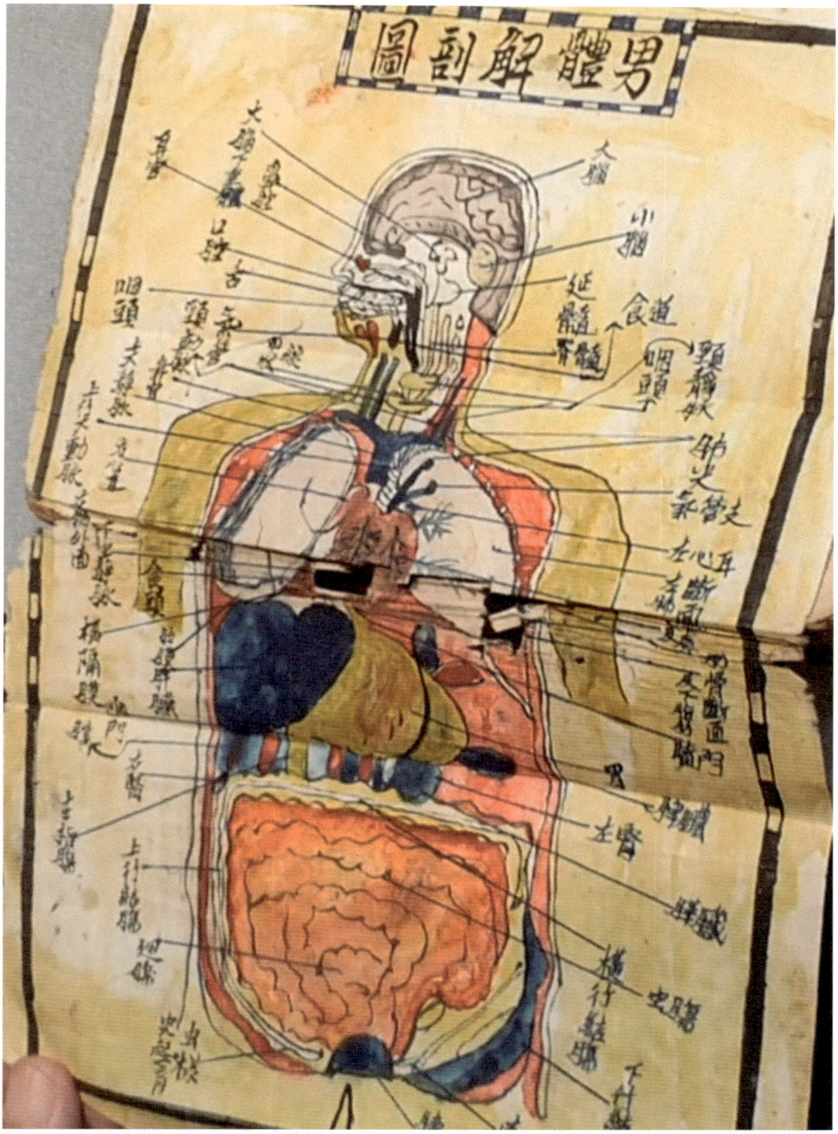

침구대성 책갈피에는 최갑식 군이 그린 인체해부도와 침구보사법을 하는 방법이 글과 함께 그려져 있고, 침을 만들기 위해 준비해둔 바늘이 있었다.

직공장 편직 기계에서 나온 쇠바늘이었다. 불필요한 부분을 갈아내고 표족하게 해서 사혈침으로 쓰려던 쇠바늘 침이 약간 녹이 쓴 채 그대로 있었다.

이 바늘을 갈아서 침을 만든 다음에 인유(人乳)에다 담궈놨다가 침으로 쓰는 것이다. 내 아버지도 나도 이렇게 침을 만들어 썼고, 최광표 선생도 이런 편직 바늘을 갈아서 사혈침으로 사용했다고 그의 자녀들로부터 들었다.

순전히 한문으로 된 고서적 침구대성 책갈피에서도 12경락의 오수혈 경혈명을 표로 만든 낱장이 접혀 들어있었다. 최갑식 소년이 침구학을 얼마나 열심히 공부했는지를 곳곳에서 확인할 수 있었다.

최사문 할아버지께 배웠던 대로 '합곡(合谷)'자리를 한번 잡아볼 것을 최갑식 선생에게 권했다. 그러자 동석한 유영훈 선생 손을 잡고, 합곡 자리를 손톱으로 꼬옥 눌렀다.

유 선생이 이왕이면 침을 한 대 직접 놓아보시면 좋겠다면서 가방 속에서 침을 찾았다.

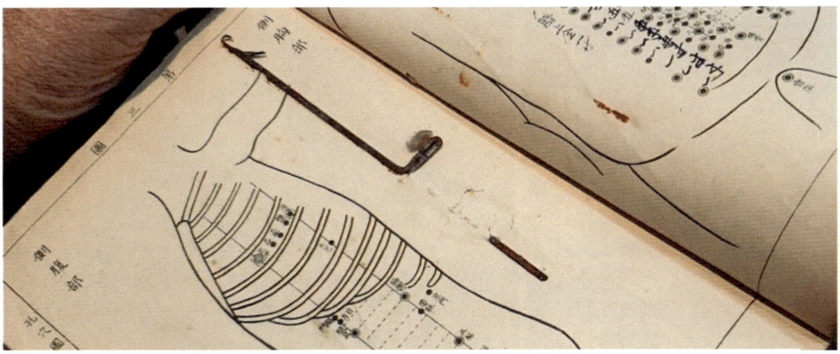

침을 만들기 위해 침구대성 책장에 끼워 놓은 편직기용 바늘

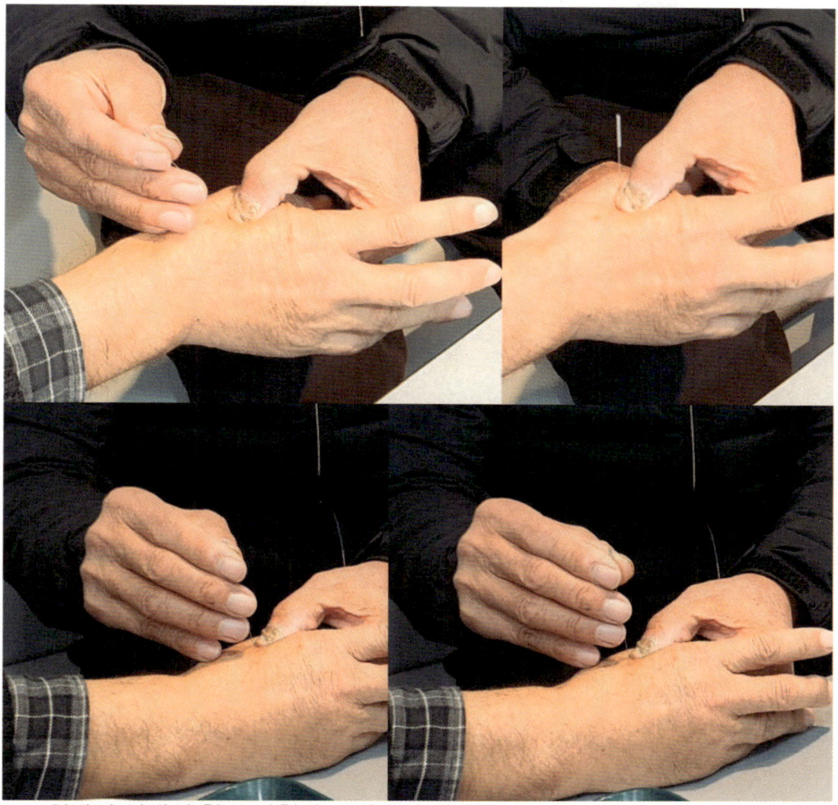

최갑식 선생의 합곡 자침과 보사수법 시연

"침을 놓아보라고요? 허허, 오래 됐는디!"

"하하, 괜찮아요, 마침 제가 침이 하나 있으니 드려볼게요. 배우셨던대로 한번 놓아보세요!"

최 선생이 침을 잡고 익숙하게 유 선생의 합곡혈에 침을 꽂았다.

침술 보사(補瀉)는 어떻게 하느냐고 물었다.

"남자 우수(右手) 양경맥, 오후 경우는 대지진전호지보(大指進前呼之補) 대지퇴후흡지사(大指退後吸之瀉) … "

그는 어릴 때 배우고, 스스로 익혔던 호흡보사 내용을 암송하며, 엄지와 검지로 침을 잡고, 날숨과 들숨에 맞춰 엄지를 밀었다 땡기며 침을 염전보사법을 실행했다.

최정현 할아버지께서 가르쳐주시던 호흡보사법을 그대로 실행한 것이었다.

침을 맞은 유 선생은 놀랍다는 표정을 지었다.

"제가 김갑기 선생님 침을 맞아보았는데, 최 선생님이 지금 침 놓으신 것과 느낌이 똑같네요! 한 스승 아래서 배웠다는 게 맞습니다."

나는 최갑식 선생 손을 덥석 잡았다. 마치 어린 시절 잃어버린 친형제를 만난 듯, 참으로 반갑다고 새삼스레 또 인사를 했다. 침구학술 '동문'임을 확인한 순간 반가운 마음에 나도 모르게 다시 악수를 한 것이다.

최갑식 선생이나 나 김갑기의 이름에 갑(甲)자가 들어 있어서 성씨는 달라도 서로 통하는 데가 있지 않느냐며 연결시켜보기도 했다.

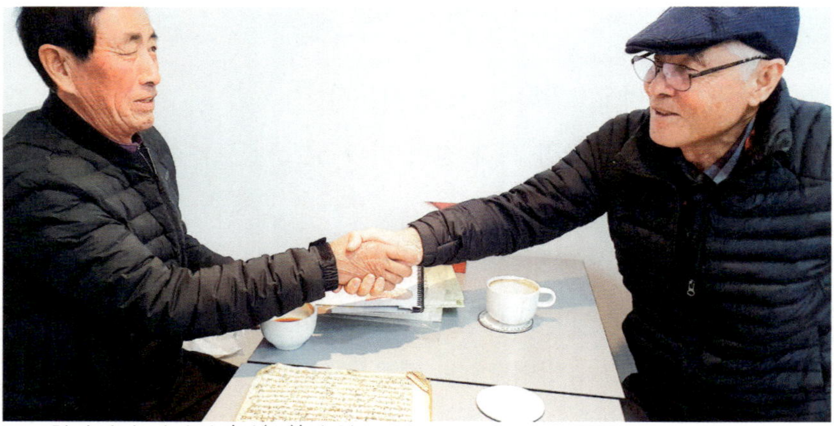

최갑식과 김갑기, '갑(甲)'의 악수

사람은 누구나 어릴 적 배운 것은 절대로 잊어먹지 않는 법이다. 최갑식 선생은 어린 나이에 침술을 배웠기 때문에 지금도 여전히 손과 머리에 침법이 남아 있었다.

최갑식 선생은 구림면에서 침술을 공부하고, 스승이신 최사문 할아버지가 환자를 치료할 때 옆에서 지켜보며 배우고, 시중도 들었다.

그는 수레에 실려온 사람이 스승 할아버지 침을 몇 번 맞고 걸어다니는 광경은 자주 보았다. 팔을 못 들던 사람도 침을 꽂아놓고 호흡에 맞춰 염전하며 '보사법'을 쓰면서 팔을 들어보라던지 일어나보라고 하셨다. 왠만한 병은 한 두 번 치료로 나아버렸다.

당시 흔하던 구안와사도 스승의 침 한 방이면 그 자리에서 고쳐지는 경우도 많았다. 구안와사 치료를 위한 경혈자리는 몇 군데가 있는데, 주로 '인중혈'로 다스렸다고 했다.

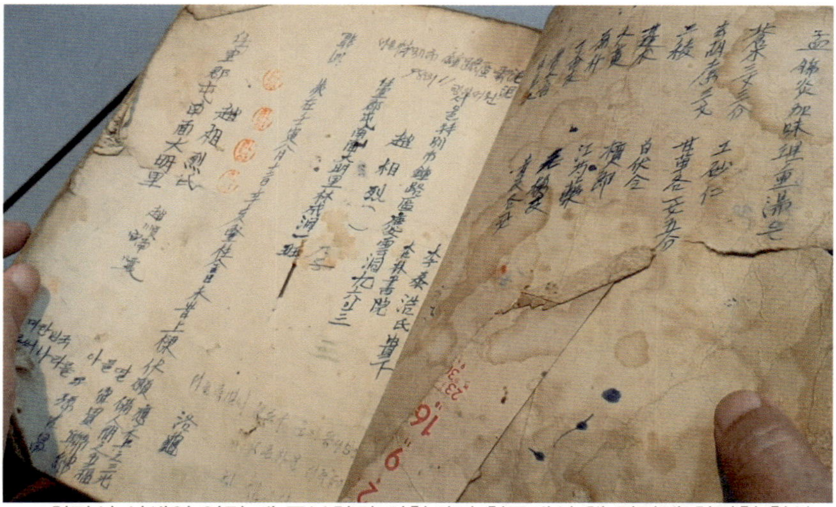

최갑식 선생이 어릴 때 공부하던 의학서적 침구대성 책 뒷장에 최정현 할아버지와 함께 머물렀던 주소가 적혀 있다.

최사문 선생은 워낙 명의로 소문이 나서, 경찰관들도 와서 침을 맞았다. 법적 제재를 받은 적은 없었다.

집 앞에는 침 맞으러 온 사람들이 줄을 섰다. 치료를 해달라는 요청이 오면 몇 달씩 다른 지역에 가서 머무시기도 했다.

임실의 한 마을에 가서도 몇 달 머무시면서 치료를 하셨다. 그 때 머물렀던 임실의 집 주소가 소년 최갑식 군 공책에 기록되어 있었다.

최갑식 소년도 따라가서 시중을 들며 할아버지 스승의 침시술 현장을 보며 침술을 익혔다. 임실군 둔남면 대명리 임성동 1반 조상렬. 지금 주소로는 오수면(獒樹面) 대명리 임성마을이다.

그곳에서 최사문 선생이 여러 달을 머물면서 찾아오는 사람들에게 침을 놓아주신 것이다.

내가 최사문 선생님을 만났던 것도 이때쯤. 최 사부님이 광주 사람들에게 침을 놔주기 위해 광주에 머무실 때였다.

그땐 이미 최갑식 선생과 최광표 선생에게 침을 가르친 뒤였던 것으로 보인다. 나에게 침술을 가르칠 땐 나름대로 침술교육 내용과 방법이 정립된 상태였던 것으로 생각된다.

최갑식 선생은 침술인으로 삶을 영위하지 않은 것은 분명했다. 건축업이 직업이었다.

그렇지만, 우리가 만나본 최갑식 선생은 최사문 선생 제자로서 그 분 침술을 소상하게 익혔고, 기록으로 정리, 보관까지 하고 있었다. 제자라고 불리기에 조금도 부족함이 없었다.

오늘 보여준 옛 공부자료는 소중한 침구역사 자료이니 잘 보관하면 좋겠다고 당부를 드렸다.

헤어지면서 손중양 이사장이 『명불허전 허임』, 『경락&경혈』,『침구경험방』 책을 선물로 전했다. 어려서 열심히 공부했던 학문이니 잊지 말고 기억을 되살려 보시고, 할 수 있다면 지금이라도 다시 침술공부를 이어가시면 좋겠다는 뜻이었다.

양씨 가문의 침 할아버지

60여 년 전 나에게 침술학의 깊은 경지를 깨닫게 해주신 스승님을 찾아 떠난 여정은 또 다른 길로 이어졌다.

임동이라는 한 마을의 전주 최씨 가문만 찾아들어가 수소문 했는데도 침구술 전승의 역사가 줄기줄기 드러났다.

우리는 순창군에서 침술 전승 흔적을 조금이라도 더 확인해 보고 싶었다.

순창군 지역 침술 전승경로를 추적해보기 위해 먼저 향토사를 연구하는 분을 찾아 연락해보기로 했다.

손중양 이사장은 몇 해 전 순창군 귀농지원센터에서 귀농자들을 대상으로 여러 차례 생활침뜸 강의를 한 적이 있었다.

당시 귀농교육 프로그램 진행을 담당했던 귀농지원센터 이수형 전 소장에게 연락을 하니 지역인사 한 분을 소개해주셨다. 순창군 출신

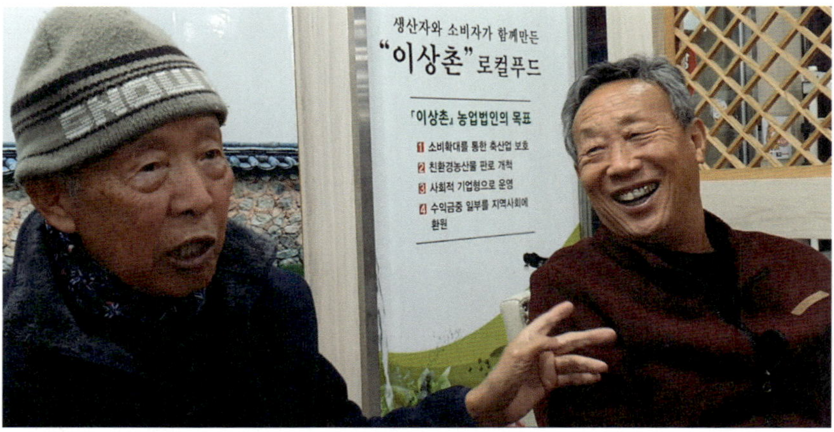

향토사 발굴 기록하는 최훈 선생(사진 왼쪽)과 양용모 선생 손자 양병용 씨.

으로 교육 공무원하시다 정년퇴직하신 최훈 선생. 그는 퇴직 후 향토사를 발굴하고, 전승을 위해 기록하는 일을 하고 계셨다.

2023년 12월 18일 순창의 한 식당에서 손중양, 유영훈, 김갑기 세 사람이 순창 향토사 연구자 최훈 선생과 적성면 모산마을에서 침술을 해 왔다는 양용모 선생의 손자 양병용 선생, 그리고 이들을 우리에게 연결시켜준 이수영 전 소장 등 6명이 만났다.

침술과 접골에 능한 양용모 선생

최훈 씨는 적성면 지내마을에서 양용모라는 분이 침술을 하셨고 그 분 손자가 생존해 있다는 사실을 알려주셨다. 지내마을은 임동에서 가까운 이웃마을이었다.

손 이사장은 즉시 그 분 손자, 양병용 씨와 통화를 하여 그의 조부인 양용모 선생이 침술로 많은 사람들 병을 고쳐주었고, 침술 뿐 아니라 '접골'도 잘 했다는 사실을 듣게 되었다.

양병용 씨는 할아버지가 어떻게 침술을 배웠는지는 모르나 어릴 때 집으로 아픈 사람들이 많이 찾아왔고, 할아버지가 침을 놓아 병을 치료해주는 '좋은 일'을 많이 하셨다고 했다.

양용모 할아버지 접골 실력은 삐거나, 뼈가 빠지는 경우에 특히 뛰어난 효험을 발휘했다.

한번은 외양간에서 소에 받치는 바람에 엉덩이 뼈가 빠져서 걷지도 못하는 사람이 리어카에 실려 온 적이 있었다. 할아버지가 어떻게 하셨는지 막 죽는다고 고함을 지르는 소리가 한번 나더니 금방 웃으면서 걸어나왔다.

양용모 선생은 침술도 잘 하셨지만, 뼈 맞추는데는 '도사'셨다는 것이다.

양병용 씨는 할아버지가 침을 놓는 장면도 어려서부터 많이 보았다고 했다.

침으로는 허리 아픈 데, 구안와사, 중풍도 많이 치료하셨다고 한다.

엄지로 침자리를 꼭 누르고 침끝을 엄지손톱 앞에 붙여서 침을 놓았다고 하는 것으로 보아 최사문 사부님 자침법과 같다는 것을 확인할 수 있었다.

양용모 선생이 생존해 계실 때 임동마을 최사문 선생도 접하셨고, 최광표 선생을 비롯하여 전주 최씨 침구의원들과 왕래가 있었다고 하니 당연히 침법 교류도 있었을 것이다.

특히 양용모 선생이 허리 병증을 치료하는 방법은 우리 가문의 침술과 똑 같았다.

자리를 같이 한 최훈 씨는 "할머니가 허리가 아파서 업혀 갔는데 양병용 씨의 할아버지께 가서 침맞고 걸어서 돌아왔다."고 어릴 때 들었던 기억이 난다고 했다.

양용모 선생은 허리가 아픈 환자가 오면 벽을 보고 똑바로 세워놓고 무릎 뒤 오금 양쪽에다 침을 놓았다고 했다.

집안 식구들은 몸이 아파도 병원엘 가지 못하게 하고, 할아버지가 다 치료했다고 한다.

양병용 씨도 어릴 때 나무에서 떨어져 팔이 부러진 적이 있었다. 그 때는 할아버지 양용모 선생이 몇 달간 출타 중일 때여서 인근 마을

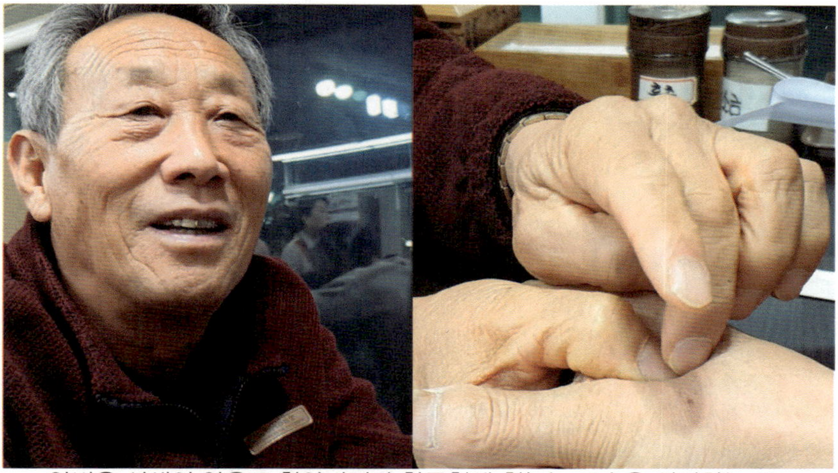

양병용 선생이 양용모 할아버지가 합곡혈에 침놓는 모습을 설명하는 중

의 침구의원이신 신흥양반에게 침을 맞고 뼈를 맞추었다. 그런데 뼈가 제대로 맞추어지지 않아 고생을 하고 있는데, 열흘 쯤 지나 할아버지 양용모 선생이 집으로 돌아오셔서 다시 뼈를 맞추어주셔서 제대로 나았다고 했다.

양병용 씨 아들이 초등학교 때 철봉에서 떨어져 팔둑이 부러졌을 때도 할아버지 양용모 선생이 손으로 조물락거리고는 그대로 두도록 하니까 다 나아버렸다고 했다.

양병용 씨는 할아버지 양용모 선생이 여러 지역으로 다녔다고 했다. 한 번 나가면 몇달씩 돌아오지 않으시고 이 마을 저 마을로 침을 놓으러 다시셨다는 것.

"한번은 거제도까지 가서 침을 놔주고 해삼 같은 해물을 가지고 오신 적도 있었다."

여러 지방을 다니면서 침을 놔주고 돈을 받았는지 모르지만 집에다 돈을 갖다 주신 적은 없었다고 했다.

"나가시면 식구들에 대한 생각은 별로 않으셔서 집에서 어머니랑 할머니가 고생 무지하게 하셨지요."

양병용 씨는 우연하게 할아버지 덕(?) 본 이야기를 했다.

그가 서울에서 '남원추어탕' 식당에 갔는데, 주인에게 식당 이름이 왜 '남원'이냐고 물었다.

식당 주인은 고향이 남원이어서 남원추어탕으로 지었다고 했다. 그러면서 순창군 적성면 모산이라는 동네에 침을 놓는 노인 양반이 계셨는데 그 분에게 신세를 한번 졌다는 이야기를 했다.

양병모 씨가 "그 분이 바로 제 할아버지 되신다."고 했더니 깜작 놀라며 반가워 했다. 그리고 할아버지께 진 신세를 조금이라도 갚는다며 추어탕 값을 받지 않았다는 것.

양 선생은 "큰 나무 밑에 작은 나무는 큰 나무 덕을 못 보지만, 큰

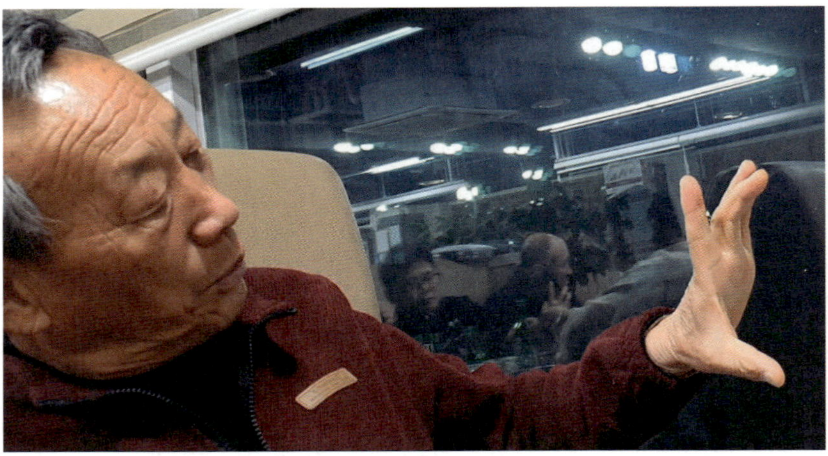

양병용 선생은 할아버지가 쓰시던 침 중에는 상당히 긴 침도 있었다고 했다.

사람 밑에 작은 사람은 큰 사람 덕을 본다."는 옛날 어르신들 말씀이 생각났다고 했다.

양 씨 할아버지는 집에서도 사람들에게 침을 놔주고 돈을 받지는 않으셨고, 돈 대신에 풍년초 같은 담배는 받으셨다고 했다.

그런데 면 단위에 조그만 약방하는 사람들이 무면허라고 보건소에 고발을 해서 침을 뺏기기도 했고, 나중에 다시 돌려받은 적도 있다고 했다.

양병용 씨는 할아버지 양용모 선생의 그 좋은 의술을 전수받지 못한 게 아쉬움으로 남는다고 했다.

침술로 맺은 손주 며느리는 밥상 차리고

2023년 12월19일 순창군 적성면 농촌지도소 사무실에서 양병용 선생과 부인 이남순 여사를 만났다.

이 부부는 할아버지 양용모 선생 침술이 맺어준 인연이라고 하며, 그 때 이야기를 했다.

1972년 이남순 여사가 23살 때, 보리를 베고 나서 오른 팔이 아파서 뒤로 돌릴 수가 없었다.

이웃 동네인 지내(池內)마을에 사시던 고모님 소개로 침을 맞기 위해 그 마을 양용모 할아버지를 아버님과 함께 찾았다.

그곳 고모댁에 10여일 간 머물면서 서너 차례 양용모 할아버지에게 침을 맞고, 팔이 다 나았다.

며칠 후 고모를 통해 지내마을에서 연락이 왔다. 침 할아버지가 이남순 처자를 당신 손자와 짝을 맺어주고 싶으시다는 거였다.

몇 번 침을 놓아주면서 살펴보니 얼굴도 이쁘장하고, 차분한 성품에 다소곳한 처자가 손주 며느리감으로 마음에 꼭 드셨던 것이다.

이남순 처자는 집에 형부가 오셔도 그 방에 들어가보지 못할 정도로 수줍음이 많았다. 이남순 여사는 나이가 70대가 되어서도 당시 상황을 말씀하시는 걸 쑥스러워했다.

신랑은 4살이나 어린 19세 청년. 군대도 다녀오지 않았다.

당시엔 나이는 중요하지 않았고, 부모들의 의사만 있으면 성사가 되던 때였다. 순수하고 착한 처녀 총각은 어르신들 뜻에 따라 부부가 되었다.

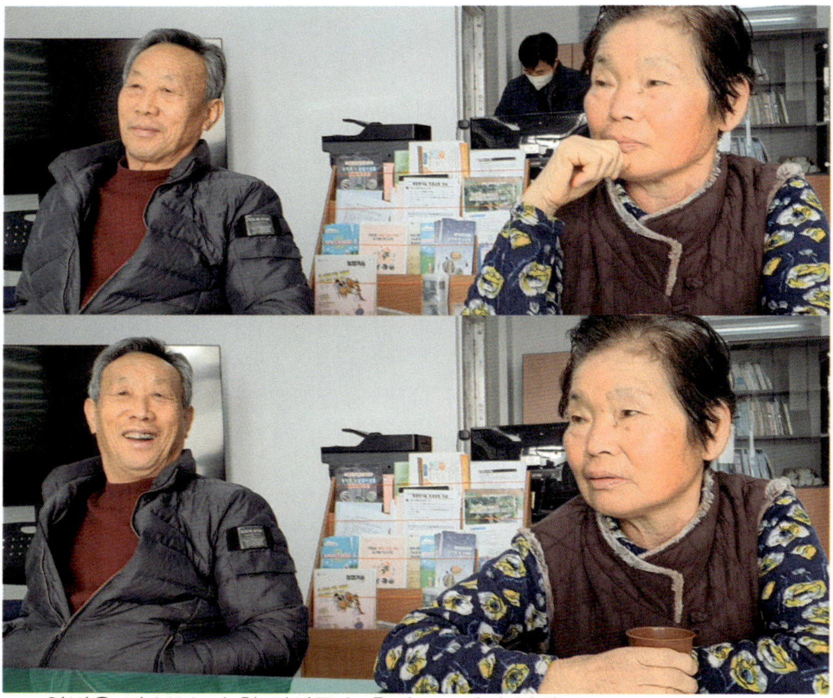

양병용 씨 부부. 순창 적성군 농촌지도소에서 인터뷰.

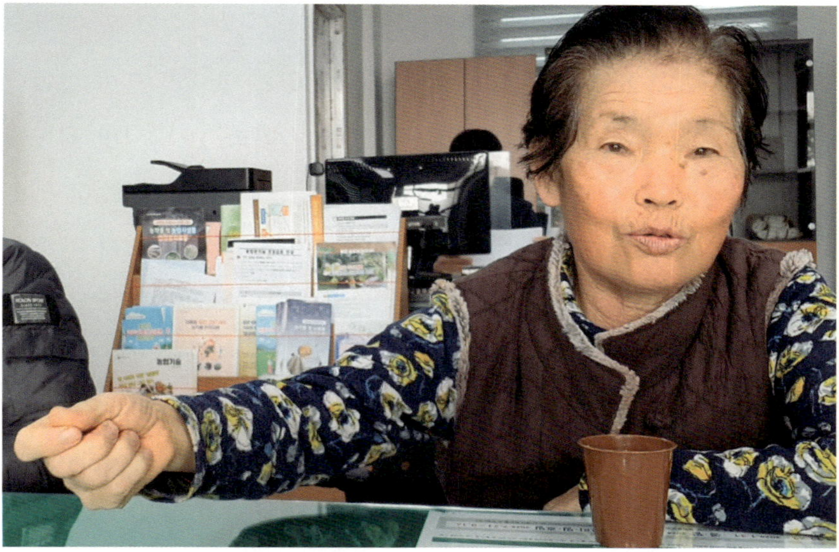

양용모 선생 가문의 침술을 이야기 하는 며느리 이남순 여사.

"그 시절엔 그랬어요. 스물세 살에 결혼해 지금 일흔네 살 됐어요."

이남순 여사가 반세기 넘게 함께 해온 인연의 시작이 침술이었다.

4대가 한 집에서 사는 큰 집안이었다. 신랑은 첫아들 낳고 군대 갔고 어린 손주며느리는 시할머니, 시어머니 모시고 집안 살림에 눈코 뜰 새가 없었다.

매일 집안에는 침을 맞으러 오는 사람들로 북적였다. 가까운 이웃 마을에서는 물론 많이 왔고, 멀리 남원 등지서도 찾아왔다.

병증에 따라 며칠씩 묵기도 했고, 중풍환자들은 몇 달씩도 머물면서 침을 맞기도 했다.

할아버지는 침을 맞으러 오는 사람들은 무조건 밥을 먹고 가도록 했다. 이남순 여사는 시어머니와 시할머니와 함께 침 맞으러 오는 환자들이 식사를 할 수 있도록 챙겼다.

"아 고생 무진장 했어요. 그 많은 사람들이 침 맞으러 오면 할아버지는 침 놓고 난 다음 '저 안에 가서 밥 먹고 가라'고 하시면 끝이에요. 어머니하고 이 사람하고는 식사 준비하느라 엄청나게 수고했어. 내가 보기에는 반찬도 별 게 없었는데 여럿이 먹으니 맛있다고 했어요. 그때 그 시절에는 또 그랬잖아요. 너 나 없이 어렵게 살다 보니…"

침 맞으러 오는 그 사람들을 다 먹이려면 창고에 쌀이 떨어지지 않아야 했다.

농토는 논 12마지기 2천4백 평에 머슴 들여 농사를 지었다. 남들 보기에는 부자였지만 실속이 없었다. 침을 맞고 치료받은 사람이 사례를 하는 경우는 대부분 담배 같은 현물이었다.

농사가 많지는 않았지만 할아버지는 수입이 좀 있었던지 나락을 사서 늘 작은 창고를 가득 채워놓으셨다. 자꾸 위만 채우다보니 어떨 때는 맨 밑에 깔려있던 나락이 썩는 일도 생겼다.

양용모 선생은 94세에 돌아가셨는데, 돌아가시기 2년 전까지 침을 놓으셨다.

"할아버지 돌아가신 뒤에 어디다 넣어두신 돈이 좀 나올 줄 알았는데 하나도 없었어요. ㅎㅎ~"

양병용 선생은 할아버지 유품으로 침과 침통, 들고 다시시던 가방 등이 있었는데 지금은 남아있지 않다고 했다.

할아버지가 맺어준 인연으로 양병용 씨 부부는 2남 1녀를 낳아 잘 키웠고, 행복하게 살고 있다.

옥천(순창) 조씨는 내의원 침의 가문

최사문 선생은 당신 가문에서는 5대가 침술을 하고 있다고 말씀하셨다. 당신 위로 2대가 침술을 이어왔고, 아래로 손자 대에 이르기까지 침술을 하고 있다는 말씀이었다.

족보를 찾아 거슬러올라 가니 당신의 증조부는 최남익(崔南翊 1799~1840년)이라는 분이다. 그는 효성이 지극하여 순창읍지에도 수록되어 있다. 족보에는 재예탁월(才藝卓越), 예술적 재능이 뛰어났다고 기록되어 있다.

임동마을에는 최씨와 양씨 뿐만 아니라 옥천(순창) 조씨도 어울려 사는 집성촌이었다.

옥천(순창) 조씨는 1574년부터 임동마을에 정착하여 지금까지 대를 이어 살아오고 있다. 스승님의 증조부인 최남익과 동시대 순창 조씨 인물들을 추적해봄으로써 그들 사이의 교류 흔적을 찾아보았다

순창 조씨와 전주 최씨 선조들의 교류

손중양 이사장은 순창 지역 침뜸 전승경로를 더 찾아가보기 위해 「조선 후기 내침의 연구」라는 논문집에 수록되어 있는 침의들 명단을 꼼꼼하게 살펴보았다.

거기에 순창을 본관으로 하는 조씨 성을 가진 침의가 있었다. 순창(옥천) 조씨 출신으로 영조, 정조, 순조 대에 내침의를 지낸 조학로(趙學魯 1749년 ~)와 그의 아들 조현옥(趙鉉玉 1786 ~ 1831년). 이들 부자가 대를 이어 한양 궁궐의 내의원 침의로 활동한 것이다.

침의 조학로 경우는 조선의 왕실 기록인 승정원일기[1]나 일성록[2] 등에도 여러차례 그에 대한 기록이 나올 정도로 그 활동이 두드러진 의관이었다.

침의를 선발하는 과거시험에 합격하고, 내의원 침의가 된 이들 조학로 조현옥 두 분이 순창 임동마을과 어떤 경로로 관련을 맺었을까?

한국학중앙연구원에서 만든 역대인물 명단에 따르면, 조학로는 내의원 침의로 근무한 의관이었다. 그의 딸은 전의감 봉사인 이국환의 처가 되었다고 나온다. 전의감은 조선시대 의료행정 및 의학교육 중추기관이었다. 이 전의감 실무를 관장하는 관직(봉사)을 맡고 있는 이국환과 사돈지간이라는 것이다.

이런 위치에 있는 침의 조학로와 그의 아들 조현옥은 당시 침구관련 서적을 누구보다도 쉽게 구입할 수 있었을 것이고, 세거지인 순창을 내왕하면서 관련 서적을 전하며 침구술을 전파하였을 것이라는 추측을 해 볼 수 있었다.

조상들에 대한 제사를 가장 중시했던 조선시대 유교 문화 속에서 한양 근무하던 조학로와 조현옥은 순창에서 매년 지내는 시제에 참석하였을 것이다.

그리고 이들은 옥천(순창) 조씨 세거지까지 먼길을 온터라 일정기간 머물면서 가문과 지역사회 아픈 이를 치료하기도 했을 것이다.

---

1. 승정원일기(承政院日記)는 조선 및 대한제국의 승정원에서 왕명 출납, 행정 사무 등을 매일 기록한 일기. 2001년 9월 세계기록유산에 등재되었다. 1623년(인조 1년) 음력 3월부터 1910년(순종 4년)까지의 기록이 현존한다.

2. 일성록(日省錄)은 1752년(영조 28년)부터 1910년(융희 4년)까지 왕의 동정과 국정 제반사항을 기록한 일기체 연대기. '왕의 일기'

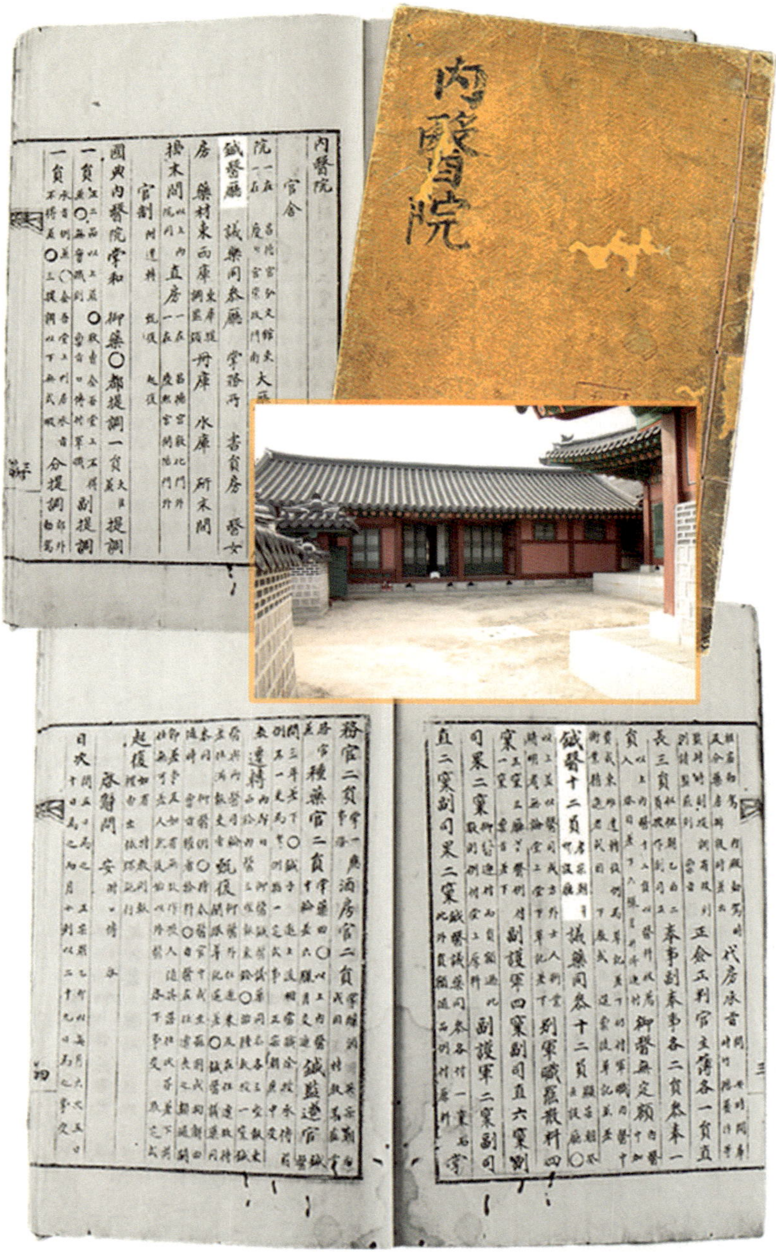

1651년(효종 2년)에 내의원 부속청으로 침의청이 설치되었다. 내의원 규정에는 침의청에 12명의 침의가 근무하는 것으로 되어 있다.

또한 내의원 침의였던 그는 침구 관련 서적을 전해주기도 했을 것이니, 순창에서 학문을 하던 유학자들이면 그 서적을 읽고 침술을 접했을 가능성이 높았다.

뭔가 실마리가 풀리겠다는 기대를 갖고 손 이사장은 옥천(순창) 조씨 인터넷 족보를 검색하여 조학로와 조현옥이 수록되어 있음을 확인하고 조씨 대종회에 연락을 했다. 대종회 사무실은 전남 순천에 있었지만, 순창군 적성면 임동마을과 풍산면에도 후손들이 살고 있다는 사실을 알려주었다.

2023년 12월 19일(화) 순창군 적성면 면사무소 앞에서 임동마을과 풍산면 출신의 옥천(순창) 조씨 3분을 만났다.

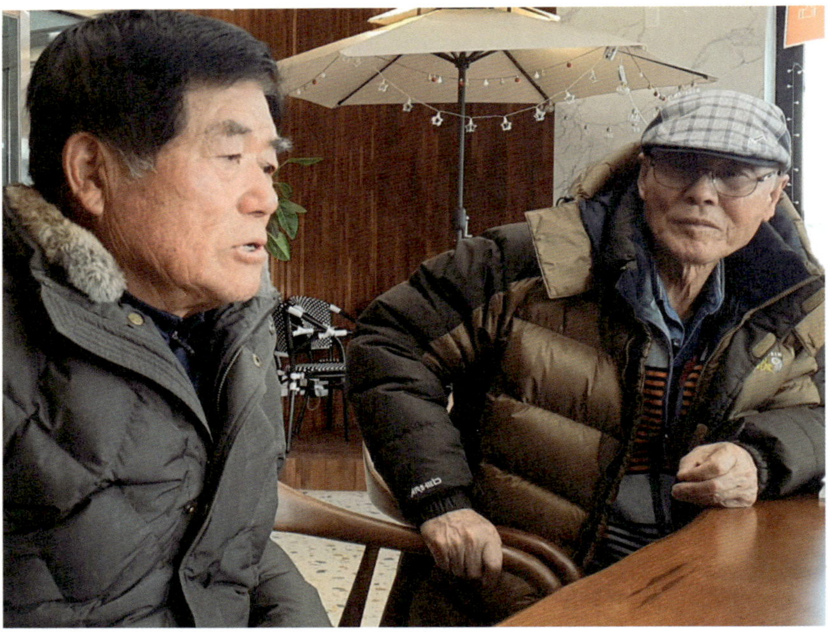

임동마을 조택권 선생은 집안에 의서가 전해 내려왔다며 내의원 침의를 지낸 조학로 조현옥 선생과 교류하였을 것이라고 했다.

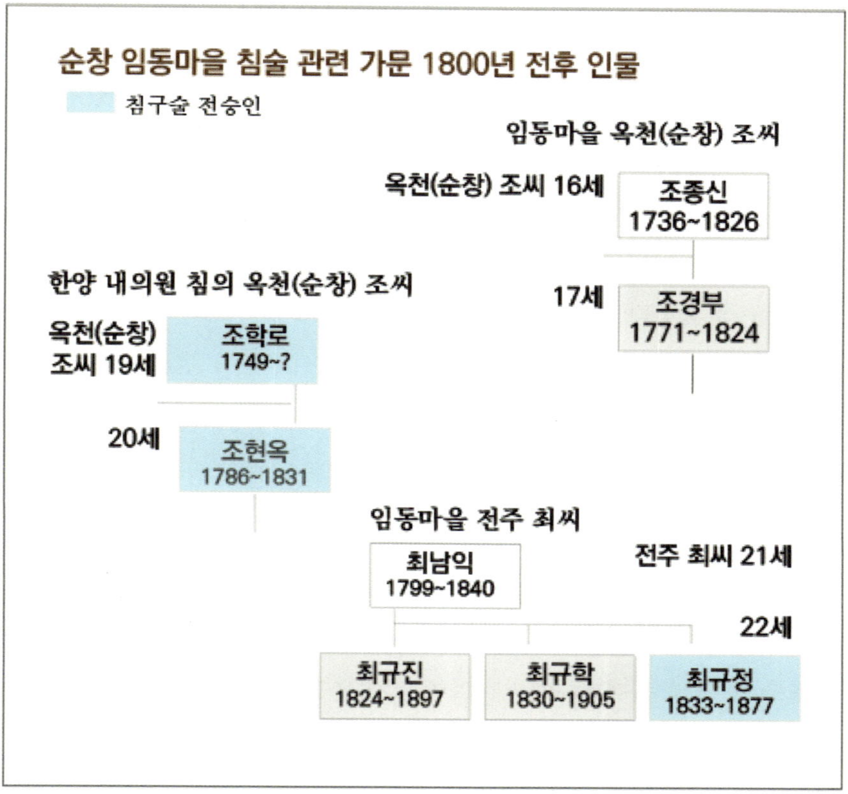

순창 적성면 임동마을에 살고 있는 옥천(순창) 조씨는 조택권·조상효 두 분이다. 그리고 또 한 분은 풍산면이 고향인 조운식 씨였다. 이들 임동 마을과 풍산면의 조씨들은 모두 본관이 같았지만 계보는 약간 차이가 있었다.

임동마을 조택권 씨는 자신의 10대조 조종신 선조가 내의원 침의를 지내신 조학로 선생과 족보 상에서 계파는 다르지만 비슷한 시대에 살아서, 아마도 그분들과 직접 통했을 거라고 봤다.

조종신(趙宗信)은 1736~1826년에 살았고, 그의 아들 조경부(趙慶

溥)는 1771~1824년이 생몰년도다. 이들은 모두 통정대부를 제수받을 정도로 학문이 뛰어나고 효성이 깊었던 인물로 기록되어 있다.

내의원 침의를 지낸 조학로(1749년 생)와 그의 아들 조현옥(1786~1831)도 같은 시대에 활동한 인물들이다.

임동마을에 사는 조씨들이 조학로 조현옥 보다 족보상의 계보가 위에 속해 있었다. 가령 조택권 씨의 직계 조상인 조종신과 조경부는 옥천(순창) 조씨 16세, 17세손이라 19세, 20세손인 조학로 조현옥은 할아버지 뻘에 속한다. 따라서 당시 풍습으로는 조학로 조현옥은 한양 궁궐의 침의이지만 임동마을의 조씨 어른들에게 인사를 드리러 가야 하는 위치였다.

거기다 이들은 모두 학문이 깊은 분들이라 서로간에 교류가 있었을 것이다.

임동마을의 조택권 씨는 집안에 동의보감과 같은 의서가 전해내려오고 있었다며, 이를 1800년 전후 한양 침의로 활동한 조학로 조현옥과 임동마을의 조씨가 교류한 근거로 들었다.

이들 조씨와 함께 임동마을에 살았던 전주 최씨도 한양에서 온 내의원 침의와 교류가 있었을 것이라는 추론은 바로 가능하다.

최사문 선생의 증조부인 최남익은 1799~1840년에 생존한 분이다. 최남익이 침구술을 했는지는 확인할 길이 없지만, 그의 아들 최규진 최규학 최규정이 모두 침을 놨다는 사실은 구전되고 있어, 그의 윗대도 침술과 깊은 인연을 맺고 있었을 것이라 유추해 볼 수 있다.

한 마을에 학문이 뛰어난 선배 학자들이 있었으니 당연히 그들과 학문을 교류하였을 것이고, 이 과정에서 침술이나 의약을 배우고 익히는 것은 충분히 가능한 이야기였다.

전주 최씨 쪽도 임동의 조씨들과 함께 한양에서 온 침의 조학로·조현옥과 교류했을 것이고, 침술에 관해 서로의 지식을 공유했을 것이라는 것은 조선 의학사를 연구한 학자도 쉽게 인정하는 대목이다.

전래 고서에서 찾아낸 필사 침구법

한편 순창군 풍산면이 고향인 조운식 씨는 조택권 씨와 계파가 다소 다르지만, 내의원 침의 조학로 조현옥과는 같은 계파라 혈연적으

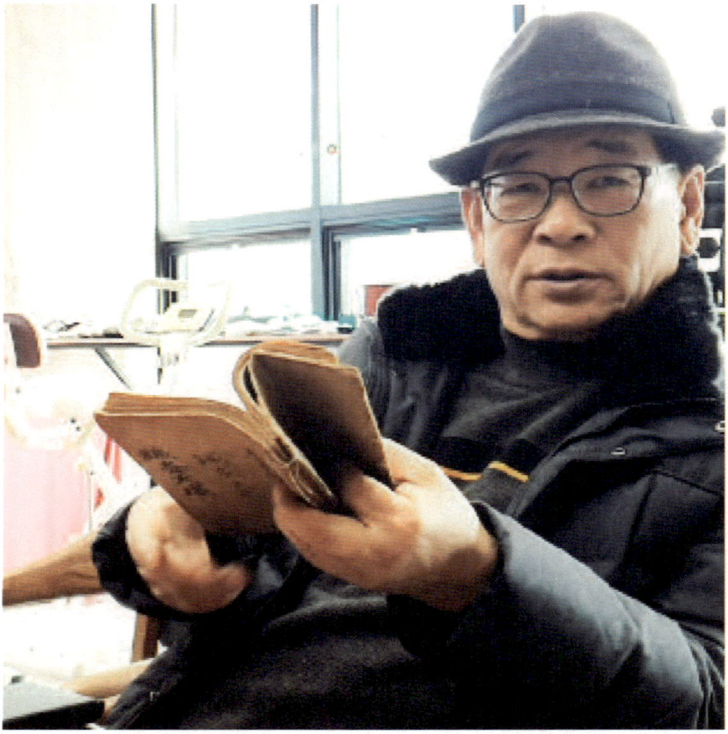

조운식 선생은 집안에서 전해내려오는 고서 중에서 할아버지 대에서 사용해 오던 『침구대성』과 필사본 침구서적을 찾아냈다.

로 더 가까운 사이였다.

조운식 씨는 조부께서 남기신 고서 가운데서 침구관련 서적을 찾아냈다. 그가 집안의 전래 고서 가운데서 찾아낸 침구서적은 인쇄된 침구대성과 한문으로 빼곡히 적힌 침구술에 관한 필사본이었다.

이 가운데 필사된 침구술 서적은 자오유주법을 정리해 둔 것으로 파악된다. 자오유주침법은 동양의학 기본 원리인 천인상응론(天人相應論)에 의거하여 시간의 변화에 따라 침을 하는 부위를 달리하는 침구법이다. 즉, 각 경락에서 흐르는 기혈(氣血)의 시간에 따른 성쇠(盛衰)를 추산하고, 십이경맥의 정(井), 형(滎), 수(輸), 경(經), 합(合) 및 원혈(原穴) 등 66혈을 주요 자침부위로 정하여 침술치료를 시행하는 방법이다. 이 자오유주침법에 대해 명나라 이천이 1580년 경 편찬한 『의학입문(醫學入門)』에서는 침구법의 최고 단계라고 평가 하기도 했다[3].

『동의보감』이나 『침구경험방』이 간행되던 조선 중기에는 크게 주목하지 않았던 자오유주침법에 대해 조선 후기 침구술 하는 이들은 큰 관심을 가지고 공부한 것으로 연구되었다[4].

이런 조선 후기 침구의가에서 연구하고, 발전시켜오던 자오유주법이 옥천(순창) 조운식 씨 집안에서 전해 내려온 필사본 침구서적에 전체가 체계적으로 정리되어 있었다.

이는 1800년을 전후 하여 2대에 걸처 내의원 침의를 배출한 옥천

3. 오준호, 김남일, 차웅석. (2009). 『醫學入門』을 통해 본 조선 침구학의 특성. 한국한의학연구원 논문집, 15(1), 55-62.

4. 오준호. (2011). 조선후기 『鍼灸經驗方』의 비판과 수용. 민족문화, 38, 307-340.

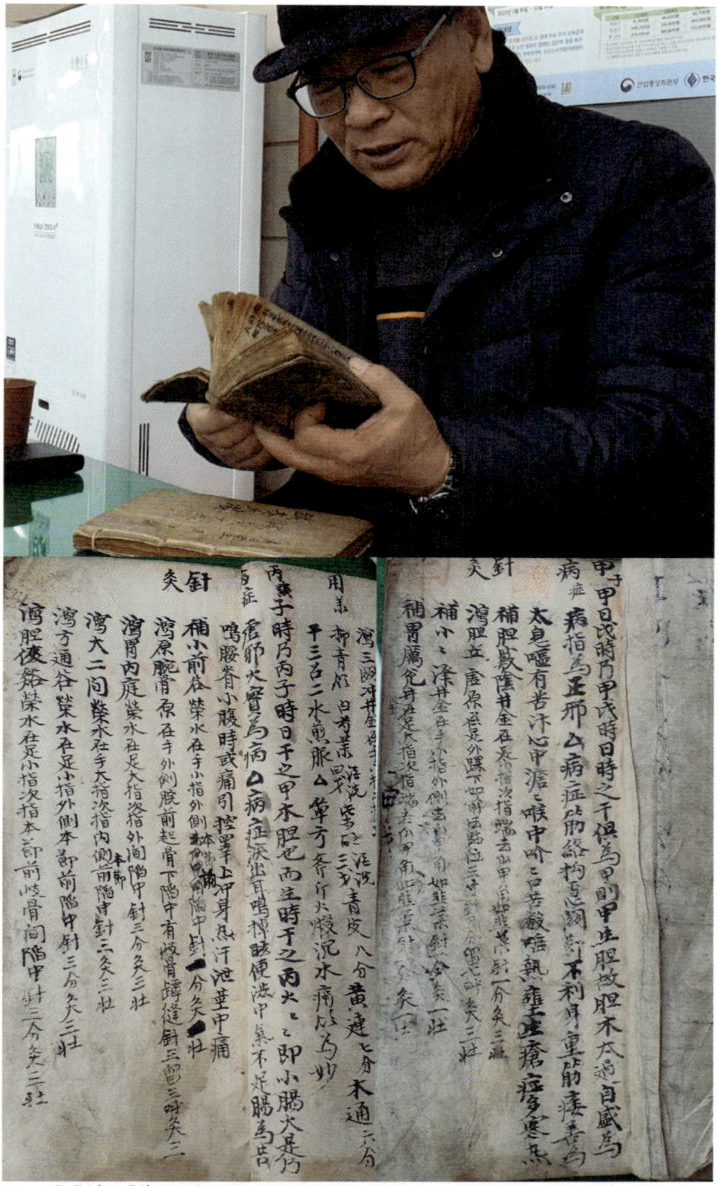

옥천(순창)조씨 가문에서 전해 내려오는 침구서. 침구대성과 자오유주침구법 필사본

(순창) 조씨 가문에 대대로 침구술에 대한 연구와 전승이 이루어졌다는 사실을 보여주고 있다. 그리고 1900년대 인쇄된 『침구대성』도 있어 근대에도 침구의가로서의 맥이 이어져 왔음을 짐작할 수 있었다.

이상 여러 사실들을 종합해보면, 어느 쪽이던 최남익 선생이 옥천(순창)의 조씨 가문과 일정하게 관계를 맺고 교유하였을 것이며, 그 과정에서 침구술 교류가 있었고, 면면히 전승되었을 가능성이 컸다.

집안에서 전해내려오는 고서 가운데 침구대성과 침술 관련하여 필사된 책은 이러한 추측에 주요한 근거가 될 수 있다.

결국, 1962년 내가 광주에서 최사문 선생님을 모실 때, 선생님께서 "5대조부터 침술을 하셨다"고 하신 말씀 한마디가 순창에서의 조

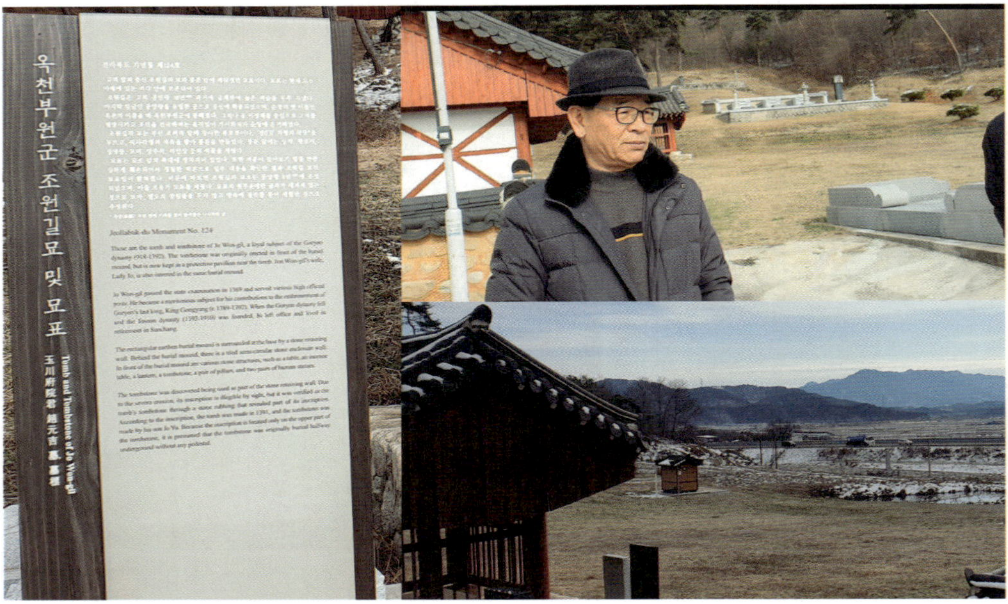

옥천(순창) 조씨 시조 묘. 전북 순창군 유등면 건곡리 건곡마을

선 침뜸 전승경로를 찾아가는 시작점이었다.

그 말씀 덕분에 '꼬리에 꼬리를 물고' 찾아온 여정이 조선시대로 깊숙이 들어가게 된 것이다.

나의 스승이신 최사문 선생님을 찾아나선 길에 임동마을의 전주 최씨에서 전승된 침술의 맥을 찾게 되었고, 그 분들이 펼쳤던 인술의 모습에 가까이 다가갈 수 있었다.

이어서 모산마을, 옥천(순창) 조씨 등 여러 곳에서 조선 침술이 전승되었던 사실을 확인할 수 있었던 점도 기대 이상의 성과였다.

무엇보다도 한 사람의 재야침구사로서 아버님과 종조부, 최사문 선생으로부터 전승받은 침술이 이들과 모두 일맥상통하며, 그것이 바로 조선침술의 맥을 잇고 있다는 사실을 확인하는 가슴 뿌듯한 감동의 시간들이었다.

임동마을 조택권 씨는 말미에 지내마을에 살았던 외할아버지(한씨)도 침을 잘 놨다고 했다. 그 외할아버지가 같은 마을 양용모 선생에게 침을 가르쳤다고 말했다. 외할아버지의 침이랑 유품을 집에 갖다놨는데 지금은 찾을 수가 없다며 아쉬워 했다.

침구술에 관한 지역사회 사람들의 구술을 듣는 중에 곳곳에 침구술의 맥이 줄기줄기 이어져 오고 있었음을 확인 할 수가 있었다.

그러나 이러한 침구술의 맥이 끊어졌고, 그들의 유품들도 유실되어가고, 기억하는 사람들도 사라지고 있어 속이 타는 듯한 안타까움을 느꼈다.

제2장 가업을 이어라!

전남 무안 그때 그 시절에

나는 1943년 6월 7일(음력) 무안군 몽탄면 다산리 201번지에서 태어났다. 다산리는 바다에서 멀고, 영산강에서 2km 남짓 떨어져 있는 농사지대이다.

얼굴도 모르는 신랑에게 가마 타고 오신 어머니

어머니의 친정은 무안군 청계면 강정리 태천마을. 조선시대 봉화불을 피웠던 봉화대가 있는 도림산 자락. 청계만이 펼쳐지는 마을 앞에는 쭈꾸미가 많이 잡히는 갯벌이다.

앞이 탁 트인 남향이어서 일조량이 많고 따뜻하여 한 겨울에도 서리가 내리지 않는다. 그래서 무안지역이 조생 양파가 가장 일찍 수확되는 곳이기도 하다.

강정리는 강정마을과 태천마을 두 마을이 서로 이웃하고 있다.

강정마을에는 일제강점기에 히토미라는 일본인이 운영하는 '평화

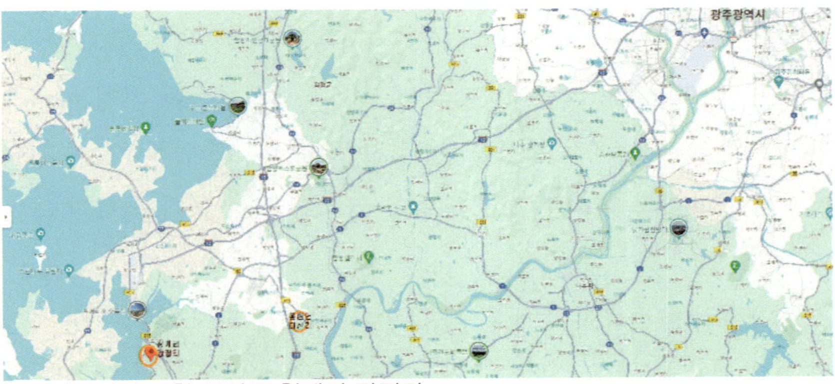

어머니의 고향 무안군 청계면 강정리

농장'이 있었다. 그 농장에는 간이학교가 만들어져서 농장관리를 하던 김두수(품바로 유명한 김시라의 부친)라는 분이 교사가 되어 인근의 청소년들을 가르쳤다.

어머니도 마을 친구들과 이 학교엘 다니면서 글을 배우셨다. 한글을 다 익히고 한문을 조금 배울 때쯤 여자들이 나돌아다니면 안된다는 외할머니 반대로 공부를 포기하셨다.

"한글은 다 깨쳤고 한문은 다 배우질 못했지만, 그래도 시계 볼 줄 알고, 날짜 가는 건 안다."

어머님이 말씀하시는 당신 학력 사항이다.

나의 친 할아버지(김순형 金舜衡 字 平仲 號 龍田 1884~1956년)는 무안 향교 전교를 지냈고, 유림(儒林) 회장을 하셨다. 인근 유림들이 향교에 드나들었고, 그 중에 다산 정약용 선생 후손이신 정규학(丁奎學) 선생도 계셨다. 이분 정규학 선생이 나중에 내 외할아버지가 되셨다.

정규학 선생이 사신 곳, 즉 나의 외갓집이 된 곳은 바닷가 어촌이다.

마을 한가운데 넓게 자리 잡은 외갓집은 외삼촌들이 기계 방앗간을 운영했고, 마을에서 제일 잘 사는 집안이었다. 해마다 겨울이 되면 사랑방에 서당을 열어 명심보감 같은 글을 읽는 소리가 떠나질 않았다.

할아버지와 정규학 선생은 자주 만나 친하게 되시자 각자 과년한 막내 아들과 큰 딸이 있다는 이야기를 나누기에 이르렀고, 아들과 딸

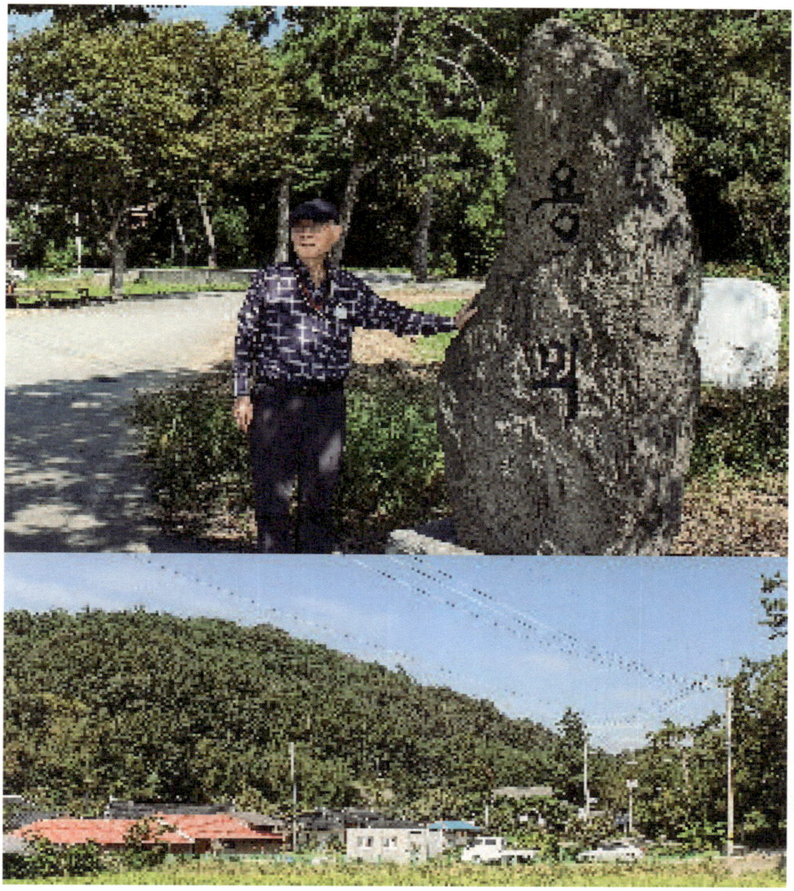

어머니가 시집 오신 용뫼마을 앞

을 맺어주기로 하셨다. 과년한 자식이라 해도 1942년에 신랑이 20세, 신부가 18세였다.

1925년생인 어머니(丁艾鎭)는 위로는 오빠가 둘이고, 딸로는 맏이였다.

당시로서는 교통편도 없고 도로포장도 안된 황톳길을 따라 꽃 가마를 타고 사천리 고개를 넘어 몽탄면 다산리 용뫼마을로 시집을 오셨다.

외할아버지로부터 몽탄면 좋은 가문 막내 아들이라는데 인물이 참 좋다고 하더라는 말만 들었을 뿐 실제로 어떻게 생겼는지, 어떤 사람인지 아무 것도 모른 채 가마에 오르셨다.

부모들끼리 약조만 하면 무조건 순명을 할 수밖에 없던 시절이었다. 그러다보니 결혼을 앞 둔 색시에게 “네 신랑감이 다리 한 짝이 없다더라" 또는 "눈이 한짝 없다더라!”며 놀려먹기도 했다.

흔들거리는 가마를 타고 오는 동안 마음 속으로는 두려움과 설레임이 함께 하셨을 것이다. 시절은 춘삼월 하순이라 봄볕은 따스했지만, 아직 겨울 끝 찬 기운이 남아있을 때여서 볼을 스치는 봄바람이 차갑게 느껴지셨을 것이다.

봄 기운에 파릇파릇 싹이 돋고 있는 들판을 가로질러 흔들거리는 가마를 타고 시집 오셨을 우리 어머니! 그 때 어머니는 앞으로의 인생을 어떻게 그리셨을까? 어떤 꿈을 꾸셨을까?

일제 말기 전라도 벽촌의 삶은 참 고단했다. 가문이 크기는 하지만, 논밭이 넉넉지 않았고, 특히 막내였던 아버지에게 돌아갈 몫이 크지 않았다. 어려운 살림 속에서 층층시하 웃어른들 모셔야하는 막내며느리의 고달픈 삶이 시작된 것이다.

부모님은 결혼 후 처음에는 큰집에서 겨우 방 한 칸 얻어 살았다. 집 한 칸 제대로 마련치 못하고 큰집 마당 한 구석에 다 쓰러져가는 헛간 같은 곳에 신혼방을 차리셔야 했다.

큰아들인 내가 태어나서 세 살 될 때까지 아버님이 조금씩 손을 보아 방을 만들고 부엌을 들여서 겨우 살림을 할 수 있는 정도가 되었다. 여전히 벽체가 대나무와 새끼로만 엮어놓고 진흙도 바르지 않아 바깥 바람이 숭숭 들어오는 엉성한 상태였다.

그러다가 조금 살만한 집을 갖게 된 것은 외할아버지께서 딸네 집을 다녀가신 후였다.

하루는 다니러 오셨던 외할아버지가 딸네 집이 옹색한 것을 보시

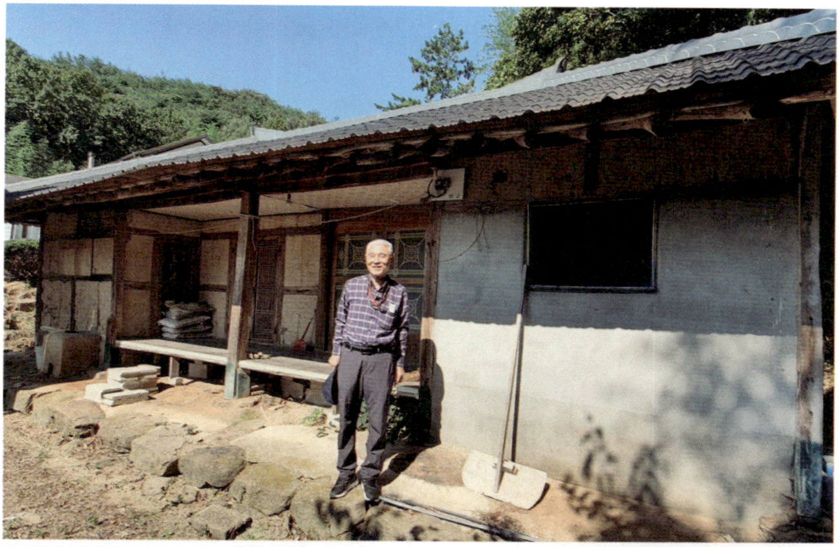

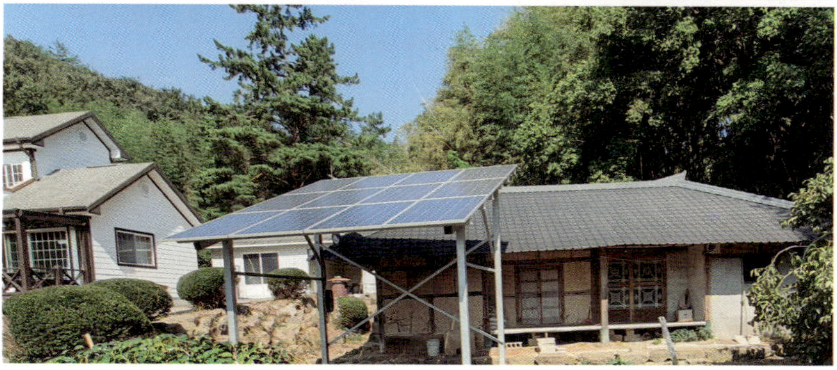

외할아버지가 지어주신 고향 집

고는 손수 집을 지어주기로 하셨다.

외갓집 산에서 나무를 잘라 목재로 다듬어 소 달구지 4대에 가득 싣고 오셨다. 그 목재로 상량도 올리고 지붕까지 씌워서 4칸 짜리 집이 만들어졌다.

딸 자식이 편안하게 살기를 바라는 외할아버지 마음으로 지어진 그 집은 80년 가까운 세월을 견디고도 오늘날까지 몸채를 흩뜨리지 않고 잘 버티고 있다. 내가 어릴 적부터 마당 한켠을 지키고 서 있던 대봉 감나무와 함께.

혼란의 시대 너머 잡은 침

아버님 김성환(金成煥 字 吉童 1922~1999년)은 3남1녀의 막내로 태어나셨다. 아버님 형제는 14대 종손인 큰 형님 김성익(金成益 字 麒麟 1910~1998)과 둘째 김성인(金成麟 字 吉表, 1914년생)이다.

김성린 작은 아버님께서는 무안에서 학교를 졸업하시고 성인이 되어 서울로 올라가셨다. 매우 똑똑하셨고, 서울에 상수도를 처음 놓은 분이라고 들었다.

작은아버님은 중국도 다녀오고, 중국 여자와 살림을 차리기도 하셨다는데, 언제부턴가 소식이 끊어지고 말았다. 그 때는 6.25전쟁이 일어나고 혼란한 세상이 되다 보니 행방불명이 됐던 것이다.

'좌-우 전쟁' 중 살아는 남았지만 ...

김성익 큰아버님은 미 군정하에서 몽탄 면장을 지내셨고, 함평 군수 발령을 받았다가 전쟁이 일어나면서 부임을 못하셨다.

6.25때는 무안지역에 인민군이 들어오면서 면장을 지내신 큰아버님은 많은 고초를 겪으셔야 했다. 당시 마을 이장을 하신 아버님도 같이 고초를 당하셨다. 두 분은 여러 차례 주재소에 끌려가 모진 고문을 당하고, 정신을 잃은 채 집으로 돌아오시기도 했다.

큰아버님 아들인 나의 사촌 형님이 안 계셨더라면 아마 두 분은 온전하게 살아남을 수 없었을 것이다.

그 사촌 김용기(金勇起) 형님은 해방 후 1947~8년경에 광주사범학교를 졸업하고 조선대 법정대학에 입학했다. 일제 때는 일본 와세

다대학에서 공부를 했고, 해방 후에 박철웅 초대 조선대총장과 도립대학을 추진하기도 했다. 한창 좌우로 갈라지고, 6.25전쟁이 일어났을 때는 전라남도 인민위원회 학생위원장으로 활동했다. 이제는 이런 내용도 역사로 기록되어야 하기에 밝히기는 하지만, 아직도 조심스럽고 두렵기만 하다.

어쨌든 이 형님이 주재소에서 두들겨 맞고 있던 아버님과 큰아버님을 모시고 나오는 바람에 두 분 다 목숨을 부지할 수 있었다.

6.25전쟁이 끝나고 나니 세상이 또 바뀌게 된다. 이제 인민위원회 학생위원장을 하던 사촌형님은 무사할 수가 없었다. 고향 땅에 머물지 못하고 떠나가셔야 했다.

우리 어머님과 큰 어머님께서 “용기야! 어떻게 해서든지 너 하나는 살릴 수 있다. 느그 아버지도, 작은 아버지도 힘을 좀 쓸 수 있으니 어떻게든 너는 살릴 수 있다. 아무 걱정 말고 이대로 여기에 있자!”면서 사촌 형님을 붙잡아 앉히려고 하셨다.

두 분의 애절한 호소에도 불구하고 “나는 여그 있으면 도저히 살 수가 없으니 가겠소!”라면서 형님은 집을 나갔다. 그 뒤 소식이 끊어졌고, 오늘날까지 생사를 알지 못하고 있다.

그 후 2~3년 동안 우리 집 주변 대나무 밭에는 혹시 집으로 돌아올지 모를 형님을 붙잡으려는 경찰들 감시가 계속 됐다. 그 여파는 오래도록 지속되었다. 사찰기관의 감시와 연좌제라는 몹쓸 굴레에 묶인 우리 집안은 공직에 나가는 일은 진즉 포기해야 했다.

6.25전쟁으로 혹심한 고초를 겪으셨던 큰아버님은 전쟁이 끝나자 집에서 두문불출 하시면서 오로지 책을 벗 삼아 지내셨다. 5년 동안

이나.

그리고 우리 아버님도 마찬가지로 바깥 출입이 없으셨다. 전쟁 중에 겪어야 했던 혹심한 고초가 세상과 삶에 대한 의욕과 기대를 모두 앗아가버렸다. 아무 것에도 마음을 붙힐 데가 없었을 것이다.

그런 상황 속에서 그나마 사서삼경과 같은 한문으로 된 고서가 두 분에게는 유일한 소일거리였다.

그러나 두 분에게는 가정이 있었고, 삶은 지속되어야 했으니 생계를 꾸려나가는 일은 오롯이 부인네들 몫이 될 수밖에 없었다. 시집 와서 책상물림 남편들 모시고 논밭 일 하면서 아이들 키우느라 허리가 휘었던 여인네들에게는 당시 눈앞에 닥쳤던 현실이 너무도 감당키 어려웠다.

평소에도 아버님과 큰아버님은 가끔 밭에서 쟁기질 정도는 하셨지만, 농사일은 남에게 도지로 주고 추수 후 수확물을 일정 부분 받았다. 일상적 논밭 일은 다 어머니들 몫이었다. 두 분 어머님은 온갖 어려움 속에서도 몸을 아끼지 않고 논밭을 일구었다. 자식들 돌보면서, 어깨가 푹 꺼져 있는 가장들이 기운을 차릴 수 있기를 기다리셨다.

지금도 그 때 일들을 떠올리면 가슴이 무척 아프다.

6.25전쟁 전후의 시기에 두 분 어머니께서 집 마당에 주저앉아 땅바닥을 치며 통곡을 하시던 장면들이 잊혀지지 않는다.

경찰들 손에 강제로 두 팔이 묶인 채 끌려가던 아버님들을 막아서서 “무신 죄가 있다고 이렇게 마구 잡아간다요!” 소리치며 실갱이를 벌이셨다.

또 얼마나 두드려 맞았는가 제대로 걸음도 떼지 못할 정도로 초죽음이 되어 돌아오는 남편들을 부여잡을 때마다 두 분 어머니들은 그 형편없이 일그러진 남편들 모습에 가슴이 찢어지셨다.

그럼에도 불구하고 좌절과 실의에 맥을 놓고 있던 남정네들과 달리 여인네들은 끈질긴 생명력으로 삶의 끈을 놓지 않았다. 어떻게든 자식들을 살려야 하고, 남편이 기운을 차리도록 해야 한다는 일념으로 손발이 다 닳도록 일에 몰두하셨다.

아버지의 가출

휴전 협정이 체결되던 1953년 어느 날, 내가 초등학교 5학년 때 일이다.

밖에서 놀다가 집으로 돌아와 보니 뭔 소동이 있었던 듯 우리집 큰방 문짝이 부서져 내려앉아 있었다. 집안 분위기가 어수선했다.

아버님은 집에 안 계셨고, 큰아버님께서 방 한켠에 누워계셨다. 대충 눈치로 사태가 짐작이 되었다. 무슨 일인지 크게 화가 나신 큰아버님이 우리 집에 오셔서 분풀이를 하시느라 큰 방문을 부숴버렸던 것이다. 아마 아버님께 화가 많이 나셨던 모양이었다.

나중에 알고 보니, 먼 인척되시는 분이 두 분 사이에 오해가 생길 수 있는 '이간질'을 하였다. 그로 인해 큰아버님이 누군가와 몸싸움을 심하게 하였고, 우리 집으로 와서는 아버님께 화풀이를 하셨던 것이다.

두 형제분의 우의는 참으로 좋았었다. 좋아하는 형님이 마구 나무라시고 방 문짝을 부숴버릴 정도로 화를 내시니, 아버님은 참 난감하셨을 것이다. 면전에서 뭐라 대꾸도 못하고 고개만 숙이고 있던 아버님은 집 밖으로 나가버리셨다. 그리고 큰아버님은 방으로 들어가 누워버리셨던 것이다.

그런 일이 있은 후 아버님은 한 보름 가까이 방에서 꼼짝도 않고, 두문불출하셨다.

무슨 일이 있던 이제껏 한번도 얼굴 붉힐 일이 없었던 형제 사이였다. 형님께서 고함을 지르고 방문을 부숴버릴 정도로 화를 내셨으니, 아버님은 얼마나 애통한 마음이 드셨을 것인가. 본래 과묵하셨던 아버님은 가타부타 아무런 변명의 말씀도 없이, 그저 묵묵히 형님의 호통을 받아넘기셨다.

그 때 아버님의 긴 침묵 속에 우리 집은 빈 집처럼 적막함에 휩싸였다. 우리 어린 자식들도 눈치껏 말소리를 낮추었다.

어머님은 큰아버님이 섭섭하셨겠지만, 뭔가 단단히 오해가 있는 것 같으니 얼른 오해가 플려 평소 모습으로 되돌아오기를 바래셨을 것이다.

오랜 침묵의 시간이 흐르던 어느 날, 아버님이 머무시던 방문이 조금 열려 있었다. 혹시 아버님이 바깥 출입을 하셨나 싶어서 조심스럽게 방문을 열어 보았다. 방은 비어 있었고, 아버님은 안 계셨다.

어머님께 여쭈어보니 "느그 아버지 가버리셨다!"는 것이다.

"워디로 가셨당가요?"라고 묻자 광주로 가셨다고 했다.

아버님은 그 때 더 이상 고향 땅에 머물고 싶지 않으셨을 것이다.

6.25가 남긴 상처, 주위 사람들에 대한 여러 가지 실망감, 가장으로서 삶의 현실과 미래에 대한 불안감 등 복잡한 심경 속에서 우선 답답함을 벗어나기 위해서라도 고향 땅을 떠나보고 싶으셨을 것이다.

아무런 준비도 계획도 없는 상태에서 무조건 집을 나섰고, 가까이 다가갈 수 있는 광주로 발길을 향하셨다.

어머니 심부름

아버지가 광주로 떠나신 이후 몇 달이 지나 어머니는 나에게 동생과 함께 아버님 한테 다녀오라고 하셨다. 아버님이 잘 계시는지 걱정이 되셨던 것이다.

내가 초등학교 6학년 때였으니 1954년으로 기억한다. 그 때는 통학열차가 다닐 때였다. 새벽 5시쯤 새벽에 그 열차를 타고 5살짜리 남동생을 데리고 광주로 올라갔다.

나는 학교를 다니던 때라 머리를 제대로 깎았다. 동생은 집에서 가위로 머리를 짤라서 머리통이 마치 쥐가 뜯어 먹은 것처럼 우스꽝스러운 모양이었다.

형이라고는 하지만 초등학교 6학년생이었으니 나도 아직 어릴 때였다. 그런데 어머니는 왜 내게 어린 동생을 달려 보냈는지 그 때는 알지 못했다.

나중에 생각해보니, 행여나 아버님 곁에 다른 여인이 생길 것을 염려하신 어머님이 아버님에게는 이렇게 자식들이 있는 유부남이라는 사실을 알리기 위한 때문이었던 것이다.

"광주역에서 내려 양동시장 개천가로 쭉 가다보면 아버지가 계실 것이다"

어머니께서 일러주시는 대로 간판을 읽어가며 양동시장을 찾았다. 개울가 옆에 노점상들이 갖가지 물건을 쌓아놓고 팔고 있었다.

저 멀리서 뭔가 수북히 쌓여 있는 곳에 서 계시는 아버님이 눈에 띄었다. 아버님은 양파를 쌓아놓고 팔고 계셨다. 누구 아는 사람도 없고, 고향인 무안에 양파가 많이 생산되니 그걸 떼다가 시장에서 팔고 계셨던 것이다.

그 때 아버님은 하숙집에 방을 하나 얻어 머물고 계셨다. 나는 이틀 밤을 자고 동생과 함께 내려왔다.

어머니께서 우려하셨던대로, 아버님께 다른 여인이 있었다. 나는 그 사실을 어머니께 말씀드리지 못했다.

나중에 어머니가 광주로 올라오신 다음에 아버님께 한 여인이 있다는 걸 알게 되셨다.

한 동안 아버님은 그 분과 함께 사시면서 딸을 하나 낳으셨다. 어머니는 말없이 그 딸 해산을 다 수발해주셨다.

'예순이' 어머니라고 불리었던 그 분은 어느 날, 집에 부모님이 안 계실 때, 딸을 업고 집을 나가셨다. 나에게는 시골집에 다녀오시겠다고 했지만, 그 뒤로 집으로 다시 돌아오지 않았고 소식도 끊어졌다.

그로부터 몇 년이 흐른 뒤, 그 분의 소식이 닿았다.

다른 어머니가 낳은 동생 옥자를 찾아서

1960년대 초반, 내가 서울서 침구학원을 마치고 광주에서 아버지의 침술원 일을 돕고 있을 때였다.

시골 노인 한 분이 아버님을 찾아와 그 딸 소식을 전했다. 예순 어머니 친정 쪽 사람이었다. 아버님에게 당신이 낳은 딸이니 데려다 키우라고 했던 모양이다. 아버님은 그 분이 알려주는 주소를 내게 주시면서 가서 여동생을 데려오라고 하셨다.

찾아갈 곳은 경기도 파주군 탄현면 가사리, 여동생 이름은 '옥자'라고 했다.

서울로 올라와 서대문 근처에서 버스를 탔다. 파주 탄현면에서 가사리를 찾았다.

동네 앞에 이르자 뛰어노는 아이들 틈에서 한 여자아이가 눈에 들어왔다. 한 눈에 같은 핏줄이라는 걸 알 수 있었다. 생김새가 아버님과 나를 닮아 있었다.

내가 다가가서 네가 옥자냐고 물었다. 낯선 사람이 말을 거니 겁이 났는지 움칫 하더니 냅다 도망을 쳤다. 달려가던 방향을 따라 가다보니 어느 집 대문 안에서 그 아이가 빼꼼히 내다보고 있었다.

옥자 어머니, 그리고 지금 그 분과 같이 살고 있는 남편 되시는 분을 만났다.

옥자 어머니는 무척 반가워했다. 광주에 같이 사실 때도 나를 참 이뻐하셨었다. 찾아오게 된 사정을 말씀 드리자, 처음에는 옥자를 못 보낸다면서 눈물바람을 하셨다.

그러다가 "갑기야, 너를 믿고 보낸다, 네가 잘 좀 보살펴달라"고 당부하셨다.

남편 되시는 분은 파주가 고향이신데 전라도에서 군대생활을 하다가 옥자 어머니를 만나셨다고 했다. 그동안 딸 둘을 낳았고, 옥자도 자기가 낳은 자식은 아니지만 친자식처럼 잘 키워오셨다. 대화를 나눠보니 참 좋은 분이셨다.

나는 파주 시내로 나와서 점심 식사를 대접해드렸다.

시장에 가서 옥자에게 새 옷과 신발을 사서 입혔다. 과자도 한 봉지 사 주었다. 조금이라도 아이가 놀래지 않도록 해야 했다.

아직 6살 밖에 안된 어린 것을 갑자기 생면부지가 나타나 낯선 곳으로 데려가야 했다. 아이가 안가겠다고 떼를 쓰면 어쩌나 걱정부터 앞섰다.

부모들이 '네 친척 오빠인데 서울 구경 시켜준다고 하니까, 오빠 따라서 잘 다녀오라'고 하니 좋아하는 표정이었다.

생글생글 웃으면서 오빠 손을 잡고 버스를 탔다. 차가 떠나고 아이는 손에 든 과자를 먹으며 차창 너머를 구경하는데 정신이 팔렸다.

나는 뒤를 돌아다보았다. 버스 뒷창으로 옥자 엄마가 땅바닥에 웅쿠리고 앉아 얼굴을 감싼 모습이 보였다. 짠했다.

서울에 도착해서 상도동에 육촌 형님 댁을 찾았다.

밤 기차를 탈 거여서 오후 시간이 남아 있었다. 슬슬 어둠이 깔리기 시작하자 옥자가 엄마를 찾으며 집에 가자고 했다.

기분을 전환시킬 생각으로 집 뒤에 산으로 올랐다. 불빛이 조금씩 켜지기 시작했다. 불빛을 보자 집 생각이 더 났는지 엉엉 소리 내어 울기 시작했다. 나도 울음이 터져나오려고 했지만, 억지로 참았다.

겨우 달래고 달래서 밤기차를 타고 옥자는 광주 우리 집으로 내려왔다.

6살 어린 것이 얼마나 엄마가 보고 싶고, 집이 그리웠을까? 그런 만큼 어머님은 몇 갑절 더 정성을 기울이셨다. 우리 형제들이 친형제처럼 지내도록 가르치셨다. 그렇게 우리는 한 가족이 되었다.

옥자는 그 사랑을 받으면서 잘 성장했다. 공부도 잘 하고 결혼도 잘 했다. 지금껏 행복하게 살고 있다. 어머니가 고맙고, 옥자도 고맙다.

양동시장 다마네기 아저씨의 침술

양동시장에서 '다마네기 아저씨'로 통하던 아버지는 가끔 무안의 고향 집을 다녀가셨다. 오실 때는 자식들 양말도 사오셔서 좋아했던 기억이 난다.

1955년 내가 초등학교를 졸업하고 중학교에 진학을 하게 되었을 때, 나는 광주로 올라와 조선대학교 부속중학교에 입학했다.

뒤이어 어머니가 둘째와 세째 동생을 데리고 광주로 올라오셨다.

우리집의 '광주시대'가 시작된 것이다.

처음 우리 가족이 모두 광주에 모였을 때는 방 한칸으로 부족했다. 월산동 산동네에 부엌 하나에 작은 방이 하나 있는 집을 세를 주고 얻었다.

아버지는 양동시장에서 양파를 팔았고, 어머니도 양동시장에 나가 장사를 시작하셨다. 참 부지런하시고 생활력이 강한 어머니는 채소도 팔고, 튀밥도 팔고, 뭣이든 팔아서 돈을 버셨다.

양동시장에서 '갑기 어매!' 하면 모르는 사람이 없었다.

그러다가 외갓집에서 외삼촌도 올라오셔서 함께 생활하다 보니 집이 좁아서 '귀덕이네'라고 하는 집을 얻었다.

당시 방에 빈대가 많아서 애를 먹었다. 벽 속에 쥐새끼가 살 정도로 열악한 환경이었다.

그렇지만, 두 분은 나름대로 생활을 이어가기 위해 열심히 양동시

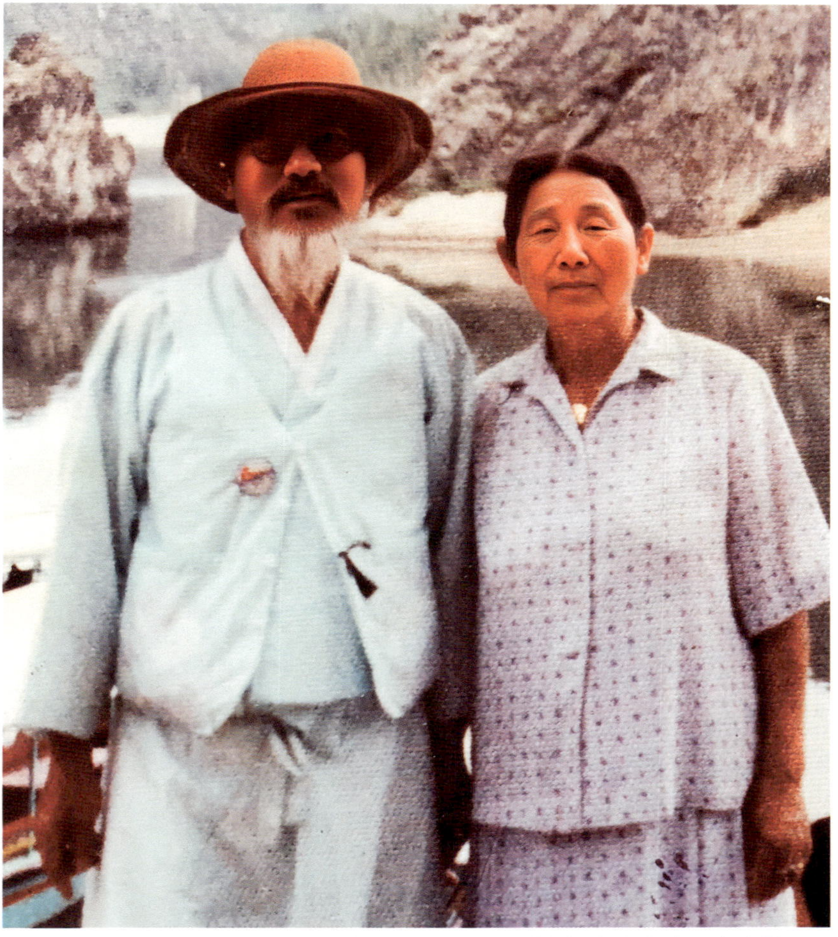

침술 부부. 김성환 선생과 정애진 여사. 부부는 항상 이렇게 전통적인 한국 사람 모습이었다. 1970년대 도담삼봉 여행 중.

장에서 장사를 하셨다.

어쨌든 답답한 현실을 벗어나기 위해 찾아왔던 도시 '광주'에서의 삶은 만만치가 않았다.

아버님은 30대 청년이었다. 학문의 세계에서 살아왔던 책상물림이

시라 현실 세계에 발을 내딛는 것이 쉬울 리가 없었다. 또 워낙 성품이 이재(理財)와는 거리가 있으셨던 분이었다. 장사를 해서 돈을 버는 일은 쉽지 않았다.

처음에는 어떻게든 가정을 지켜야 했기에 우선 손 쉬운대로 장사를 해보기로 했다. 시장에 좌판을 펼쳐놓고 앉아 있으니 오고가는 사람들과 말도 섞고, 사귀게 되었다. 나름대로 세상 사는 맛이 느껴졌다.

그러다가 어느 순간부터 양파 파시던 아버지가 손에 침을 잡기 시작하셨다.

옆에 앉은 장사꾼이 물건을 들다가 삐끗하여 허리를 못펴게 되었다. 몸에 지니고 있던 침을 꺼내서 한 방 놓아주었다. "거참 시원하다!"면서 허리를 펴고는 침 솜씨가 좋다고 했다.

어떤 때는 몸이 아파 보이는 사람을 보면, 자청해서 침을 놓아주셨다. 그렇게 한 사람 두 사람 침을 놓아주다보니, 한 번 맞은 사람이 많이 나아졌다며 두 번을 맞고, 아픈 데가 나았다고 다른 사람들을 데려왔다.

점차 손에 침을 잡는 일이 잦아졌다. 침을 맞은 사람들이 먹을 거리나 돈을 가져왔다.

아버님은 기분이 좋으셨다. 자신의 침이 효과가 있다고 사람들이 찾아오니 보람도 있으셨다. 더군다나 먹을거리나 돈도 쏠쏠하게 들어왔다.

일단 답답했던 현실을 벗어나고자 떠난 고향이었다. 우선 손에 잡히는대로 양파장사를 시작했지만, 서생의 삶을 살아왔던 아버님이 하루아침에 장사꾼이 될 수는 없었다.

아픈 사람을 치료하는 침의로서 삶은 보람도 있고 의미도 느껴지셨을 것이다.

아직 어머님은 시장에 나가셔야 했지만, 침의가 되신 아버님과 자연스럽게 역할분담이 되기 시작했다.

어느 날부터는 아버님은 집에 계시고 어머니만 시장에 나가셨다. 아버님은 한 두 사람씩 찾아오는 사람들에게 침을 놓기 시작했다.

돈도 안 받고 치료만 해주는 경우도 있었고, 때로는 사람들이 감이나 먹을 것을 조금 가져오기도 하였다.

학문 교류하던 유학자 을구(乙龜)

1960년대 초반인 그 때만 해도 우리나라는 지방 유학자들이 학문적 탐구를 이어가고 있었다.

우리 집안도 그 가운데 한 곳이라고 할 수 있었다. 어르신들도 자주 집에 와서 어울렸으며, 틈만 나면 서로 만나서 학문 세계를 공유하는 시간을 가졌다.

나의 고종사촌인 박석무(다산연구가, 전 국회의원) 형님 집안도 무안에서 이름난 학자 가문이었다. 박석무 형님의 증조부 박민재 선생은 구한말 의병투쟁을 이끌었던 면암 최익현 선생과도 교분이 있어 서신 왕래도 있었다고 한다.

박석무 형님의 부친, 내겐 고모부가 되는 박학주 어르신도 광주 우리집엘 친구들과 함께 가끔 들리셨다. 그 때마다 고모부 친구들과 아버님 친구들, 인근 유학자들까지 자리를 함께 하며 학문을 논하곤 하셨다.

또 한 분 기억나는 분이 있다. 아버님 친구 분 중 이창헌 선생이라고, 함평군 엄다면 출신이고, 글을 아주 잘 하시는 분이 계셨다. 이 분이 광주 우리 집 근처로 이사를 오셔서 사셨다.

아버님과 매우 친하게 지내셨는데, 이 분이 이름을 하나 지어주셨다. 아버님 성함인 김성환(金成煥)에 성(成)자에 '날마다 이루고 밝아라'는 뜻으로 날일(日) 밑에 이룰 성(成)자가 붙은 밝은 성(晟)자를 지으셨다.

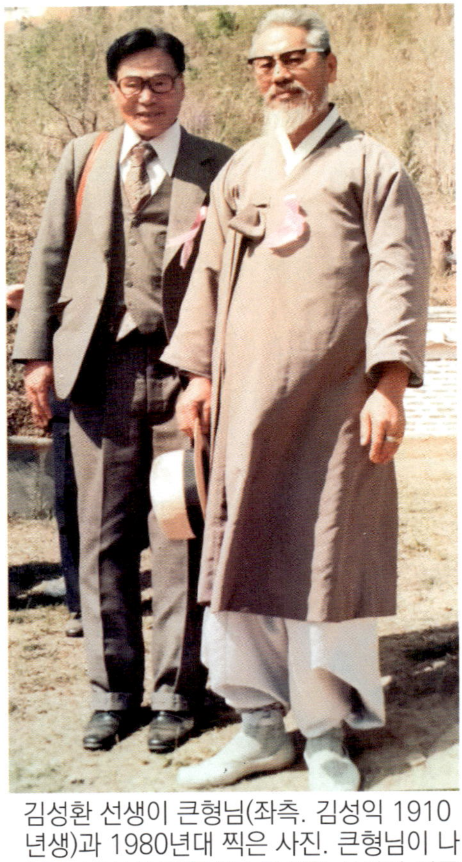

김성환 선생이 큰형님(좌측. 김성익 1910년생)과 1980년대 찍은 사진. 큰형님이 나이가 12살이 많은데도 김성환 선생이 전통의상에다 머리 염색도 않고, 흰 수염도 있어 훨신 나이가 들어 보인다.

나중에 돌아가시고나서 비석에 아버님 이름을 새길 때 이 글자로 새겨넣었다.

아버님은 을구(乙龜)라는 아호를 20대 때부터 쓰셨다고 한다. 아버님을 잘 아시는 어느 스님이 지어주셨다. 을구적덕정심방(乙龜積德正心方), 즉 "덕을 많이 쌓고 마음을 바르게 한다" 라는 뜻이라고 한다.

새을(乙)에 거북구(龜)로 쓰는 을구(乙龜)는 '거북이가 새처럼 날아간다'는 의미로 풀이한다는데, 아버님 성품이나 외모와도 잘 어울린다고 생각했다.

내가 생각해도 우리 아버님은 매우 인물이 좋으셨고, 특히 많은 여인네들이 흠모할 정도로 얼굴이 잘 생기고 윤곽이 뚜렷하였다. 누워 계실 때 옆에서 보면 마치 거북이가 날아가는 것 같은 형상이 느껴질 때도 있었다.

가업이 된 아버지의 침술원

부모님은 시골 무안에 있던 땅을 일부 팔아서 지금 살고 있던 곳에서 조금 떨어진 월산동 14방(坊)이라는 곳에 허름한 집을 한 채 샀다.

시골 땅은 어머니가 그 애를 써서 장만했던 논이 다섯 마지기, 밭이 3마지기. 집을 사기 위해 어머니 살점 같은 땅 일부를 떼어 팔아버린 것이다.

그 집은 말집(마굿간)처럼 천정이 높고, 벽체만 있는데 방 두 칸, 부엌 한 칸 있는 작은 집이었다. 당시 돈으로 대략 10만 원 정도 됐던 것 같다.

그 집을 사서 옆에 터가 조금 있으니 그곳에 방 한칸, 부엌 한 칸을 더 만들었다. 많아지기 시작한 환자들을 치료할 공간을 마련한 것이다.

여러 사람이 아버님 침을 맞고 효과를 보았고, 이것이 입소문이 나면서 매일 7~8명씩 찾아왔다.

그 와중에도 어머니는 쉬지 않으시고 시장에 나가 장사를 하시면서 아버님을 뒷바라지하셨다. 또 아버님은 이런저런 돈벌이를 궁리하셔서 어머니를 뒷바라지해 주셨다.

아버님은 그때 광주에서 처음으로 가을철에 풋감을 홍시로 만드는 방법을 개발하셨다.

침술원을 찾은 대학교수들 하고 연결이 되어 카바이트, 해열제를 복합해서 뭔가를 만드는 실험을 하셨다. 잠 자는 방에다가 그 실험용 그릇들을 놓았는데, 잠을 자다가 무심결에 치는 바람에 깨버리는 일도 있었다.

아무튼 그 덕에 양동시장에서 홍시를 팔아 돈을 벌기도 하고, 침술 치료로 돈이 생기기도 했다.

그 때까지는 아직 침술원 수입이 풍족치 않았기에 조금이라도 나은 생활을 위해서는 애를 써야 했다.

어머님은 그야말로 손발이 다 닳도록 일을 하셨다. 아버님 또한 나름대로 마음을 내어 뭔가를 하기 위해 애를 쓰셨고, 당신에게 운명처럼 다가온 침구사로서의 삶에 빠져들어 가셨다. 이제 낯선 도시의 시장터에서 빈손으로 시작한 우리 삶은 조금씩 자리를 잡게 되었다.

두 분께서 어려움 속에서도 서로를 신뢰하고 노력하여 생활의 기반을 조금씩 마련해 나가신 것이다.

5대조 이어온 가문침술의 내력

나는 나주 김(金)씨 38세 손이다. 중시조는 고려 때 대경시중(오늘의 국무총리)을 하셨는데, 이 분 중시조로부터는 15대 손이 된다.

나주 김씨는 고려가 망하고 나서, 조선 초엽에 개성에서 뿔뿔이 흩어졌고, 우리 가문은 서해안으로 배를 타고 내려와 일부가 충청남도와 전라남도 해안가에 정착했다. 남쪽으로 내려오다가 충남 홍성과 보령에서도 내리고, 영산강을 타고 전남 나주, 함평, 무안 등지로 오셨던 것 같다.

처음에는 나주로 들어왔다가 토착 성씨인 나주 임씨, 나주 오씨, 나주 정씨에게 밀려서 함평과 무안에 자리를 잡게 되었던 것으로 추측이 된다.

윗 조상들에 대한 이야기는 알아볼 기회가 없었다. 아버님께서도 집안 내력에 대해서는 별 말씀이 없으셨다.

내가 침뜸을 하다 보니까, 5대조 할아버지께서 무안군 일대에서 이름이 날 정도로 의술에 일가견이 있었다는 걸 1960년대 중반 무렵 할머니로부터 들었다. 그렇지만 그 분들이 의술을 어느 정도 펼치셨는지, 의술을 본격적인 업으로 삼으셨는지는 정확히 알 수가 없다.

5대조 김형구(金亨九 號 星沙 1847~1921년) 할아버지는 학식이 높고, 병을 치료하시기 위해 멀리 다녀오시기도 했다고 한다. 청양이나 홍성 등 충청도 지방으로 밀려나 있던 우리 집안 사람들을 찾아가 학문을 가르치기도 하고, 의술도 행했다고 한다. 충청도 쪽 집안에서 할아버지를 모셔가기 위해 말을 가져오기도 했다는 이야기도 들었다.

5대조 할아버지는 학문이 높으셨던 분으로, 많은 사람들로부터 존경을 받아서 1948년경에 유림들이 비석을 세워주고, 잔치를 벌여줄 정도였다.

내게 아버님 윗대 선조들에 관한 이야기를 전해주신 분은 96~7세까지 사셨던 할머니가 유일한 분이다. 할머니께서 우리 집에 오시게 되면 간혹 이런저런 윗 조상들에 대한 이야기를 하셨다.

아버님이 하시는 여러 가지 모습과 침술을 잘 하시는 것을 보고 "느그 할아버지 닮았는갑다!"라고 하셨다. 내게는 5대조가 되는 김형구 할아버지를 아버지가 닮은 모양이라고 하신 말씀이다.

할머니 말씀을 통해 우리 집안에 침구가 대대로 전승되어 왔음을 알 수 있었다.

아버지는 당신 종조부 김우림 할아버지로부터 한학과 함께 침술을

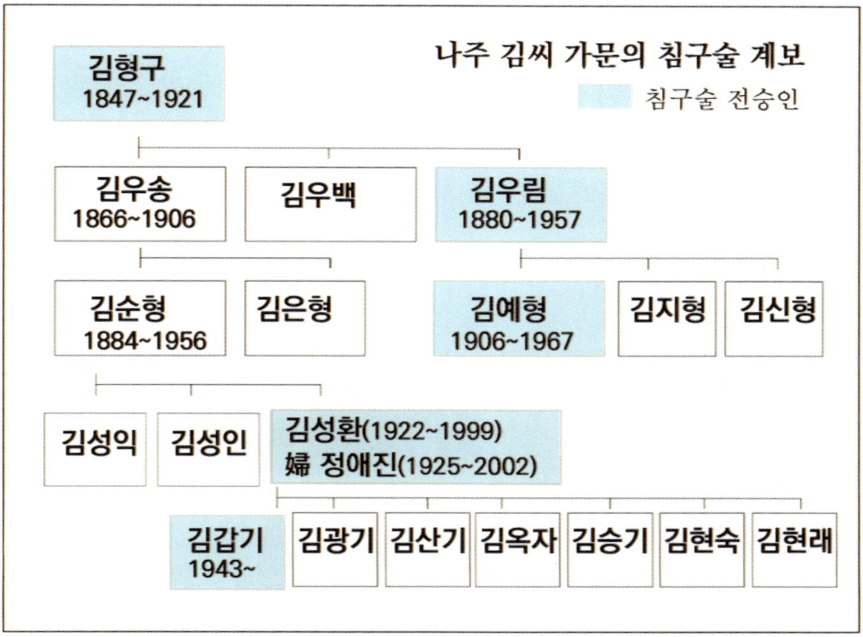

배우셨다. 김우림 할아버지는 당신 아들인 김예형과 종손자인 김성환에게 한학과 침술을 가르쳤다.

아버님께서는 워낙 평소 말이 없으셔서 집안 내력에 대한 이야기를 거의 하지 않으셨다.

원래 유학자들은 학문을 추구함에 있어 의술과 같은 분야는 잡학(雜學)이라 하여 함께 하는 것을 꺼리기도 했다. 그러나 많은 유학자들이 의학을 겸비하였다. 유학의 근본은 충(忠)과 효(孝)인데, 부모가 병이 들면 치료를 할 수 있어야 효도를 할 수 있지 않겠느냐며 의학 또한 중요하게 여겼다.

실제로, 다산 정약용 선생 같은 대학자도 의학을 깊이 공부하였고 여러 권 의서를 짓기도 하였다. 많은 조선시대 유학자들이 의학을 공부하였다. 유학자로서 의학을 겸비한 선비를 일컫는 유의(儒醫)라는 말이 그래서 만들어졌다.

본래 아버님은 무안에 사실 때 마을 사람들 가운데 아픈 이들이 있

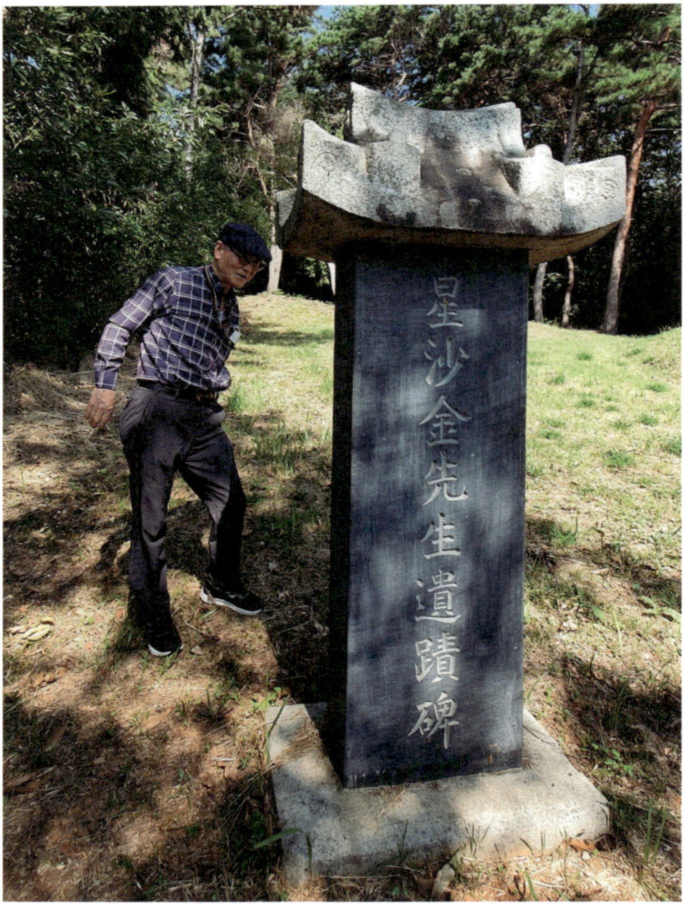

김갑기 선생의 5대조 김형구 선생 유적비. 1948년 지역의 유림들이 건립. 전남 무안 몽탄면 다산리 인근 선산.

으면 침을 놓아주기도 하고 약을 지어주기도 했다.

큰집 어른들이나 형제들과 어울려 한학을 공부하면서 의학에 관한 지식도 쌓았기 때문에, 웬만한 병은 치료할 수 있는 정도가 되셨던 것 같다.

할아버지들의 학술 교류

나중에 내게는 의학의 스승이 되시는 종조부님께서는 큰집과 우리집 사이에다 사랑방을 지으셨다. 그곳은 늘 사람들이 모여서 한학과 의학에 대한 이야기를 나누는 자리였다.

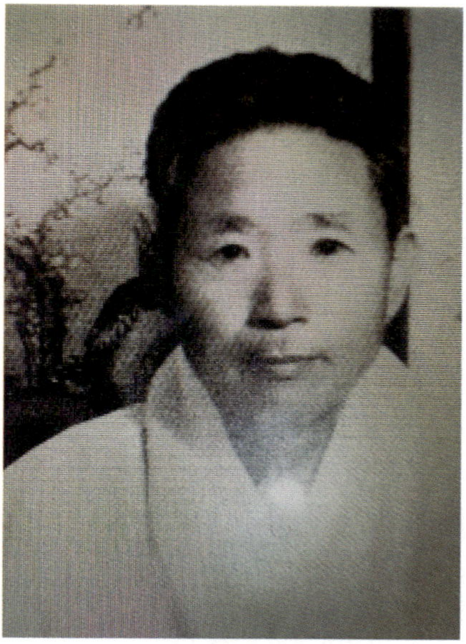

김갑기 선생의 종조부 김예형 선생

당시 증조부는 3형제였다. 첫째가 내 직계 증조인 김우송이고, 둘째가 김우백, 세째가 김우림 할아버지이다. 증조부 3형제는 몽탄면 다산리 한 마을에서 이웃하며 살고 있었다.

내가 직접 침구시술 장면을 보며 영향을 받은 분은 김예형 할아버지인데, 셋째 증조부 김우림의 큰 아들이다. 김예형 할아버지는 1906년생인데, 일본에서 유학을 하셨고, 이때 침술도 접하셨다고 했다. 그 후에도 일본을 자주 드나들어 한 때는 일본에서 정착할 것이라는 이야기까지 있었다.

김예형 할아버지가 사촌들 집터에 흙기와로 크고 멋지게 사랑채를 지어놓고 윗방과 아랫방에 누구든지 오면 어울려서 놀 수 있도록 했다. 농한기인 겨울철이 되면 이 사랑채에는 한학에 대해 토론하거나 침을 맞는 사람들로 붐볐다.

내 어릴 적 기억에 겨울이 되면 아버님께서도 이 사랑채에서 어울리시느라 집에는 거의 들어오시지 않았다. 아마 아버님께서 한학과 의학에 관한 지식을 더 쌓을 수 있었던 기회가 되었던 것 같다.

김예형 할아버지는 나중에 아버님이 광주에서 침술을 펼치실 때는 자주 오셔서 머무르시기도 했다.

내가 서울에서 관인침구학원을 나와 아버님을 도와 침술을 하며, 김예형 할아버지 소개로 최사문 선생을 스승으로 뵌 것도 이 때였다.

운명으로 하게된 침구 가업

본래 아버님은 선조대로부터 내려온 유의(儒醫)의 가풍에 따라 한학도 하시고 침술도 익히신 분이었다. 고향에 계실 때도 그러했고, 광주에 나오셔서도 당신이 '침'을 전문으로 하는 '침의'로 살아가실 것이라는 생각은 없으셨을 것이다.

아버님이 처한 당시는 조선시대 봉건사회로부터 현대사회로 넘어가는 과도기였다. 시대 변화에 적응하면서 새롭게 삶의 방식을 개척해야 하는 때였다.

그러한 때 아버님에게는 삶의 문제를 해결하는데 크게 유용한 수단으로 침술이 손 안에 있었다. 그리고 그 침술이 아픈 사람들을 치료하는데 실제 효과가 나타나고 있었다.

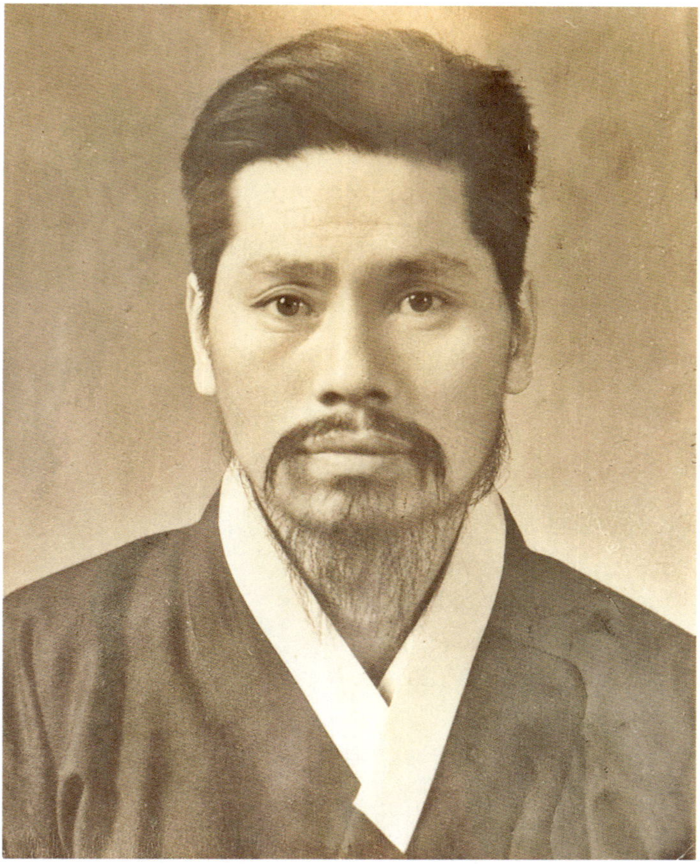

1922년 생 김성환 선생. 40대 중반 침놓으시던 때 모습.

나는 때때로 아버님께서 침의로서의 삶을 선택하였던 동기에 대해 생각해보았다.

6.25 직후, 좌우익 대립과 갈등에 얽혀들어 혹심한 고초를 겪으셨다. 사상이나 이념은 물론 사람과 세상에 대해 깊은 절망감을 맛보셨다. 어디에도 마음 둘 곳이 마땅치 않으셨을 것이다. 자연스럽게 거짓이나 배신이 없는 침으로 아픈 곳을 치료하는 정직한 일에 마음을 두

게 되지 않으셨을까?

아버님의 출향(出鄕)은 당신 스스로의 뜻이 아니라 어쩔 수 없는 환경에 따른 것이었다.

침술을 시작하시게 된 동기도 마찬가지였다. 인생사 모든 일이 운명에 따라 움직인다고 하지 않는가? 아버님이 침의로 살아가시게 된 것도 모두 아버님의 운명이라고 생각된다.

나 또한 그러한 아버님 밑에서 침을 배우고 '침구사'로서 삶을 살게 된 것도 모두 '운명'일 것이다. 비록 왜곡되고 불합리한 풍토와 제도에 막혀 자유롭게 침술을 행사할 수 없는 처지이기는 하지만, '침술'을 잘 연구하고 익혀 쓰면, 못 고치는 병은 없다고 믿는 침구사이다.

아버지의 침법으로 하루 250명

아버님 침술은 많은 질병 가운데 중풍, 구안와사, 요통 같은 병을 치료하는데 특히 효험이 크게 있었다.

쓰시던 침법은 기혈이 통할 수 있도록 침으로 경혈에 자극을 주는 일반 원리에 따르신 것이었다. 허임 선생 말씀처럼 "경락을 통하게 하고 아시혈 부위에 침을 놓는다"는 침술 원칙을 그대로 따른 것이다.

무엇보다도, 침을 놓을 경우 여러 군데 침을 놓지 않았다. 한 대만을 놓았고, 꼭 필요한 경우에는 한 대를 더 놓고, 발침한 이후에 잠시 쉬었다가 다시 한 대를 놓았다.

아버님은 침을 놓는데 있어 '절대 욕심을 내면 안된다'고 하셨다.

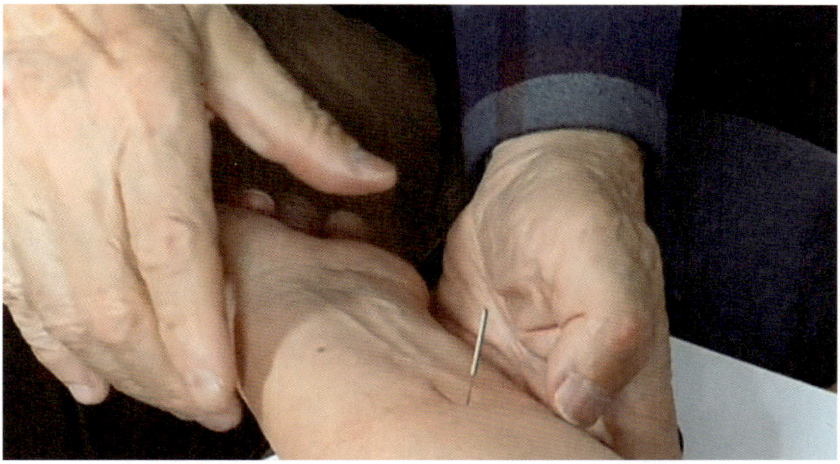

조선시대 침의들의 침법 전통을 이어받은 김성환 선생은 대부분의 환자에게 침을 한 군데 놓고 보사법으로 기운을 소통 시켰다. 내관혈 자침

많이 아프다고 해서 여러 군데 침을 놓아서는 안된다는 말씀이었다.

제일 고통스런 증상을 해결할 수 있는 혈자리를 선택하여 먼저 놓은 후에 필요한 혈 1~2곳에 놓아야 한다는 것.

그것도 상부에 한 대 놓았다면 다음에는 하부에 한 대를 놓는 식으로 하였고, 침을 놓는 순서는 위에서부터 아래로 하였다. 그만큼 놓아야 할 혈자리를 정확하게 찾아서 놓았다는 말이다.

이는 허임 선생이 침구경험방 서문에서 "병에 대한 중요한 혈을 취하지 못하고 여러 경맥을 어지럽게 함부로 찔러서 병의 근원은 없애지 못하고 쓸데없이 진기만 빼놓는다. 이것이 바로 옛사람이 말한바 '들판에 넓게 그물을 쳐놓고 토끼 한 마리를 잡기 바라지만 잡을 수 있겠는가'라고 하는 것이다."라는 말과 맥이 닿아있는 것으로 생각된다.

아버님은 침관을 쓰지 않고 엄지로 침자리를 누르고 침을 놓으셨다. 손가락으로 직접 눌러야 혈자리를 더 정확하게 취할 수도 있고, 자침 방향도 가늠할 수 있다고 본 것이다.

또한 “병은 사정을 봐주면 안된다, 병을 제압할 수 있도록 침을 제대로 놓아야 한다.”고 강조하셨다.

환자를 치료함에 있어서는 매우 철저한 태도를 유지하셨다. 원인과 처방이 확실하게 잡히지 않을 경우에는 잠시 기다리라고 해놓고는 다음 환자를 먼저 치료하셨다. 잠시 원인이 무엇인지 다시 생각할 시간을 갖기 위해서였다. 확실하게 원인과 처방을 찾아낼 때까지는 침을 놓지 않으셨다.

환자가 찾아오면, 먼저 어디에 살고, 나이는 몇 살이며 직업은 무엇인지 등 환자의 인적사항을 물어본 뒤, ‘언제부터, 어디가, 어떻게 아파서 왔다’는 그 사람의 이야기를 주의 깊게 들어보셨다.

그러면서 그 사람의 형태, 얼굴 색을 살펴보고, 때로는 이리저리 걷게도 하면서 그 사람의 상태를 자세하게 관찰을 하시고는, 자리에 눕도록 하여 의심이 나는 부분을 다시 살펴보셨다.

복부를 진단할 때는 환자가 눕도록 하고, 무릎을 90도 각도로 꺾어서 세우도록 하여 요추가 바닥에 달라붙도록 한 상태에서 복부의 중완이나 관원 같은 곳을 눌러보셨다. 손가락이 2마디 이상 들어가면 보통 이상이 없고, 눌러봐서 손가락이 조금밖에 들어가지 않으면 이상이 있다고 하셨다.

누워서 무릎을 세우도록 하고 배를 손가락으로 누르면 정상일 경우엔 장이 비켜난다. 누운 상태에서 중완이나 기해나 관원 같은 복부 경혈에 침을 놓을 때도 무릎을 구부리도록 하여야 침이 들어갈 때 장

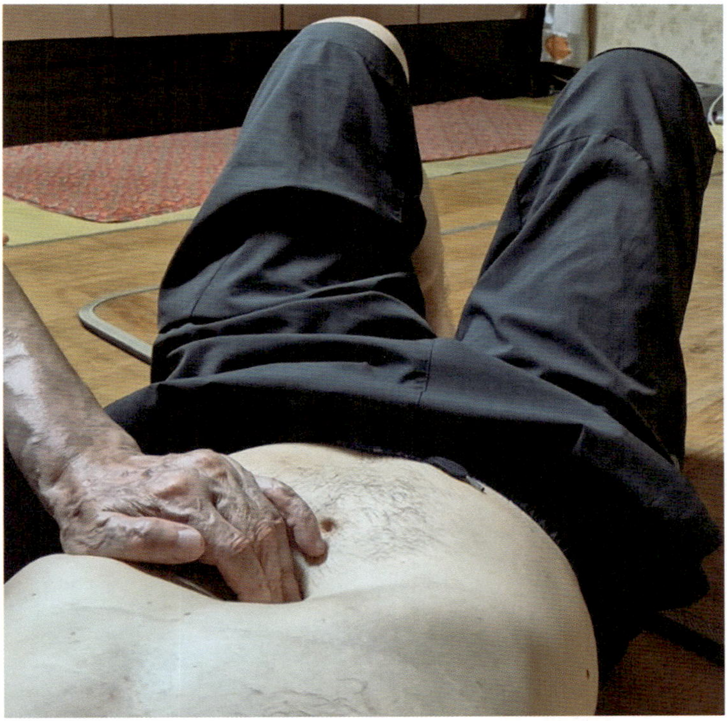

무릎 세우고, 배 눌러보아 손가락 2마디 이상 들어가면 정상으로 본다.

이 비켜나게 된다고 하셨다.

그리고 침을 놓고 나서도 무릎을 세워 등허리가 바닥에 닿도록 한 상태를 유지해야한다. 절대로 무릎을 뻗치지 않도록 하셨다.

내상의 병은 거의 내관 삼리혈과 중완 관원 전중을 주로 상용했다. 혈자리를 아주 정밀하게 잡아서 꼭 호흡에 따라 수법보사를 행하는 걸 기본으로 하셨다.

혈압, 협심증, 소화불량, 가슴 두근거림 등 여러 증상들, 복부에서

난 병은 전부 이렇게 하였고 치료 효과가 매우 뛰어났다.

1960년대 많이 성행했던 '종기'는 피부침(삼릉침)과 부항으로 고름이나 악혈(惡血)[5]을 짜내는 식으로 치료하여 효과를 많이 보았다.

응급환자가 발생했을 경우에도 출혈을 시켰다.

백회(百會)와 상성혈 그리고 소상혈이나 상양혈 또는 중충혈에 사혈을 하여 터주는 작용을 하도록 했다. 또 합곡(合谷)이나 태충(太衝), 좀더 심하면 내관(內關)이나 삼리(三里)에 침을 놓고 보사법을 쓴다.

더 심각한 증상의 경우에는 인중(人中)이나 대추혈(大椎穴)에 사혈을 하거나 쑥으로 뜸을 뜨기도 하고, 사혈을 하고 난 뒤 뜸을 뜨기도 하는 등 여러 방법을 사용했다. 물론 뜸은 직접뜸이 아니라 간접뜸이었다. 특히 대추혈은 사혈을 많이 했다.

아버님은 대부분 침을 사용하였고, 뜸은 가끔씩 필요한 경우에만 뜨셨다. 꼭 뜸으로 치료해야 할 병도 있지만, 몸에 흔적이 남지 않는 무흔구를 하셨다.

요즘 성행하는 암, 간경화 같은 만성병의 경우에는 침과 함께 장기적으로 뜸요법을 이용하시곤 하였다.

환자들이 많아지기 시작하면서부터는 뜸을 떠 줄 시간이 부족하여 뜸자리를 잡아주고 집에 가서 가족들이 떠주도록 하였다.

뜸을 하실 땐 소금이나 마늘이나 생강을 놓고 뜸쑥에 불을 붙여 적당한 열을 가하는 간접구로 했다. 이런 뜸은 주로 중완이나 대추를 했

5 못 쓰게 된 혈액(血液). 대체로 혈맥(血脈) 밖으로 흘러 넘쳐 조직에 쌓인 죽은 피를 말한다.

고, 합곡 간사 내관이나 삼음교 삼리혈에도 했다.

아버지는 3~5일 정도 간격으로 침을 놓았고, 공기 순환이 잘 되는 따뜻한 곳에서 몸을 쉬도록 했다. 그러다보니 농사일이 바쁜 철을 피해 농한기에 환자들 치료가 많아질 수밖에 없었다.

아버님은 침을 맞은 후에 주의사항을 엄격하게 지켜야 한다는 점도 당부하셨다. 이를 테면, 목욕은 24시간 후에 한다, 술·돼지고기·닭고기 등 소화가 안되는 음식과 냉수·찬음식을 금한다. 또 부부관계는 3일이 지나야 한다는 등을 일일이 일러 주셨다.

당시에는 침을 입에 물고 있다가 그 침으로 치료를 하셨다. 입 속 침(타액)이 살균작용이 강해서 침을 소독을 하는 동시에, 침을 사람 체온에 맞도록 데우는 효과가 있기 때문이라고 했다. 부항을 붙일 때 부항기 테두리에 침을 바르는 것도 같은 이치에서 그렇게 했다.

그 까닭을 잘 모르면 입에 침을 물고 있다가 그 침을 놓는 것이 비위생적이라고 보겠지만 당시로서는 그만한 이유가 있었던 것이다.

아버님 침을 맞고 제대로 치료가 안되는 경우도 있기는 하지만, 거의 대부분 효과가 있었다.

그러다보니 병을 치료하려고 사방에서 찾아와 우리 집은 방마다 누워 있는 사람, 앉아 있는 사람으로 가득했다.

밀려드는 환자들 때문에 식사를 제대로 못 하실 정도였다. 점심시간에는 자리에 앉지도 못한 채 서서 몇 술 뜨셔야 했다. 외부에서 왕진을 요청해도 손이 부족하여 응할 수가 없었다.

한 때 침술원에는 부친과 나, 그리고 2명의 보조 침구사가 함께 진료를 했다. 이 네 명의 침구사들이 하루에 평균 250여 명 환자들에게 침을 놨다.

침을 맞고 병을 고친 사람들은 감사 표시로 떡을 해오기도 하고, 아버님 한복 두루마기를 해오기도 하였다.

구안와사를 치료 받은 분이 아버님과 친 형제처럼 가까이 지내신 분도 있었다. 명절이 되면 인사 드리러 찾아오고, 내가 장가 갈 때 결혼식장까지 찾아주기도 했다. 서로가 따뜻한 인정을 나누면서 살던 사람 사는 세상의 모습이었다.

"침구사가 되어 가업을 이어라!"

나는 조선대학교 부속중학교에 입학했다. 월산동에서 중학교가 있는 무등산까지는 6km 가까이 되었다. 매일 걸어다녀야 해서 새벽밥을 먹고 부지런히 걸었다.

학동에서 임동까지 다니는 버스가 한 대가 있기는 하였지만, 노선이 학교 방향하고 맞지 않아 타고 다닐 수도 없었다. 또 남광주 철길 넘어서면 전부 논이어서 교실까지 논길을 지나야 했다.

그렇게 해서 중학교를 졸업하고 고등학교에 진학했다.

점점 침술원에는 사람들이 많아지기 시작했고 넉넉하지는 않았지만 밥을 굶을 걱정은 하지 않아도 되었다. 4남 2녀 우리 형제들은 광주에서 비교적 안정된 삶을 누릴 수 있게 되었다.

1950년대 후반부터 우리집은 본격적으로 '침술원'이 되었다. 침술원에는 갖가지 질병으로 치료를 받으려는 사람들이 줄을 이었고, 많은 사람들이 아버님 침을 맞고 병이 나았다.

몸이 불편하여서 남의 등에 업혀 오거나, 리어카나 수레에 실려 온 사람들이 침 한 대 맞고 제 발로 걸어나가는 광경을 자주 볼 수 있었다.

이제 침술은 우리 가족에게 생계 방편도 되었을 뿐 아니라, 자연스럽게 생활의 일부가 되었다.

우리 가족은 모두 가까이에서 침술을 접할 수 있었다. 어린 동생들도 아버님께서 침 놓는 모습을 매일 접하다 보니, 침술을 놀이감으로 삼아, 고사리 손으로 '합곡'이나 '족삼리' 혈에다 침 놓는 시늉을 할 정도였다.

허리 통증에 침 맞고 침술에 관심

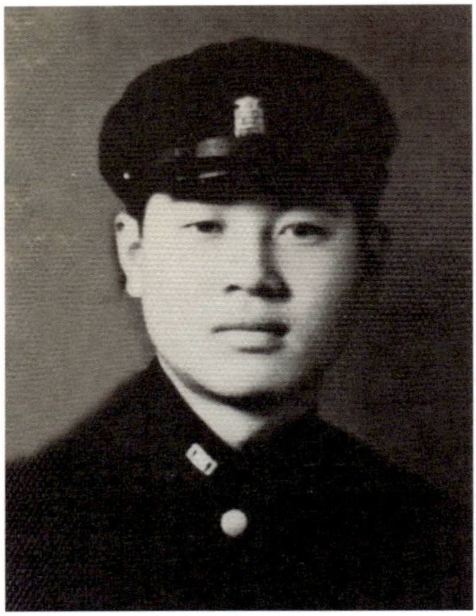
고등학교 2학년 때 김갑기 군

나는 고등학교 2학년이던 1959년 허리 통증 때문에 아버지로부터 침을 맞으면서, 침술과 직접적인 관계를 맺는 계기가 생겼다.

내가 초등학교 3학년 때인 1951년 집에 화재가 났다. 부엌 옆에 쌓여져 있던 보릿단에 불이 붙었던 것인데, "불이야!" 소리에 근처에 있던 어른들이 불을 끄기 위해 달려오셨다.

나도 집 옆 개울에서 송사리를 잡고 있다가 불 났다는 소리에 얼른 뛰어갔다. 그 때 집에 아버님이 안 계셨고, 이웃에 계시던 큰 아버님께서 달려오셨다. 근데 그만 불을 끄신다고 막대기를 휘두르시다가 옆에 있던 내 허리를 때리는 바람에 나는 정신을 잃고 쓰러졌다.

허리에 타박상을 심하게 입었고, 그 날 이후 허리가 계속 아팠다. 하지만 부모님께 말씀드리지 않은 채 대충 참고 견뎌오다가, 고등학교에 올라오면서 키가 크느라 그랬는지 허리 통증이 더 심해졌다.

고등학교 2학년 여름방학에 아버님께 말씀드려 처음으로 침을 맞았다. 허리 아픈 사람들이 아버님을 찾아와서 침을 맞고 낫는 걸 보고 나서 나도 침을 맞아야겠다는 생각이 든 것이다.

아버님은 위중혈에 사혈을 하고 신유혈에 침을 놓으셨던 것으로 기억을 하는데, 두세차례 침을 맞고 허리 아픈 게 나았다.

그때까지는 아버님께서 침을 놓고 아픈 사람들을 고쳐주시는 장면을 늘 보아오면서도, 어떻게 해서 저 가느다란 침으로 병을 낫게 하는 것인지 이해하지 못했다.

아버님 침을 직접 맞아보고, 허리 통증이 낫게 되니 침술이 대단한 의술이라는 생각이 들면서 침술을 배워보고 싶어졌다. 그래서 그 후로 아버님 침 놓는데 가까이 가서 들여다보게 되고, 일손이 부족하던 아버님을 돕기 시작했다.

처음 아버님께서는 '피부침'으로 환자의 아픈 부위에서 피를 뽑는 '사혈(瀉血)'을 시키셨다.

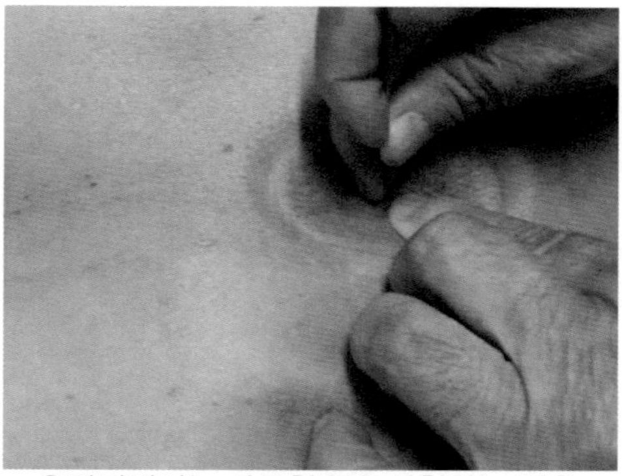

우리집에서는 삼릉침으로 사혈하는 것을 피부침이라고 불렀다.

삼릉침으로 사혈을 하는 요법을 우리는 피부침이라고 부른다. 피부침을 쓰는 일은 침술을 잘 알지 못해도 할 수 있는 단순한 일이었다.

환자들이 많아지면서부터 아버님께서 피부침을 쓰거나 부황을 붙이는 일, 발침을 하는 일은 어머님이 담당을 하고 있었는데, 이제는 고등학교 2학년인 나도 함께 하기 시작한 것이다.

특히 무좀이나 겨울철 동상 걸린 사람들에게 피부침을 쓰는 일은 내가 담당했다.

무좀이나 동상 치료는 환자를 벽에 붙어서도록 하고 한 쪽 발을 들린 다음, 3~5분 정도 있으면 동상 걸린 발가락에 피가 몰리면서 불그스름해지게 된다. 그러면 그 부위에 피부침을 몇 번 찔러서 피가 나오도록 해주는데, 대개 가려움이 심했던 그 부위에 침을 꽂고 피를 뽑게 되면 가려움증이 없어지면서 효과를 보았다.

그렇게 몇 번 피부침을 써서 치료를 하다 보니 침 놓는 게 재미가 있었다.

피부침 뿐 아니라 아버님이 알려주시는대로 몇 군데 직접 침을 놓아 보았다. 그리고 시간이 지나면서 나와 어머님은 아버님의 보조침구사가 되어갔다.

또한 이 때 아버님이 읽으시던 침구대성이나 의학입문 같은 책들을 제대로 읽지는 못하였지만 어깨 너머로 보기도 하였다.

낮에는 환자 치료하느라 대화를 할 시간이 없었으나, 밤에 잠자리에 들어서면 아버님은 그날 그날 치료했던 이야기를 되짚어 말씀해주셨다.

나는 그렇게 아버님의 말씀을 들으면서 아버님이 이끌어주시는 대로 서서히 침술의 세계로 빠져들어갔다.

4.19혁명 시기 서울로 침구 유학

1960년 고등학교 졸업반이 되었다. 향후 진로를 정해야 했다. 집 안에서도 큰 아들의 진로는 가장 큰 관심사였다. 그러나 양동시장통에서 동네아이들과 어울리면서 공부는 뒷전이었던 나는 대학 진학을 준비하지 않았었다.

침술로 아픈 이들을 고쳐주는 아버님 같은 침구사가 더 의미있고 보람있는 일로 다가왔다. 또한 큰 아들이 대학 진학에 뜻이 없다는 것을 아셨던 아버님도 침술을 배워서 가업을 잇는 것도 좋은 길이라 생각하셨다.

1960년 초 어느 날, 아버님께서 신문광고 쪽지를 건네주셨다. 동아일보에 게재된 '대한침구학원 학원생 모집' 광고였다.

그 때는 침구사 제도가 사회적으로 공론화되어 추진 중에 있었다.

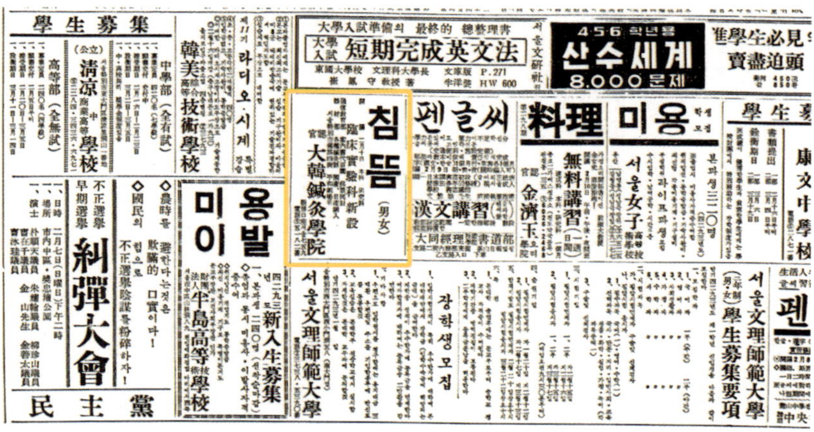

동아일보 석간 1960년 2월4일 3면과 2월7일자 1면 대한침구학원 수강생 모집 광고가 두차례 실려 있다.[사진은 동아일보 1960.02.07 석간 1면 하단 광고]

침술을 익혀 면허증을 획득하면 침구사로서 삶이 가능한 것으로 여겨질 때였다.

아버님께서 나에게 건네주신 신문광고는 서울의 대한침구학원에서 낸 학원생 모집 광고였다. 이 침구학원은 관에서 인정하는 관인으로 되어 있다. 소정의 과정을 수료하게 되면 합법적으로 침구사가 될 수 있는 조건을 갖추는 게 되었다.

아버님께서는 이같은 상황 변화를 내다보시면서 아들로 하여금 침술을 배우게 하려던 것이었다. 그리하여 나는 한껏 들뜬 기분으로 침술공부를 하기 위해 서울로 유학을 떠나게 되었다.

1960년 4월 23일 광주역에서 밤기차를 타고 24일 아침에 서울역에 도착했다. 내가 그 날을 정확하게 기억하는 것은 4일 전인 4월 19일에 4.19학생혁명이 일어났기 때문이다.

서울이 초행인 나는 서울역에서 택시를 타고 종로3가로 향했다. 몇 해 전 서울로 올라와 중앙대학교에 재학 중이던 둘째 사촌형 김중기를 만나기 위해서였다.

중기 형은 그 때 6.25전쟁 고아들을 돌보는 고아원에서 그 아이들을 관리하는 일을 아르바이트로 하면서 대학에 다니고 있었다.

당시 종로3가 단성사 주변에는 껌을 팔거나 구두를 닦는 아이들이 모여 있었는데, 이들 가운데 그 고아원 아이들이 많이 있어 대부분 중기형과는 잘 알고 지냈던 것이다. 그래서 중기 형은 서울 올라오게 되면 종로3가에 와서 껌을 팔거나 구두닦는 아이들에게 이름 대고 물어보면 형을 쉽게 찾을 수 있을 것이라고 알려주었었다.

중기 형이 알려준대로 종로3가 단성사 앞에 도착해서 두리번거리

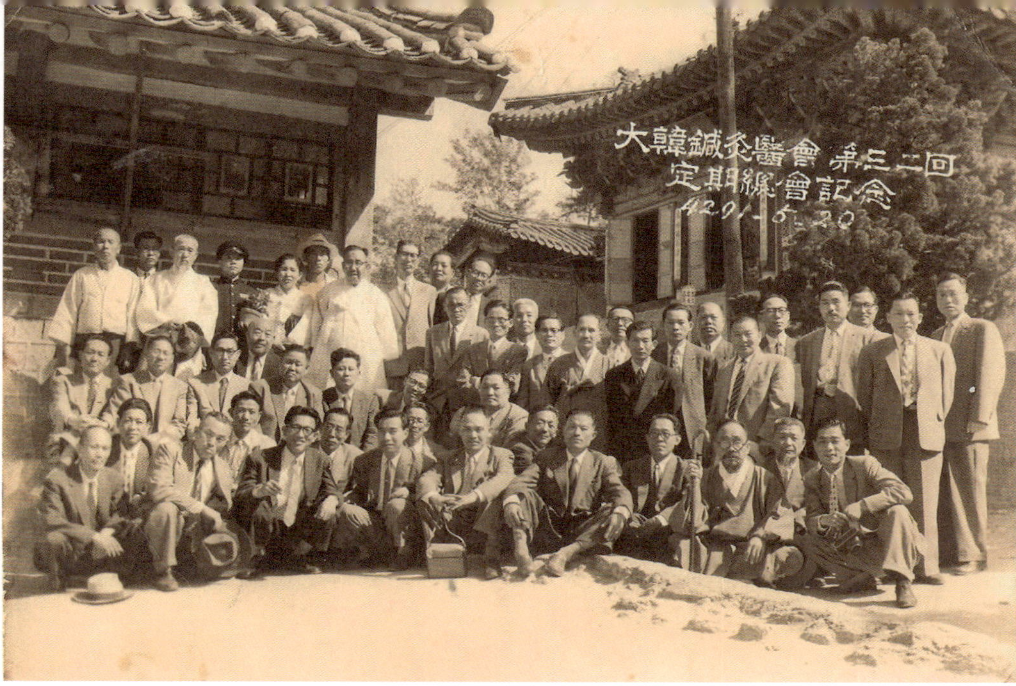
大韓鍼灸醫會 第三二回
定期總會記念
4291-5-20

대한침구의회(대한침구사협회) 정기총회 기념 사진. 1958년

며 주위를 살펴보았다.

그 때 구두닦이들 틈에서 중기 형과 함께 서울에 와 있던 김복형이란 고향친구를 찾아냈다. 반갑게 인사를 하고 이야기를 나누고 있자니 대학생 교복을 입은 중기 형이 나타났다.

나 보다 다섯살 위였던 중기 형은 초등학교 시절부터 내가 좋아했던 형이었는데, 타향 땅 서울에서 이렇게 만나게 되니 무척이나 반가웠다.

"음매, 이게 누구냐, 갑기 아니냐? 무안 촌놈이 서울까지 어떻게 고생 않고 잘 찾아왔느냐?"며 나를 보자마자 얼싸안았다.

그 날부터 나는 중기 형이 김복형과 함께 묶고 있던 미아리 자취방에 합류하여 서울 생활을 시작했다.

그 다음날인 25일은 학원 등록을 위해 대한침구학원을 찾아갔다.

중기 형을 따라 종로5가에 이르렀을 때 한 무리의 시위대가 시가행진을 하는 것이 눈에 띄었다.

시위대는 '학생들의 피에 보답하라'는 구호가 적힌 현수막을 들고 있었는데, 대학교수들이었다. 연도에서 시민들이 시위대를 향해 손을 흔들고 박수를 쳐주었다.

오후 5시가 넘었을 시각이었다.

당시 청년학생들이 중심이 되어 일으켰던 4.19혁명이 이승만 정권의 폭력적인 탄압으로 유혈사태가 일어나고 걷잡을 수 없는 혼란상태로 빠져들었다. 대학교수들이 들고 일어났다.

4월 25일 오후 3시 전국 27개 대학교수 258명이 동숭동 서울대 교수회관에 모여 '대통령을 위시한 여야 국회의원들과 대법관 등은 3.15부정선거와 4.19사태의 책임을 지고 물러나는 동시에 재선거를 실시하라'는 14개항의 시국선언문을 발표하였다. 그리고 "학생의 피에 보답하라"는 현수막을 앞세운 채 거리 시위에 나섰던 것이다.

이 때가 오후 5~6시 경이었던 것으로 기억하는데, 역사 자료를 검색해보니 거리 시위에 나선 것이 오후 5시 30분이었다고 기록되어 있다.

이 날 대학교수들 시위는 결국 이승만 정권이 퇴진하는데 분수령이 되었다. 그 다음날인 4월 26일 이승만은 대통령직에서 물러났다.

생전 처음 대한민국 수도 서울 땅에 발을 대디뎠던 그 순간 내가 목격한 장면이 대한민국의 역사를 바꾸어놓는 큰 사건이었으니 그것도 내 개인에게는 오래도록 기억에 남는 일이었다.

4.19혁명은 침구사 시험 시행령을 만드는 힘으로도 작용을 했다.

우리나라 침구사 제도는 1951년 〈국민의료법〉 제정으로 제도화가 될 수 있는 길이 열렸다. 국민의료법 59조에 "종래에 규정된 접골술·침술·구술·안마술업자 등 의료유사업자 제도는 주무부령으로 정한다"는 규정이 삽입됨으로써 이제 주무부서인 보건사회부령만 제정되기를 기다리던 상태였다.

그리고 이 국민의료법의 제정에 따라 1957년에는 국내 침구계에서 침구사 양성기관 설립을 추진하였고, 문교부 인가로 양성기관이 설립되기 시작했다.

1957년 이후 설립된 관인 침구사 양성기관		
지역	**학원명칭**	**대표자**
서울	대한침구학원	황진서
서울	동양침구학원	김창겸
서울	수도동양의학전문학원	서기순
서울	서울동양의학전문학원	김병렬
부산	대한침구전문학원	배석수
부산	동양의학전문학원	이익용
대구	동양의학전문학원	오원현
대전	한국침구전문학원	홍종호

이에 따라 설립된 관인 침구학원 중 기존 침구사들로 구성된 대한침구의회(훗날 대한침구사협회로 명칭 변경)에서 직접 설립하여 운영하던 곳이 대한침구학원이었다. 이어서 서울 뿐만아니라 부산 대구 대전 등에도 관인 침구학원이 생겨났고, 많은 사람들이 침구사 시험을 준비했다.

그런데 법률 조항에 침구사 등 의료유사업자 규정이 있었지만 보건사회부령으로 마련되어야 할 시험령 제정이 차일 피일 미뤄지고 있었다. 부패한 자유당 정권 아래서 가난한 침구사들의 요구가 수용되지 않았던 것이다.

1951년 9월에 국민의료법 제정 후 이 주무부령 제정을 촉구하면서 수 없는 진정서와 건의서를 보건사회부에 제출했다. 당시 침구사 단체인 대한침구의회 소속 황진서 박도원 성정영 씨를 비롯한 여러 분과 안마사회 등에서 보사부 문이 닳도록 출입했다. 그러나 행정부는 당연히 제정하여야 할 보건사회부령을 제정하지 않았다.

이무렵 대한침구의회와 대한안마사회, 대한접골사협회 등이 궐기하여 부령(部令)의 제정을 촉구하기에 이르렀고 급기야는 실력투쟁 단계까지 돌입하게 되었다.

보건신보 1966년 '의약가산책'란에 1960년 4.19 직후에 있었던 '맹인 데모'까지 곁들여 보도했다. 여기서 당시 유사의료업 부령 제정 과정의 험난했던 실상을 엿볼 수 있다.

의약가 산책

보건소법 중 개정법률안과 의료유사업자법안의 국회통과를 저지하는데 총궐기하고 있는 의협(醫協)과는 대조적으로 국립맹학생(國立盲學生)들은 국회통과를 부르짖고 나섰다. 물론 보건소법과는 상관없고 침과 안마사의 자격을 갖기 위한 시위였다. 그러니까 의료유사업자법의 입법을 지지하고 나선 것이다. 8일 남녀대학생들은 "맹인들의 복지를 보장하고 생존권을 박탈하지 말라"는 구호를 외치며 국회 앞에서 '데모'를 하다가 급거 출동한 경찰대에 의하여 해산 당했다. 맹학생(盲學生)들의 이번 '데모'를 보고 문득 생각나는 게 있다.

그러니까 4·19 후의 일이다. 그때도 이러한 일로 을지로 입구의 보사부 복도가 한때 피로 물들었다. 경찰이 와서 마구 끌어 차에 실었다. 끌려가지 않으려고 발버둥 쳤다. 앞을 보지 못하는 그들

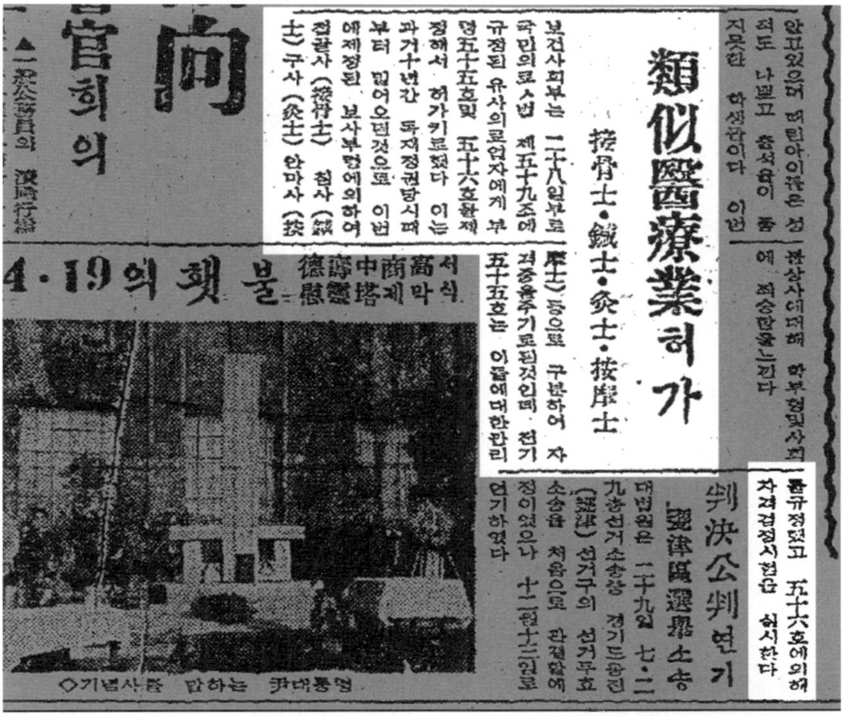
類似醫療業 허가
接骨士·鍼士·灸士·按摩士
보건사회부는 二十八일부로 국민의료법 제五十九조에 규정된 유사의료업자에게 부령五十五호및 五十六호를제정해서 허가키로했다 이는 과거十년간 독자정권당시때부터 밀어오던것으로 이번에제정된 보사부령에의하여 접골사(接骨士) 침사(鍼士) 구사(灸士) 안마사(按摩士) 등으로 구분하여 자격증을주기로된것인데 전기 五十五호는 이들에대한관리규정되고 五十六호에의해 자격검정시험을 실시한다

보건사회부는 1960년 11월28일 자로 접골사 침사 구사 안마사 관리규정(부령 55호)을 정하고, 자격검증시험(부령 56호)을 실시하기로 했다. 조선일보 1960.11.29

은 무엇 하나만이라도 물체가 몸에 닿기만 하면 허공을 향해 허우적거렸다. 그래서 벽(壁)이건 차문이건 사람이건 닿는 곳에 피가 흘렀다. 그들은 보이질 않으니까 그랬다. 어쩌다 그들을 동정하던 사람들도 얻어터질 때도 있었지만 그랬다고 맞은 사람이 그들을 나무라거나 오해하지는 않았다. 오히려 동정을 했다.

– 보건신보 1966. 7. 11.

이러한 투쟁 끝에 마침내 주무부령인 의료유사업자령과 접골사 침사 구사 안마사 자격시험규정의 제정을 보았던 것이다.[6]

6 『수난의 역정』 개정증보판 중에서

1960년대에 이승만 정권이 학생들의 반정부 시위에 의하여 몰락하고 새로 장면 내각이 수립되면서 '민의의 표출'이 자유로워지면서 다양한 조직과 단체들의 민원이 제기되었다.

그 결과 침구 등 의료유사업자에 대한 주무부령도 마침내 제정되었다. 1960년 11월이 되어서 의료유사업자령과 자격시험규정이 제정된 것이다.

침사나 구사 접골사 안마사 등의 자격시험은 보건사회부 장관의 지시에 의하여 매년 1회씩 서울특별시장 또는 각 도지사가 시행하도록 되어 있었다.

내가 다녔던 대한침구학원은 지금은 폐관이 된 '평화극장'(종로 4

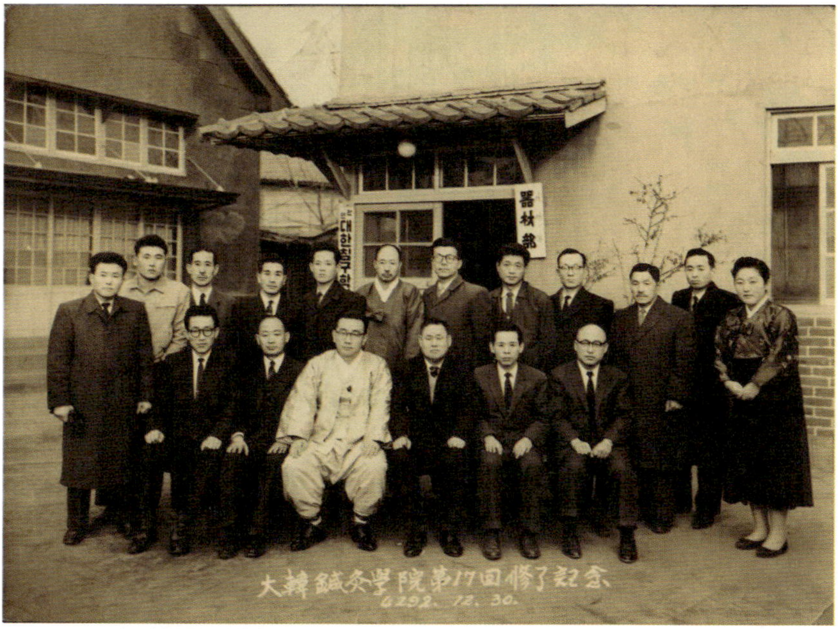
器材部
大韓鍼灸學院第17回修了記念
4292. 12. 30.

1959년 대한침구학원 제17기 수료기념 사진에서 대한침구학원 간판이 보인다. 왼쪽 건물은 조양유치원이 있었다.

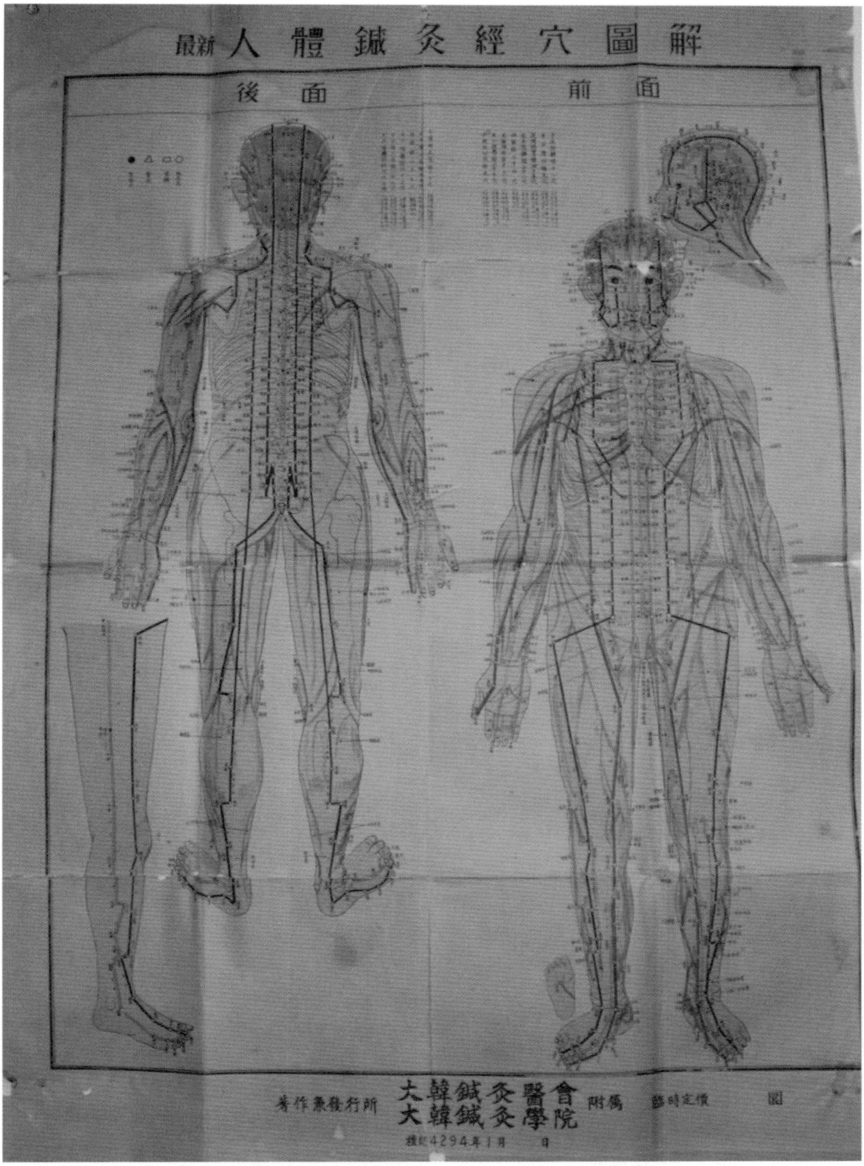

대한침구의회 부속 대한침구학원에서 만든 인체침구경혈도.
제작이 단기 4294년(서기 1961년)으로 되어 있다.

가 5번지) 뒤편, 조양유치원 별관에 있었다.

수업은 오전부터 밤 늦게까지 여러 개의 반이 운영되었는데, 나는 오후 5시에 시작하여 9시 반경에 끝나는 야간반에 들었다. 수업은 마지막 전차 시간인 10시 전에 끝이 났다.

한 반에는 보통 30여 명이 수업을 들었는데, 우리 반에서는 내가 제일 막내였다. 학생들은 나 보다 2~3살 위 청년들이 3명 있었고 대부분 40~50대 남성들이 많았다. 또 60대 전후의 여성도 한 분 계셨는데, 그 분은 침술을 하시던 분이었다.

그 때 학원생들은 민주당 정부가 추진중이던 침구사 자격시험을 대비하기 위해 학원에 등록, 침구학 관련 공부를 하고 있던 중이었다. 모두들 학원 수업을 수료하고 자격시험을 거치면 '침구사 자격증'을 얻을 것이라 믿고 있었다.

나는 시간 여유가 있을 때여서 수시로 학원에 가서 동료들과 어울리기도 하고, 다른 반 수업도 들어가면서 내 나름대로 열심히 공부를

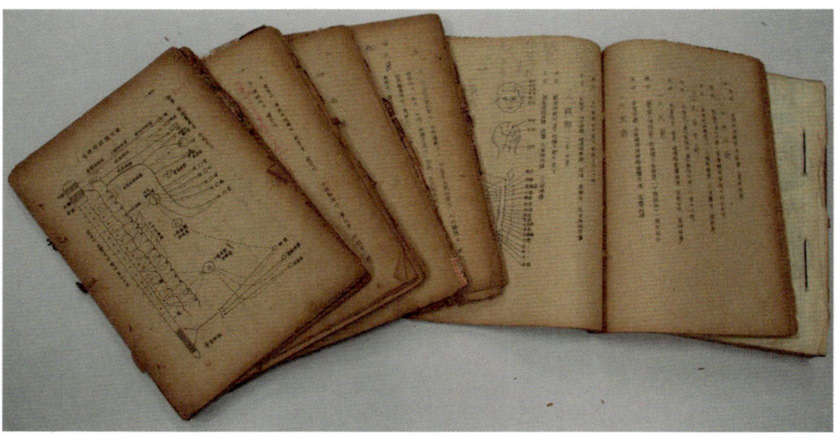

1960년대 관인 대한침구학원 교재

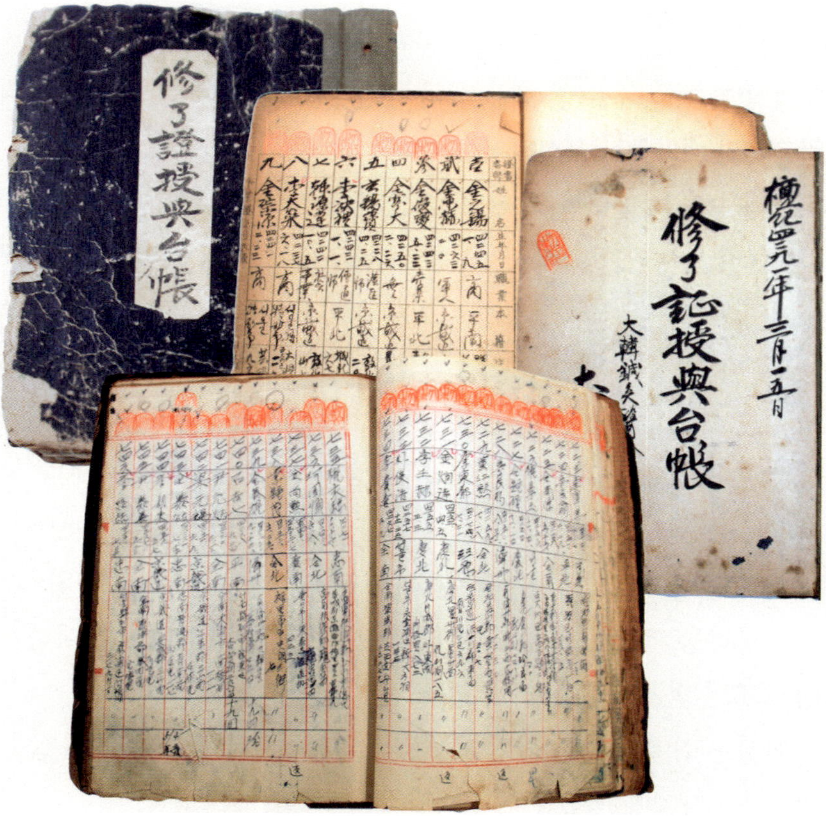

관인 대한침구학원 수료증수여대장에는 침구사의 꿈을 키워가던 1,451명의 명단이 수록되어 있다.

했다.

1958년 개원, 1천451명의 침구사를 배출한 대한침구학원은 우리나라 침구제도 역사에서 매우 중요한 위상을 차지하고 있다.

당시 교수진은, 황진서(원장, 침구사), 성정영(침구사, 경혈학 임상학 강의), 천정득(경혈학 임상학 강의), 홍승용(한의사, 해부 생리 강의), 안병순(한의사, 해부 생리, 경혈학 강의), 이순규(의사, 해부 생리 강의), 최태산(본 학원 수료생, 경혈학 강의. 후일 최태섭으로 개명),

윤경식(본 학원 수료생, 해부 생리 강의), 김사달(해부학) 등 우리나라 침구학의 대가들로 구성되어 있었다.

교과 과목은 침구학(鍼灸學), 경혈학(經穴學), 해부학(解剖學), 생리학(生理學), 병리학(病理學), 진단학(診斷學), 세균학(細菌學) 등 침구술에 필요한 전문적인 내용으로 이루어졌다.

나는 대한침구학원에서 1년 여 동안 침구에 관한 학리와 실지기능의 모든 과정을 수료하고, 1961년 6월 17일 수료증을 받았다.

1961년 7월 한 여름철, 1년 4개월여 동안 서울 유학을 마치고 귀향길에 올랐다.

처음 숙소로 잡았던 미아리 중기 형 방을 떠나 잠시 고향 사람들이 지은 홍은동 판잣집에 살다가 마지막으로 1년여 정 들었던 서대문 영천 숙모님 댁을 떠나자니 아쉬움도 남았다.

이제는 집에 내려가 아버님과 함께 침구사로서 새로운 삶을 살 것이라는 기대감에 서울을 떠나는 발걸음은 가볍기만 했다.

그 때 광주로 내려갈 차비가 부족했다. 철도청에 근무하시던 6촌 형님께 약간의 돈을 빌렸다. 차비도 아낄겸 광주로 바로 가지 않고 일부 구간은 중간에 내려서 걷기로 했다. 그러다가 조치원 근방에 전의면과 전동면을 지나게 되자 그 지역 침술원을 찾아갔다.

사전에 알던 곳이 아니라 길을 가다 지나는 사람에게 침을 잘 놓는 곳이 근처에 있느냐고 물어서 찾게 된 것이었다. 19살이었던 나는 객기도 있었고 넉살도 좋았던 것 같다.

침을 잘 놓는다는 동네사람들 말만 듣고 불쑥 찾아가서는 "제가 서울 학원에서 침을 좀 배웠는데, 선생님께 침 놓는 걸 배우고 싶어서

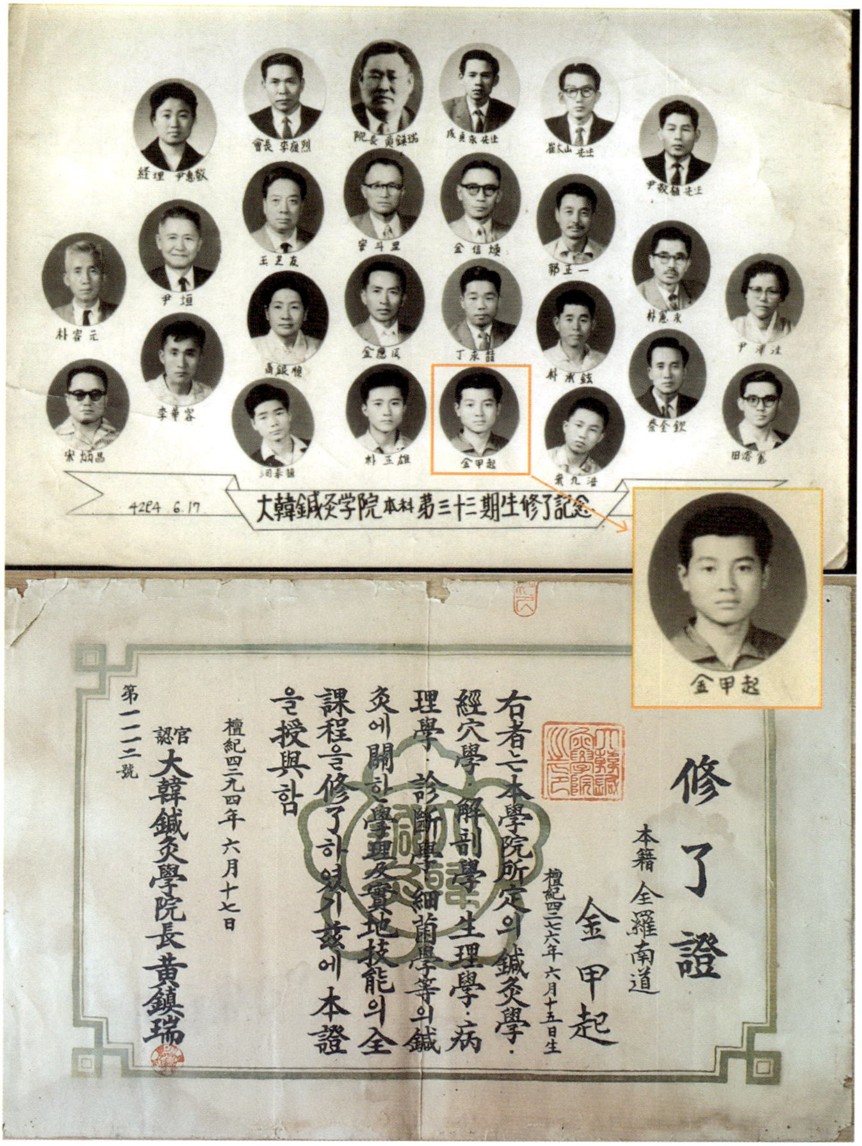
4294. 6. 17.
大韓鍼灸学院 本科 第三十三期生修了記念
金甲起
修了證
本籍 全羅南道
金甲起
檀紀四二七六年 六月十五日生
右者는本學院所定의鍼灸學·經穴學·解剖學·生理學·病理學·診斷學·細菌學等의鍼灸에關한學理及實地技能의全課程을修了하였기玆에本證을授與함
檀紀四二九四年 六月十七日
認官 大韓鍼灸學院長 黃鎭瑞
第一一一二號

대한침구학원 본과33기생 수료기념 사진(위)과 김갑기의 수료증(아래). 단기 4294년(서기 1961년) 6월17일로 기록되어 있는 수료기념 사진에는 침구사의 꿈을 키워가는 10대 후반의 김갑기 군(가운데 확대한 사진)이 있다.

이렇게 찾아뵈었습니다!" 넙죽 인사를 드렸다.

생면부지인 젊은이가 침술을 배우기 위해 찾아왔다는 말에 그 분들은 참 기특하다면서, 침술은 아주 훌륭한 의술이니 잘 배워서 아픈 이들을 치료해주는 좋은 침구사가 되라고 격려해주셨다.

이제와서 생각해보면, 그 나이에 침구 선생을 다짜고짜 찾아갈 생각을 했다는 것은 그만큼 침구술에 대한 열정이 대단했기 때문이었다.

나는 이제 침구학원을 수료한 만큼 당당하게 침구사가 될 수 있다는 자신감을 안고 아버님 곁으로 돌아왔다.

내가 서울에 가 있는 동안 침술원에는 아버님을 찾는 사람들이 많이 늘어나 있었다. 어머님도 환자 치료에 손을 보태고 있었다. 어엿하게 침구학원을 마친 나는 한껏 자신있는 모습으로 아버님을 돕기 시작했다.

침구학원에서는 우리나라 전통 침술과는 달리 일본 침구술 영향으로 침을 놓을 때 침관을 이용하는 침술을 가르쳤다.

내가 학원을 마치고 집에 내려가서 아버님께 관침 놓는 걸 보여드렸더니, "그건 아니다. 별 소용이 없는 것이다!"며 신통찮게 여기셨다.

손으로 직접 혈자리를 찾고, 침놓을 혈을 엄지손가락 끝으로 확인하면서 압박하며, 순간적으로 침이 피부를 통과하도록 하는 당신의 자침법이 더 우수하다는 말씀이었다.

최사문 사부님을 만나

서울에서 돌아와 아버님을 도우며 열심히 환자들을 돌보고 있던 1962년 초. 종조부 김예형(金禮衡 字 永述 1906~1967년)께서 침구 선생 한 분을 집으로 모시고 왔다.

키가 162~3센티 정도에 머리를 짧게 깎고 한복을 단정하게 차려 입으신 근엄한 인상의 최사문(崔士文) 선생님이셨다.

종조부님은 최사문 선생님에 대해 "전라북도 순창 분이신데 침술 뿐 아니라 동서양 학문에도 조예가 깊은 훌륭한 학자"라고 소개하시고, "한동안 광주에 머무시면서 환자들 치료도 하실 계획"이라고 하셨다.

당시 최사문 선생님은 74세였고, 종조부님은 57세, 아버님의 나이는 40세였다.

아버님에게 있어서 종조부님은 무안에 살던 시절부터 가까이 지내며 침술과 학문을 가르쳐주시던 선생님이시기도 했고, 최사문 선생님은 처음 만나셨지만 침술과 학문이 깊은 어르신인지라 아버님은 두 분을 깍듯이 모셨다.

하지만 아버님은 침술원 환자 진료로 시간이 여유롭지 않으시니 대신에 나를 두 분 곁에 보내서 시중을 들도록 했다. 그러면서 내가 두 분 선생님으로부터 침술과 학문을 잘 배워보라고 하셨다.

평소에 나를 끔찍하게 아껴주시던 종조부님이셨고, 인품과 침술이 훌륭하신 최사문 선생님을 가까이 모시는 일이어서 나는 즐겁게 생각하고 그 분들 곁에서 더 깊은 침술공부를 하게 되었다.

아버님으로부터 침술을 배우고, 대한침구학원을 수료했다고는 하지만, 아직 침구사로서 초보자였던 나로서는 침술을 그 원리에서부터 더 깊게 배워볼 수 있는 소중한 기회였다.

그 때까지 나의 침술이란 것은 아버님 어깨 너머로 보아온 것과 서울 침구학원에서 배운 것이 전부였고, 제대로 침을 놓을 수 있는 실력을 갖추지 못한 상태였다.

조선 침술 배우고 익히기

1962년 봄부터 가을까지 6개월여 동안 나는 최사문 사부님을 가까이에서 모시면서 침구술을 체계적으로 익히는 시간을 가질 수 있었다.

당시 종조부님과 최사문 사부님은 광주 동명동에 종조부님 친척되시는 분의 빈 집을 거처로 삼으셨다. 나는 그 집 광(헛간)을 숙소로 사용하면서 두 분과 거의 생활을 함께 하였다.

침술공부는 먼저 경락경혈의 명칭과 자리를 외우는 것으로부터 시작되었다.

최 선생님은 매일 한 두 경락을 정하여, 경락별로 경혈을 외우도록 했고, 제대로 외웠는지 검사를 하셨다.

"수양명대장경 해봐라!" 해서 틀리면 "윗방으로 가라!" 이런 식으로 한 가지씩 제대로 외우고 넘어가도록 하셨다. 그래서 한 경락을 다 외우고 배우는데는 3일이 걸리기도 하고 5일이 걸리기도 하였다.

거의 6개월이란 시간은 이 경락 경혈을 익히는데 소요된 것이었다.

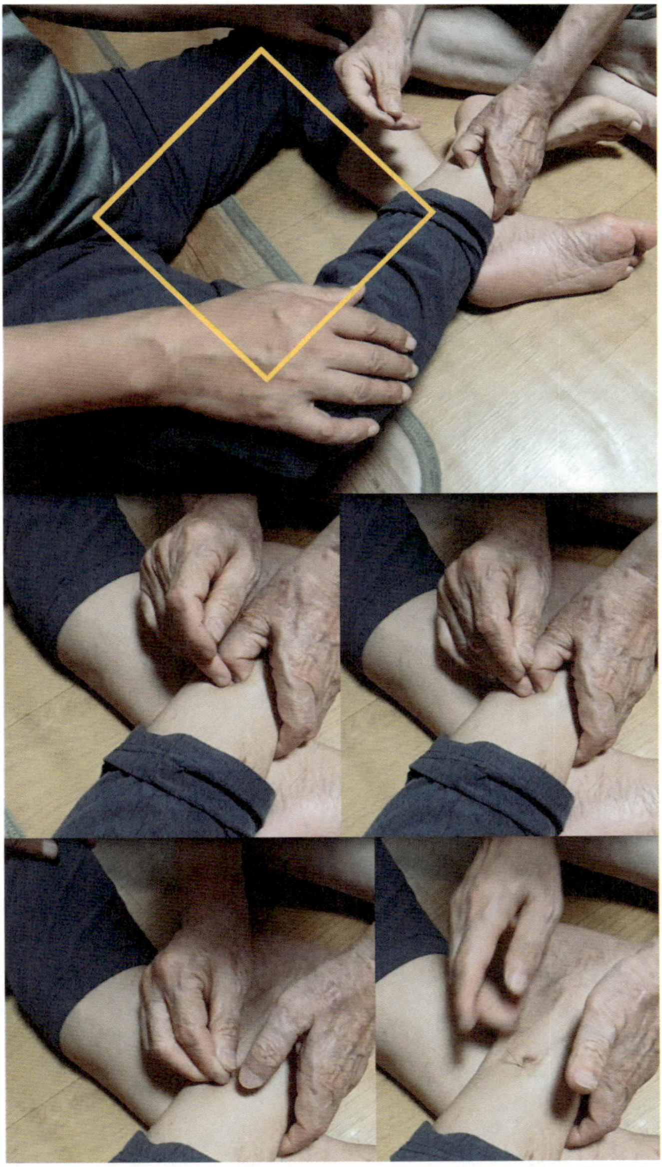

최사문 스승님은 방바닥에서 무릎을 직각으로 하여 앉도록 하고, 삼음교 혈자리를 잡아 현종혈까지 자극이 가도록 해야한다고 가르쳐주셨다.

뿐만 아니라 혈자리는 직접 침을 놓는 실습을 반복함으로써 그 위치를 정확하게 잡을 수 있게 되는 것이어서, 여러 차례 되풀이해서 연습을 했다. 혈자리를 익힐 때는 선생님께서 직접 당신의 팔 다리를 걷어가면서 자리를 알려주시거나 직접 내 몸에 침을 놓아가면서 자리를 알려주셨다.

자침하는 방법은 혈자리를 찾아 왼쪽 엄지로 정확하게 잡고, 손톱으로 눌러 압박을 가하면서 그 손톱 끝에다 침끝을 살짝 갖다 놓은 뒤

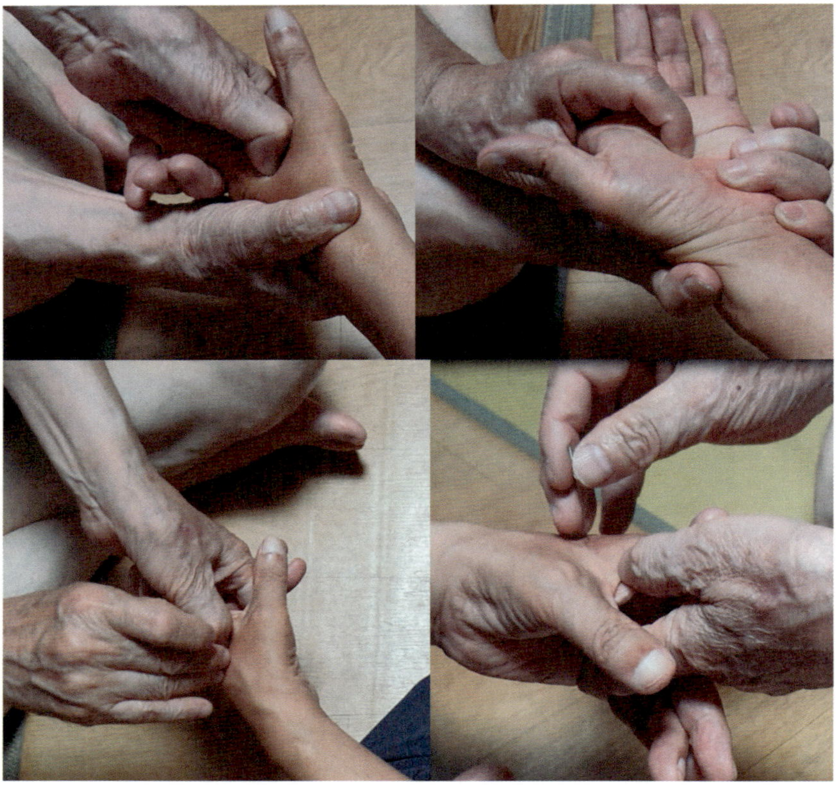

최사문 스승님은 합곡혈에 침을 놓을 때는 노궁혈까지 자극을 할 수 있도록 해야한다고 가르치셨다.

기침을 하도록 하면서 순간 피부로 침이 들어가도록 하는 방식이다.

이 방법은 조선 시대 우리 선배 침의들의 침놓는 방식 그대로였다.

통증 없이 큰 침 놓는 조선 침구사

1711년 조선통신사 일행이 일본을 방문하였을 때, 일본의 침의(鍼醫) 무라카미타뇨(村上溪南)와 그의 아들 등이 9월20일 통신사 일행이 머무르고 있는 서본원사(西本源寺)의 숙소를 방문했다.

이 때 조선의 침술 명의(名醫) 기두문(奇斗文)과 침술에 관해 나눈 문답을 적어놓은 기록이 양동창화후록(兩東唱和後錄)이다.

문답기록에는 조선의 종기치료침에 관한 내용이 들어 있다.

조선 침의(鍼醫)인 기두문이 일본 침의인 무라카미타뇨 큰 아들의 요청에 따라 직접 침을 시술하는 시범을 보이고 조선 침의 실물을 보여준다.

기두문은 "호침, 미침과 세침, 삼릉침은 모두 왼손대지를 엎어서 혈 자리를 누르고 손톱의 바깥쪽 모서리를 취하여 자침합니다"라며 일본 침의의 아들 몸에 직접 시술까지 했다. 곡지(曲池)와 족삼리(足三里)를 취혈하여 자침하였다.

기록에는 이 일에 대해 "침은 크지만 통증은 느끼지 못하였다"고 감탄사를 적어 놓았다.[1]

1, 『허임- 조선의 침구사』 손중양 2017. 7.27. p301~303 중에서

경락은 수태음폐경부터 시작하여 12개 경락의 경혈을 익히도록 하셨는데, 혈자리 이름을 아는 것 뿐 아니라 혈자리를 잡는 취혈이 정확해야 함을 강조하셨다.

내가 잡는 자리가 정확치 않을 경우에는 말씀으로 뭐라고 하시지도 않고 손을 살짝 가로 저으셨다.

나는 의문이 남는 자리는 좀더 정확하게 알기 위해 선생님께 내 몸에 직접 놓아달라고 하여, 선생님 침을 맞아보았다.

혈자리 마다 취혈하는 자세도 다르고, 자침의 깊이도 침구학 고전에 나와 있는 내용과는 달랐다.

가령 중풍에 아주 좋은 경혈인 간사혈의 경우 침구학 고전에는 “손바닥 쪽 손목 가로금에서 3치 올라가 두 힘줄 사이에 있고, 침은 3푼 깊이로 놓는다."라고만 설명되어 있다.

최사문 선생님은 팔의 두 힘줄 사이에 있는 간사혈을 정확히 취혈하는 방법을 다음과 같이 지도해 주셨다.

① 환자의 손목 가로금 3치 간사혈 부위를 엄지 손톱으로 눌러 잡으면서 동시에 가운데 손가락으로는 팔 등쪽에 있는 지구혈 부위를 잡는다.

② 환자의 손에 힘을 빼도록 하고 오른손으로는 환자의 가운데 손가락을 잡고 좌우로 흔들면서 왼손 엄지로는 팔의 두 힘줄 사이에 있는 간사혈을 정확하게 눌러 잡는다.

③ 환자가 손을 가볍게 쥐도록 한 다음 다시 한번 환자의 손을 좌우로 흔들면서 간사혈을 엄지로, 지구혈을 가운데 손가락으로

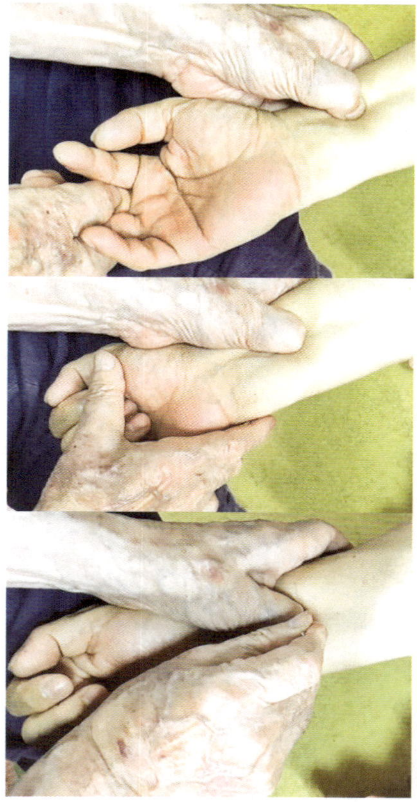

눌러잡는다.

④ 간사혈을 누른 엄지 손톱 끝에 침을 대고, 기침을 크게 하도록 하면서 순간 환자가 긴장하지 않은 상태에서 침끝이 피부를 뚫고 들어가도록 한다.

⑤ 간사혈에 침을 놓을 때는 뒤쪽 지구혈에 닿을 수 있도록 자침의 각도를 유지하며, 지구혈에 거의 이를 정도로 3단계(천-인-지)로 나누어, 환자가 숨을 내쉴 때 침을 밀어 넣는다.

먼저 숨을 내쉴 때 전체 자침 깊이의 3분의 1에 이르는 천(天)의 단계까지 자입을 하고, 다음 숨을 내쉴 때 또 3분의 2에 이르는 인(人)의 단계까지 자입을 하고, 또 다음 숨을 내쉴 때 마저 자입을 하여 지(地)의 단계까지 이르도록 한다.

⑥ 침을 놓은 다음부터는 환자 호흡에 맞춰 보사법을 시행한다.

침구학 고전에서는 간사혈에 3푼 깊이로 놓는다고 되어 있지만 최사문 선생님은 간사혈에서 지구혈 근처에 이르기까지 자침의 깊이는 거의 1.5치~2치 정도가 되어 고전에서 말하는 자침 깊이보다 5~6배 정도가 된다.

최 선생님은 간사혈이나 내관혈을 아랫팔의 요골과 척골 사이로 침을 무리없이 놓도록 하여, 뒤쪽 지구혈이나 외관혈까지 침이 들어

가도록 한다. 이렇게 하면 침 1개로 두개 혈자리를 동시에 자침하는 효과를 본다고 하셨다.

간사나 내관 외에도 합곡(-노궁), 삼음교(-현종), 태충(-용천), 곤륜(-태계), 연곡(-신맥), 족삼리(-음릉천, -양릉천) 등에도 이런 식으로 침 1개로 몇개의 경혈에 자침하는 효과를 내도록 하였다. 이렇게 하면 침 1개로 여러 경락의 기운을 통하도록 할 수 있다는 것이었다.

나는 혈을 정확히 잡고 침을 제대로 놓는 공부에 점점 빠져들었다.

옆구리 쪽에 있는 장문혈이나 경문혈 같은 곳은 쉽게 취혈하기도 어렵고 자침도 어떻게 해야할 지 몰라서 최 선생님께 직접 침을 놓아 봐 달라고 했다.

또 등 쪽에 척추 3번과 4번 사이에 있는 신주혈이나, 척추 5번 양옆에 있는 심유혈, 요추 2번 양옆에 있는 신유혈 같은 곳에도 직접 침을 맞아 보았다. 그리고 소화기계통 병에 자주 쓰이는 중완혈 같은 곳에도 침을 놓아달라고 했다. 당시 좌골신경통 환자가 많았기 때문에 그 치료혈인 '환도혈' 같은 곳에도 선생님의 침을 맞아보았다.

또한 선생님은 침술로 어떻게 보하거나 사를 할 것인가가 중요하다고 하셨고, 보사법에 대해 매우 구체적으로 가르쳐주셨다.

선생님의 보사법은 염전보사와 호흡보사를 겸하는 방식인데, 수기보사법 시범을 한번은 보여주시고는 혈자리 마다 해보라고 하셨다.

염전보사의 보법은 침을 잡은 손(오른손)의 엄지를 앞으로 밀어 침을 오른쪽(시계방향)으로 돌리고, 사법은 엄지를 뒤로 빼면서 침을 왼쪽(반시계방향)으로 돌리는 것이다. 거기다 겸하여 호흡의 날숨(호)과 들숨(흡)에 따라 보사하는 법을 적용한다.

호흡에 따른 수법보사

<table>
<tr><td rowspan="2">남자 오전
(男子午前)</td><td>좌수양경(左手陽經)
우족양경(右足陽經)
우수음경(右手陰經)
좌족음경(左足陰經)</td><td>대지[大指(拇指)]를
진전호지(進前呼之)하면
보(補)가 되고,
퇴후흡지(退後吸之)하면
사(瀉)가 된다.</td></tr>
<tr><td>우수양경(右手陽經)
좌족양경(左足陽經)
좌수음경(左手陰經)
우족음경(右足陰經)</td><td>대지[大指(拇指)]를
퇴후흡지(退後吸之)하면
보(補)가 되고,
진전호지(進前呼之)하면
사(瀉)가 된다.</td></tr>
</table>

여자의 경우는 이와 반대가 되고, 오후는 또 반대가 된다.

그리고 음양에 따라 기의 순환이 달라지기 때문에 보사는 침맞는 쪽이 좌측이냐 우측이냐에 따라, 상지냐 하지냐에 따라, 경맥이 음경이냐 양경이냐에 따라, 성별이 남성이냐 여성이냐에 따라, 시간이 오전이냐 오후냐에 따라 보사수기법은 반대가 된다.

가령 오전에 남자 왼쪽 상지 양경맥에다 침을 놓을 경우, 날숨(호) 때 엄지(대지)를 앞으로 밀어 침을 시계 방향으로 염전하면 보(補)가 되고, 들숨(흡) 때 엄지를 뒤로 당겨 침을 반시계 방향으로 염전을 하면 사(瀉)가 된다.

여자의 경우는 이와 반대가 된다. 즉 오전에 여성 왼쪽 상지 양경맥에다 침을 놓을 경우, 날숨(호) 때 엄지(대지)를 앞으로 밀어 침을 시계 방향으로 염전하면 사(瀉)가 되고, 들숨(흡) 때 엄지를 뒤로 당겨 침을 반시계 방향으로 염전을 하면 보(補)가 되는 것이다.

침을 맞는 쪽이 오른쪽이 되면 이와 반대가 되고, 음경맥에다 침을 놓을 경우에는 또 이와 반대가 되고, 오후에 침을 놓을 경우에는 또

다시 반대가 되는 것이다.

최사문 스승님은 환자가 남성인지 여성인지, 치료하는 시간이 오전인지 오후인지, 침을 놓을 팔다리가 왼쪽인지 오른쪽인지, 또 경락이 양경인지 음경인지에 따라 침을 돌리는 방향이 달라진다고 보셨다. 거기다 날숨(호)과 들숨(흡) 때 침을 돌리는 방향을 맞춰야 보사가 정확하게 이루어진다고 하셨다.

이 보사법은 아버님도 그렇게 엄격하게 하셨는데, 내 침술이 조금이라도 효과가 있는 것은 최사문 선생님 가르침대로 보사를 철저하게 하려고 하는 것이 크게 도움이 되었을 것으로 생각한다.

보사법 실행 횟수은 호흡에 맞춰 엄지를 여섯번(六陰數 사법) 또는 아홉번(九陽數 보법) 진퇴하며 염전 하는 것이 기본 단위이다. 보법은 몸이 냉한 사람들에게 쓰는데, 당시 침을 맞으러 온 환자는 사법을 써야 하는 경우가 많아 여섯번 씩 염전하는 것을 기본으로 했다.

가령 오전에 남자 좌수양경의 경혈에 침을 놓을 경우 날숨 때 대지를 앞으로 미는 것이 보가 되고, 들숨 때 대지를 후진시키는 것이 사가 된다. 사를 하기 위해서는 들숨 때 대지를 힘있게 당기고, 날숨 때 대지를 서서히 80~90% 정도로만 앞으로 미는 방식으로 한다. 이렇게 들숨과 날숨에 맞춰 대지를 밀었다 댕겼다 하기를 여섯번 반복하는 것을 기본단위로 한다. 그리고 나서 잠깐 쉬는데, 호흡을 여섯번 이상 할 동안 쉬었다가 다시 실행한다.

이렇게 하기를 3회 또는 6회를 반복한다. 일반적으로 건강한 사람에게는 6회를 실행하고, 허약한 사람에게는 3회 정도를 실행한다.

당시 나의 소견으로는 최사문 스승님이나 종조부님, 그리고 아버님 침법이 서로 일맥상통하였다. 크게 다른 점을 느끼지 못했다. 이 분들 모두가 그 흐름을 이어받은 것으로 이해하였다. 허임 침법과도 그 맥이 닿아 있다고 생각한다.

허임 선생의 침구경험방 서문에 있는 다음과 같은 구절이 우리 가문과 스승님의 침술에 녹아 있는 듯하다.

"반드시 마음으로 깨달아 그것이 손으로 나타나고, 뜻에 따라 융통하고 변화시켜 각각 그 경락을 따라서 양의 병은 음측에서 치료하고, 음의 병은 양측에서 치료하고, 왼쪽의 병은 오른쪽에서 치료하고, 오른쪽의 병은 왼쪽에서 치료하니, 침놓고 뜸뜨면 반드시 효과가 있을 것이다. … 〈중략〉 … 이른바 보라고 하는 것은, 5푼의 혈을 찔러야 할 경우, 침은 2푼을 찔러서 잠시 멈추었다가 다시 2푼을 찌르고 또 잠시 멈추었다가 다시 1푼을 찔러서 환자가 숨을 들이쉴 때 침을 빼고 곧바로 손으로 침구멍을 눌러 진기를 보존하는 것을 보라고 한다. 사라고 하는 것은 5푼의 혈을 찔러야 할 경우에 침을 5푼을 찌르고 잠시 쉬었다가 침을 2푼 빼고, 또 잠시 쉬었다가 침을 2푼 빼고, 환자로 하여금 숨을 내쉴 때 침을 빼서 그 사기를 이끌어 빼내는 것을 사라고 한다."

허임 선생 침법에서도 음양을 살펴 침을 놓고, 환자의 호흡에 맞춰 3단계로 나눠 자침을 하고 발침을 한 것을 알 수 있다.

당시 선생님과 같은 유의(儒醫)들이 공부했던 의서는 『동의보감』, 『의학입문』[7], 『침구대성』[8] 등이 공통 교재로 사용되었다. 사암침법

---

7. 의학입문(醫學入門): 1580년경 명나라 이천(李梴)에 의하여 처음 완성되어 중국에서 간행. 1590년 경에 조선에 전해졌다.

8. 침구대성(鍼灸大成): 중국 명나라 양계주(楊繼洲)가 편찬하고 근현

이 담긴 『사암도인 침구요결』도 같이 읽혔다.

종조부님께서는 최사문 선생님의 보조교사가 되어 더 자세하고 구체적으로 내가 이해할 수 있도록 공부를 시켜주셨다.

공부를 할 때 교재는 내가 침구학원 다닐 때 사용했던 경혈학 책을 이용했다. 선생님은 의학입문, 침구대성 같은 책을 갖고 계셨지만, 모두 암기를 하신 상태여서 교재를 펼쳐놓고 가르치지는 않으셨다.

물론 나는 침구학원에서 최태산(최태섭) 선생 강의를 통해 경락경혈을 공부한 상태였다. 그러나 그곳에서는 실습 과정 없이 경혈도를 놓고 어느 혈자리는 어디에 위치한다고 손으로 가르쳐주고 넘어가는 정도였다. 정확하게 혈자리를 배울 수 있는 공부가 되기에는 미흡했던 것이다.

또한 아버님도 내관이나 삼음교, 태충, 합곡 등 중요한 자리를 따로따로 말씀해주셨기 때문에 경혈을 경락별로 체계적으로 가르쳐주시지는 않았다.

결국 나는 최사문 선생님을 만나면서 비로소 침술의 기본 토대인 경락과 경혈을 체계적으로 배울 수 있게 되었고, 침구사로서 기본 소양을 제대로 갖추게 되었다고 할 수 있다.

내가 1962년 겨울부터 혼자서 '왕진' 치료에 나설 수 있었던 것도 모두 최사문 선생님 가르침을 통해 경락과 경혈에 대해 체계적으로 이해하였기에 가능하였다. 그런 의미에서 최사문 선생님이야말로 내 침술의 진정한 스승이라고 할 수 있다.

(靳賢)이 교정하여 1601년 간행된 침구서. 일명 침구대전(鍼灸大全)

끝없이 탐구하는 인술자

동명동 집 하루 일과는 최사문 선생님 책 읽는 소리부터 시작되었다. 나는 아침 일찍 선생님 책 읽는 소리에 잠을 깨곤 했다.

종조부님과 최사문 선생님은 환자들을 치료하는 시간 이외에는 늘 독서를 하면서 지내셨다.

특히 최사문 선생님은 동양사나 서양사에 대해 해박하시고 『침구대성(鍼灸大成)』『의학입문(醫學入門)』같은 어려운 한문 서적도 줄줄 외우셨다. 그런데도 선생님은 그 책들을 매일 반복해서 읽으셨다. 이미 다 알고 계시는 내용인데 자꾸 읽으시는 이유가 궁금했다.

"선생님은 이미 내용을 다 알고 계시는데 지금도 『침구대성』을 읽고 계시고, 새벽 네시만 되면 일어나셔서 『침구대성』, 『의학입문』을 읽으십니다. 어째서 수십번 되풀이해서 읽으십니까?"

내가 여쭈어보았다.

"일반적으로 침이란 건 좀 아프다는 선입감을 갖고 있고, 또 아파야 효과가 있는 것으로 생각한다. 그렇지만 나의 생각은, 어떻게 하면 덜 아프게 해서 낫게 할 것인가, 아픈 곳을 내 손으로 만져주기만 해도 낫게 할 수는 없을 것인가? 이런 궁리를 하느라고 거듭해서 책을 읽는다"고 최사문 선생님은 말씀하셨다.

의술을 행하는 사람으로서 끝없이 정진하시는 선생님의 자세를 잘 보여주는 말씀이었다.

나는 선생님 생활 모습을 보며 "내 침술은 수박 겉핥기에 지나지 않았구나, 선생님 만큼은 아니더라도 저 분처럼 침구학을 하려면 뜻을 다잡아 가지고 공부해야 하지 않겠는가"라고 생각하며 의지와 각오를 다지기도 했다.

종조부님도 최사문 선생님께 의심나는 점이나 잘 모르는 부분에 대해서는 묻기도 하셨다.

한번은 중풍이나 뇌경색으로 인한 마비증상에 대해 두 분이 의견을 나누시다가 평소 뇌경색을 조금 앓으셨던 종조부님께서 "사암 선생은 대돈에 보를 해준다고 하셨는데, 그걸 한 번 해보고 싶다."며 최사문 선생님께 침을 놓아달라고 청하셨다.

이에 최사문 선생님은 "이 침은 아프니 두 번만 맞으시지요!"라면서 종조부님께 침을 놓아주신 적이 있다. 물론 그냥 침만 찔러만 놓은 것이 아니라 호흡에 따라 엄지를 '진전'하거나 '퇴후'하는 보사법을 철저히 실행하셨다.

종조부님은 "역시!"라고 하시며 만족해 하셨다.

최사문 선생님은 성품이 참 깔끔한 분이셨다.

그 때 동명동 집은 침술원 간판을 걸지는 않았지만, 한 사람 두 사람 최사문 선생께 침을 맞아보고 자기 가족들, 친척들, 친구들을 데리고 오기 시작했다.

침을 잘 놓는다는 소문이 나자 사람들이 많아지는 것은 순식간이었다. 그러나 최사문 선생님은 한 사람 한 사람 친절하게 대해주시고 성의껏 치료를 해주셨다.

평소 말수가 많지 않으셨던 선생님은 낮은 목소리로 환자들 증세를 묻고 원인이 무엇인지 자세하게 말씀해주셨다. 특히 환자들이 어디가 아프다고 하면, 그 구체적인 증상과 원인을 곧바로 짚어주셨다.

그 때마다 늘 곁에 두셨던 침구대성 책에서 해당 증상에 관한 페이지를 펼치고는 책은 보지도 않고 책에 적혀 있는 처방을 그대로 읽어내리셨다. 이미 다 암기하고 계셨던 것이다.

1962년 겨울철이 되자, 최 선생님은 광주를 떠나 고향인 순창으로 돌아가셨다.

6개월여 길지 않은 시간의 공부였지만, 최선생님은 내가 침술을 행할 수 있는 능력을 길러주시고 침의(鍼醫)로서 지녀야 할 올바른 자세와 마음가짐을 일깨워주신 훌륭한 스승님이셨다.

한창 젊은 20대에 배움이 많지도 않았지만, 가르쳐 주시는 것을 열심히 배워보려 했던 내 모습이 마음에 드셨던 선생님께서는 내가 '침구사'로서 자질과 가능성이 있다고 칭찬을 해주신 적이 있었다.

최 선생님은 종조부님과 나에 대해 말씀을 나누시면서, '젊은이가 많이 배우지는 않았지만, 시키면 시키는대로 따라서 해보려는 열의가 있는 것을 보니 앞으로 침술을 할 만 하다.'고 말씀하셨다는 것이다.

안타깝게도 선생님께서 광주를 떠나신 이후, 다시는 뵐 기회를 갖지 못했다.

1967~8년경에 서울에서 전국관인침구학원동창회 연합회 회의에 참석했을 때, 전주에서 오신 분이 우리 아버님처럼 두루마기에 한복을 입고 수염을 기르셨는데, 최사문 선생님께 침을 배우셨다고 하여 잠시 소식을 들었을 뿐이었다.

내가 침의로서 스스로의 모습을 돌아볼 때면, 최사문 선생님이 내 마음 속에 '거울'이 되어 주셨다. 잊혀지지 않는 '스승님'으로 내 마음 속에 남아 계신 것이다.

침구사의 길에 들어서

1962년 겨울. 최사문 선생님과 종조부님 가르침을 받고 침술에 조금 자신감이 생겼을 때였다.

하루는 집에서 아버님 일을 돕고 있는데, 먼 곳에서 사람들이 찾아왔다. 급한 환자가 있는데 여기까지 데려올 수가 없으니 아버님께 같이 가달라는 부탁이었다.

집에는 환자들이 많이 기다리고 있었다. 잠시 생각하시더니, 나를 쳐다보셨다. 가서 치료를 해주고 오면 어떻겠냐는 눈빛이셨다.

"제가요?"

내가 눈을 크게 떠보였다.

아버님께서 고개를 끄덕이시셨다.

갑작스런 일이라 당황스러웠지만, 어서 빨리 가줄 것을 재촉하고 있는 사람 앞에서 자신 없는 모습을 보일 수는 없었다.

'침술이란 게 안전한 의술인데다가 그 효과가 있고 없고는 예측할 수 없는 일이다. 한번 가보기라도 해보자'

마음을 먹고 용기를 냈다. 속에는 한복을 입고 겉에는 두터운 혼방 외투를 걸친 20살 새파란 침구사의 '홀로서기'가 시작된 것이다.

광주 일곡이라는 마을이었다. 그 마을에서 정미소를 하고 있는 사람 누이가 환자였다. 아들 하나 낳고 남편은 세상을 떠나 친정에 와서 살고 있다가 중풍에 걸린 것이었다.

환자 상태를 보니 제 정신이 아니었고 혼수상태에 빠져 있었다. 아버님께 배운대로 조심스럽게 침을 놓고, 반응을 기다렸다. 곁에서 지켜보던 가족들이 잔뜩 긴장하는 것이 느껴졌다.

자침을 한 후 수분 동안의 시간이 흘렀다.

나도 놀랐다.

눈을 감은 채 정신을 못차리던 환자가 눈을 뜨더니 편안하게 숨을 쉬면서 정신이 돌아왔다. 그제야 안도의 숨이 나왔다.

신출내기 침쟁이의 침이 효과를 발휘하다니 내 스스로도 참 신기했다. 환자 가족들이 모두 기뻐하면서 내게 몇 번이나 감사 인사를 전했다.

첫 왕진 치료에 효과가 있자 나는 자신감이 생겼다. 그 날 이후 4차례 더 찾아가 침을 놓았다. 며칠 후에는 혼자 걸어다닐 정도로 호전됐다.

침을 맞고 중풍 환자가 일어섰다는 소문은 곧 마을에 퍼졌다. 일곡마을이 당시는 140호나 되는 큰 마을이었는데, 마을 사람들이 너도나도 치료를 청하였다. 심지어 치통을 앓는 사람들도 찾아왔다.

교통편이 없어서 택시를 이용해야하는 불편함에도 불구하고 나는 열심히 마을사람들을 치료해주었다. 젊은 사람이 침을 잘 놓으니 마을 사람들도 신기한 눈으로 바라보았다.

일곡 마을은 내가 침구학원을 나온 이후 홀로 침술을 행할 수 있는 경험을 갖게 해준 매우 고마운 곳이다. 아쉽게도 지금은 도시개발이 돼서 아파트단지로 변해버리고 말았다.

그 때 일곡 마을에서의 침술 치료 소식은 이웃 마을로 전해지기 시작하여 지산마을, 생룡마을, 우치동, 용전마을로 이어졌다. 나중에는 광주 뿐 아니라 담양, 나주, 함평, 영광군 까지도 소문이 나게 되어 멀리까지 왕진에 나서게 되었다.

가난한 1960년대 농촌 마을에 침 선생이 찾아가면 많은 사람들이 몰려들었다. 9월 한가위가 지난 농한기에는 사람들이 더 많아진다.

교통편도 없고, 택시를 타고 다닐 수도 없어서 한 지역에 가면 2~3일씩은 머무르며 침을 놔야 했다.

치료비라고는 담배 한 갑이나, 천 원짜리 한장, 계란이나 볶은 콩도 가져왔다.

감자나 고구마를 쪄가지고 오기도 했다. 또 특별하게 치료효과가 있는 경우, 석작(대나무로 만든 뚜껑이 있는 바구니)에다 떡을 해서 가져오기도 했다.

당시 인기가 있었던 '아리랑 담배'를 제일 많이 받았던 것 같다. 왕진 가방으로 쓰던 노란 대학생 가방에는 아리랑 담배가 늘 가득 차 있었다.

그 때 내 나이가 20대 초반이었으니, 침 놓으러 다니는 일이 신나고 즐겁기만 했다. 용돈도 궁하지 않았고, 내 침을 맞고 모두 아픈 데가 나았다며 사람들이 몰려들었으니, 정말 신바람이 났다.

저녁이 되면 마을 청년들이 친구 하자며 찾아왔다. 라디오를 들어가면서 함께 담배도 피우고, 노래를 부르면서 즐겁게 어울렸다.

술은 즐기지 않았지만, 나는 '놀이'에는 선수였다. 20대 초반 그 나이에 이미 당구가 '300'을 칠 수준이었다. 또한 바둑, 장기, 낚시, 사냥, 화투 등 그야말로 잡기(雜技)에는 누구에게도 뒤지지 않았다.

신부 치료하자 맞선 자리 소개

전남 담양읍에서 결혼을 앞둔 처녀를 치료했던 일도 지금까지 잊혀지지 않는다.

담양읍 한 처녀가 겨울에 갑자기 몸 한 쪽이 마비되면서 혀가 굳고 말을 못하는 증상이 왔다. 그 처녀는 몇 달 후 결혼 날짜를 잡아 놓은 상태였기 때문에 가족들 걱정이 이만저만이 아니었다.

내가 침을 잘 놓는다는 소문을 듣고 치료를 청해왔다. 지금도 국순덕이라는 그 처자 이름을 기억을 하고 있다.

결혼이라는 중대사를 앞두고 있는 상황인지라, 나도 바짝 긴장을 하고 치료에 임해야 했다.

먼저 아버님께서 중요하게 쓰시던 혈자리인 간사, 내관, 삼리에 침을 놓고 호흡에 따라 수기보사법을 실행했다. 마비된 쪽 반대 쪽, 즉 건측에다 침을 놓았다. 사관은 네 군데 다 터주면서, 중완에도 침을 놨다.

처음 침을 놓았을 때부터 반응이 보이더니 모두 네 차례 침을 맞고 완치가 되었다.

결혼식도 무사히 치르게 되었다. 당사자와 가족들이 신세를 갚아야 한다며 뭔가 크게 보답하고 싶어했다.

결혼식 후, 어느날 그 국순덕이란 새색시로부터 연락이 왔다.

자기 친구 중에 참한 색시감이 있는데, 한번 만나보라는 것이었다. 그 때는 20대 초반이고 결혼할 뜻이 없을 때였다. 처음에는 아직 생각이 없다고 몇 번 거절을 했다. 그래도 좋은 사람이니 한 번 만나보기라도 하면 좋겠다는 거듭된 권유에 따라 담양읍내 한 찻집에서 맞선을 보았다.

한두 차례 더 만남을 가졌지만, 나는 결혼보다는 젊음을 더 즐기고 싶어할 때였다. 그것으로 그 처녀와의 인연은 끝이 났고, 지금도 침술로 겪었던 에피소드 기억으로 남아 있다.

근골격계 증상 섬마을 사람들

하루는 서울에서 사람이 찾아왔다. 자기 고향이 완도군 금일읍인데, 형님이 아파서 누워계시니 같이 가서 치료를 해달라는 것이었다. 이번에도 아버님께서는 나에게 다녀오라고 하셨다.

장흥군 회지 항구에서 배를 타고 완도에 가보니, 환자가 누워 있었다. 오랫동안 멸치 어장 일을 하면서 몸이 많이 상해 있었다. 양어깨에 몽우리가 만져졌고 팔다리가 마비되어 움직이지 못했다.

도착한 날부터 시작하여 6주간 머물면서 집중적으로 치료를 하였다.

마을 사람들도 치료를 하면서, 2~3일에 한 번씩 침을 놓았다.

보름 정도 경과하자 누워 있던 환자가 일어나 걷기 시작했다. 일어나 걷는 아들의 모습을 본 그 분 어머니가 손뼉을 치며 기뻐하셨다. 환자가 기운을 더 회복할 수 있도록 약을 지어서 복용토록 했다. 몸이 회복된 그 환자는 그렇게 일어나서 생활하다가 3년 후에 세상을 떠났다.

내가 진단하기에 그 사람은 기혈이 막혀 힘이 없고 마비가 되어 있는 것으로 보였다. 침을 써서 막혔던 기혈을 소통시키고 기력을 회복하도록 했더니 효과가 있었다.

당시 환자는 60세 정도였는데, 항상 바닷가 찬 데서 지내야 하는 섬 생활 조건 때문에, 병을 완전히 극복하기 어려웠을 것이라고 생각했다.

완도에서는 2개월 정도 지내며 지역 주민들에게 침을 놓아 많은 사람을 치료했다.

할머니 한 분은 허리와 다리가 심하게 불편하였는데 침을 맞고 좋아져서 오래 살다가 돌아가셨다.

완도에서 4~5km 떨어진 소랑도라는 섬에서는 3일간 머무르며 침을 놓았는데, 그 때의 인연으로 아버님에게 침을 맞으러 광주까지 찾아오는 사람들도 많았다.

바다에서 김 양식을 하는 사람들은 엎드려서 일을 하게 되니 대체로 허리나 무릎이 아픈 환자들이 많았다. 농촌지역에서도 논밭 일을 엎드려서 하다보니 마찬가지 증상이 나타났다.

사람마다 다 똑같지는 않지만, 무릎을 치료하기 위해서 족삼리나 양릉천 혈에다 침을 놓아주는데, 좀 약하다 싶으면 음릉천 혈에도 침을 놓아 주었다. 또 나중에 완전히 치료가 되지 않은 경우에는 허리에 대장유나 신유에 침을 놓아주고, 그래도 조금 덜 나았다 싶으면 한번 더 해주었다. 그리고 언제나 호흡에 맞춰 염전 보사를 했다.

염전마을 왕진 소금사업으로 집 마련

1963년경 일이다. 영광군 염산면 동천리라는 바닷가 마을에 침을 놔주러 갔다.

염전이 있어 소금을 생산하고, 젓갈과 생선이 많이 나는 곳이었다. 그곳 작은 구멍가게 집에 네다섯 살 된 여자아이가 소아마비로 한쪽 팔다리가 마비가 되어 잘 움직이지를 못했다.

내 여동생 현숙이가 보였던 증상과 거의 비슷했다. 그 날부터 한 일주일간 마을에 머물면서 침을 놓아주었다. 대여섯번 침을 놓고나니 그 아이도 일어나 정상으로 돌아왔다.

또 그 지역 유지였던 사람 부인이 허리가 아파 고생을 하였는데 내 침을 맞고 깨끗하게 나아버렸다.

그러자 그 일대에 소문이 나게 되고 침을 맞으러 사람들이 몰려오는 바람에 며칠을 더 머물게 되었다.

그 때 마을사람으로부터 마을 염전에서 소금을 사놓으면 돈이 될 것이라는 말을 들었다.

나는 그 사람 말대로 소금을 사기로 하고 아버님께 말씀드려 4만2천원의 돈을 마련했다. 키로그람 당 140원에 소금을 샀는데, 그해 여름에 태풍 피해가 심해 소금 생산량이 줄면서 키로그람 당 800원으로 소금가격이 올라버렸다. 4만2천원이 24만원으로 불어나 6배 가까이 돈을 벌게 된 것이다.

그리고 그렇게 번 돈으로 이번에는 나락을 사들였다가 정미소에서 방아를 찧어 되팔았다. 돈이 60만원으로 불어났다.

장사를 해서 졸지에 목돈을 모으게 되었고, 아버님께서 돈을 더 보태서 양동시장 뒷편에 집을 한 채 구입하였다.

그 이듬해 1964년 우리는 월산동에서 양동으로 이사를 했고, 그 집은 오랜 세월 우리 가족들 보금자리요 아버님 침술원이 되어 오늘날까지 지켜져왔다.

최근 그 일대가 재개발구역으로 묶이면서 조만간 철거될 운명을 맞게 되었다.

죽을 것 같던 동생 살린 아버지 침술

1963년 초. 눈이 지붕까지 닿을 정도로 많이 내린 날이었다. 그 때는 월산동 14방(坊) 작고 허름한 집에서 살 때였다.

무안 큰집에 가 있던 세살배기 어린 여동생 현숙이가 갑자기 죽게 생겼다는 급한 전갈이 왔다.

얼른 어머니를 모시고 광주역으로 쫓아가 기차를 타고 무안 몽탄 큰집으로 달려갔다. 가서 보니 여동생은 온 몸에 열이 오르고 혼수상태에 빠져 꼼짝도 못한 채 겨우 숨만 쉬고 있었다. 큰어머니 말씀은 오후에 생고구마를 먹다가 갑자기 토악질을 하더니 쓰러져 버렸다는 것이었다.

나는 얼른 여동생을 들쳐업고 기차를 타고 광주로 올라왔다. 그 때 광주에 도착한 시간이 저녁 6~7시 쯤이었다. 곧 숨이 넘어갈 것만 같았다.

서둘러서 병원을 찾았다. 퇴근 시간이 지나 문을 연 병원을 찾을 수가 없었다. 택시를 타고 광주 시내를 돌다가 겨우 밤 늦은 시각에 적십자병원(지금의 선남병원)을 찾았다.

병원 문을 두드리며, 어린애가 죽게 생겼으니 도와달라고 소리를 질렀다. 다급한 소리에 잠을 깬 간호사들이 문을 열어주었다.

우선 급한대로 병원 책상 위에 동생을 눕혔다. 간호사들이 서둘러서 목 부위에 혈관을 찾아서 링거 주사부터 꽂았다.

나는 침으로 백회 인중 소상 후계혈를 터주었다. 위급한 고비를 넘기기 위한 응급조치였다.

여동생은 여전히 꼼짝도 못한 채 숨만 가쁘게 내쉬고 있었다. 병실로 옮겨서 3일을 지냈다. 위급한 고비는 넘긴 것 같았으나 나아질 기미가 없었다.

아버님과 의논해 집으로 옮겼다.

아들 넷을 낳은 후에 얻은 딸이라 부모님께서 끔찍하게 아끼시던 자식이었다.

이제 사랑하는 딸자식 운명이 아버님 손으로 넘어왔다. 남도 아니고 애지중지하는 자식이 바로 눈앞에서 생사를 오가고 있었다. 여동생은 전신마비가 되었던 것으로 보아 소아마비에 걸린 것 같았다.

병의 원인이 무엇이고 처방은 어떻게 해야 하는지 아버님 머리 속에 그 생각만 가득하셨다. 보통 사람들이라면 무척이나 초조해하고 불안하여 안절부절 할 수도 있는 상황이었다. 더구나 자칫 부정(父情)이 앞서 판단이 흔들릴 수도 있었다.

아버님은 평정심을 잃지 않으셨다. 침술의 원칙만을 생각하셨다.

아버님은 여동생을 당신께서 주무시는 방 윗목에 눕혀 놓고, 2~3일에 딱 한 군데씩 침을 놓았다. 아버님은 처음에는 신맥혈에 침을 놓고 3일을, 또 간사혈에 침을 놓고 3일을 기다리는 식으로 치료를 하셨다.

온 가족이 온통 여동생만을 지켜보는 가운데 한 순간, 또 한 순간, 하루, 또 하루가 지나갔다. 어머니는 끼니 때마다 어린 딸을 껴안고 밥을 끓인 밥물을 떠 먹이셨다.

동네에서는 사경을 헤매고 있는 어린 딸을 침 선생이 직접 치료하고 있다는 소문이 돌았다. 침 선생이 자기 딸을 살릴 것인가, 죽일 것인가? 주위 사람들 시선이 침술원에 쏟아졌다.

하루하루 지나 보름이 되고 20여일이 지났다. 전신 마비로 손가락 하나 까딱하지 못하고, 목소리도 못 내던 여동생이 약간 기력을 회복하는 듯 보였다.

처음에는 정신이 조금 돌아오는 것 같더니 울음소리가 나올 듯 말 듯 목에 걸렸다. 분명 몸 상태에 변화가 일어나고 있는 것 같았다.

그러나 아직 회복되고 있는 것인지 확실치가 않았다. 가족들은 더 불안하고 마음이 조급해졌다. 어머니는 눈물을 삼키시며 가슴을 움켜쥐셨다. 어린 동생들도 울상이 되어 눈가를 훔쳐댔다.

아버님은 속마음을 내색하지 않으셨다. 여전히 찾아오는 환자들을 치료하시면서 딸 곁을 지키실 뿐이었다.

한달 가량이 지났을 때였다.

여동생 왼손가락이 꿈틀 움직였다. 또 한차례 꿈틀대더니 꼼지락거리기 시작했다.

아버님 곁에서 치료를 돕던 어머니 눈에 현숙이 손가락이 꼼지락거리는 게 들어왔다.

"워매, 우리 현숙이, 이제 살아나는갑다!"

어머니가 바짝 현숙이 곁으로 다가앉으셨다. 아버님이 치료를 멈추시고 다가가셨다.

손가락이 아주 약하게 꼼지락거리고 있었다.

어머니 놀란 소리에 우리 형제들도 얼른 달려갔다. 현숙이 손가락이 움직이고 있었다. 서로 눈을 마주치며 고개를 끄덕거렸다.

"현숙이 살아나는갑다!"

그 날 오후, 아버님이 또 한번 침을 놓으셨다. 그리고 우리 가족들은 가장 길고도 지루한 하룻밤을 보내고 아침을 맞았다. 아마 이날 밤 부모님들은 뜬 눈으로 지새셨을 것이다.

아침이 되어 우리 형제들이 현숙이에게 다가갔다.

내 바로 밑 동생이 "현숙아~" 불러 보았다.

어머니께서 "현숙아, 정신 좀 차려보거라!, 에미다, 에미야~"하며 눈을 감고 있는 현숙이를 깨워보셨다.

그 때였다. 현숙이가 눈을 떴다.

그리고는 어머니 얼굴을 보자마자 "아 앙~" 울음을 터뜨렸다.

우리 형제들은 한꺼번에 울음을 터뜨렸다.

아버님이 다가오시더니 현숙이 얼굴을 쓰다듬으시면서 한 말씀 하셨다.

"살아났구나!" 드디어 굳어져 멈춰 있던 몸이 침을 맞고 기혈이 뚫리면서 순환이 이루어지기 시작한 것이다.

침의 효과였다. 매일 매 순간 조금씩, 조금씩 기운을 찾아가던 현숙이는 어느날 드디어 일어나 앉았다.

어머니가 일어나 앉은 동생을 붙잡고 "현숙아! 애썼다. 이제 기운을 차려야 한다!"며 울먹이셨다.

아버님도 조금 안심이 되시는지 "으흠!" 기침소리를 내셨다.

나와 내 동생들도 벌떡 일어나 앉은 현숙이에게 다가갔다. 남동생이 두 손으로 눈가를 닦으며, 현숙아! 하고 불렀다.

아직 기운이 없었던 동생은 꼼지락 꼼지락 몸을 움직이더니 두 손을 짚고 일어서려고 했다.

어머니가 손을 잡아 일으켜주었다.

뒤뚱거리며 한 발 한 발 걸음을 떼기 시작했다.

"아이고, 우리 현숙이 이제 살았네! 아이고 살아났구나!"

어머니가 손뼉을 치셨다. 나도, 동생들도 기쁨의 눈물을 닦아냈다.

소문이 퍼져나갔다.

아버지에게 침을 맞는 사람들은 대체로 3~5일만에 한번씩 왔는데, 올 때마다 현숙이가 조금씩 나아가는 것을 확인할 수가 있었다.

현숙이가 나아지는지를 보려고 일부러 오는 사람들도 있었다.

그러다 두달 쯤 후에는 일어나 걸어다니는 것을 보면서 모두 감탄했다.

"와, 김 선생 진짜 명의일세, 명의여! 죽은 목숨도 살린다네!"

죽은 목숨도 살리는 명침을 맞아보기 위해 사람들 발길이 줄을 잇기 시작했다.

침을 맞으러 오는 사람들이 많아지니 좀 더 넓은 집을 장만해야 했다. 그래서 그해 겨울 양동시장 뒤 쪽 집을 계약하여 이사를 했다.

1950~1960년대는 병이 들면 어린 아이들은 목숨을 부지하기 어려웠다. 영유아 사망률이 대단히 높던 시대였다. 용케 살아남아도 그 후유증으로 장애를 갖게 되는 경우가 허다했다.

소아마비는 주로 소아의 뇌, 척수와 같은 중추신경계 중 특히 운동을 담당하는 부분에 폴리오(polio)라는 장 바이러스(enterovirus)에 의한 급성 감염이 발생하여 뇌신경 조직이 손상되면서 심할 경우 사망할 수도 있고, 영구적인 신체 마비와 변형이 생길 수 있는 질환이다. 발병 초기에는 발열 두통 등의 통증과 발한, 구토, 설사 등 여름 감기와 비슷한 증상을 보인다.

지금은 소아마비 예방접종을 하여 환자가 거의 없지만 1960년대 초까지만 해도 소아마비로 사망하거나 장애를 갖게 되는 경우가 많았다.

소아마비는 열이 많이 오르는 것이 주 증상이라 열을 내려주는 '해열'이 우선적인 처방이다. 땀을 내도록 하고 영양을 공급해주면 낫는 것이다. 침술로는 무조건 백회, 상성을 터 주어 열을 내리고 합곡, 내관이나 삼리에 침을 놓아서 기혈을 소통시키는 방법으로 침치료를 한다. 아이들은 치료효과가 좋아서 침을 맞고 병을 고치는 경우가 많았다.

" '너를 고쳐 내가 침술 계속 할 수 있었다'고 하셨어요"

김현숙(1961년 생, 김성환 선생의 딸) 인터뷰(2024..07.27)

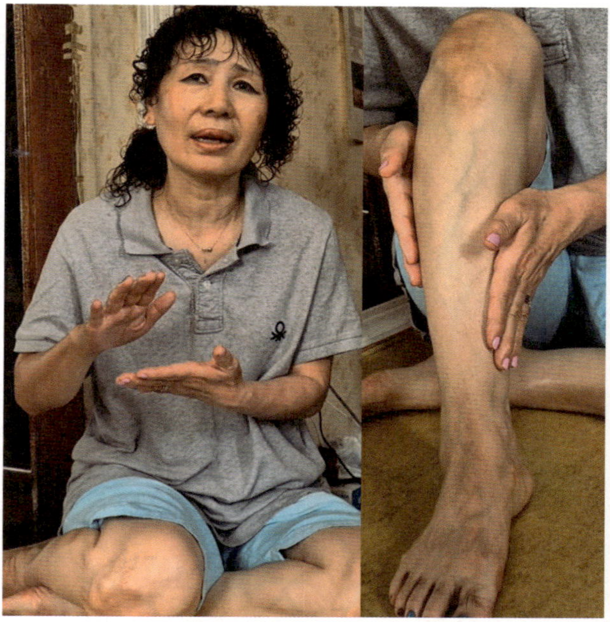

아버지가 "너를 치료하지 못 했다면 내가 더 이상 침을 놓지는 않았을 것이다."라고 하셨다는 말씀을 전하는 김현숙 씨. 오른쪽 다리가 약간 휜 듯하지만 아버지 침술로 소아마비 후유증이 전혀 없이 살아왔다고 한다.

제가 커서 초등학교 다닐 때 아버님이 "너 소아마비를 치료하지 못했으면 내가 침술을 안 했을 것이다."라고 말씀하시더라고요.
"너가 나았기 때문에 모든 사람에게 침술이 좋다는 것을 이야기할 수 있었고, 내가 침술을 계속할 수 있었다." 아버님 그 말씀 듣고 '아버님이 나를 살리기 위해서 많이 애쓰셨구나.'라고 생각했어요. 지금 오른쪽 다리가 제 느낌으로는 약간 휘어져 있는 것 같지만 활동에는 아무런 지장이 없고, 불편함이 전혀 없어요. 초등학교 다닐때도 친구들이랑 어울리는데 이상이 아무것도 없었어요.
친구들 중에는 소아마비로 다리를 절룩거리는 친구가 있어요.
저는 아버님을 잘 만나서 이렇게 다리를 절거나 하지를 않죠.

아버지께 감사하고, 사랑한다고 말씀드렸습니다. 아버님이 돌아가시기 전 누워 계실 때 아버님 은혜에 조금이라도 보답하고 싶어서 나서서 수발을 들었지만 만분의 일도 갚을 수 없지요.

아버지는 진짜 침을 잘 놓으셨어요. 제가 고등학교 다닐 때 친구가 구안와사가 와서 눈도 돌아가고 입도 돌아갔는데 아버지가 치료해 주셨어요. 직장 다닐 때는 병원에서 근무하는 40대 후반의 아는 언니가 어깨가 아프다고 하여 아버지께 침을 맞도록 소개해 나았어요. 유종으로 유방이 퉁퉁 부어서 오신 분도 침으로 탁 터트리고 창호지 심을 박아 치료해 주시기도 했어요.

아버지 침을 맞고 금방 나아서 가는 사람도 여럿 봤어요. 스스로 걷지 못하여 리어카에 실려 오신 사람이 침을 맞고 난 다음 그냥 서서 걸어가시는 분도 봤어요.

죽을 것 같던 어린 동생 현숙이가 침술로 정상으로 회복하자 침술원은 아버님 침을 맞으려는 사람들로 매일 가득 찼다.

침술 치료로 생활 형편도 조금 나아지고 여유를 갖게 되었다.

그러나 5.16군사정부는 1962년 3월 20일 국민의료법을 의료법으로 바꾸면서 침구사에 관한 규정을 삭제해 버렸다.

아버지가 침술을 계속하게 된 계기가 있었던 그때 동생 현숙 이가 3살 때였으니 1963~64년 때 쯤이었다. 실시가 확실하던 침구사 제도가 오리무중으로 빠져들던 때였다.

아버지는 무면허라며 고발을 당하면서도 당신의 딸을 살려내고, 정상으로 살 수 있도록 한 침술을 결코 버릴 수가 없었던 것이다.

멀어져가는 침구사의 길

침구사 자격증 제도는 1951년 국민의료법 제정과 함께 길이 열려 있었다. 국민의료법 59조에 "종래에 규정된 접골술·침술·구술·안마술 등 의료유사업자 제도는 주무부령으로 정한다." 는 규정이 만들어진 것이다. 보건 당국에서 주무부령만 제정되면 침구사 제도가 마련될 것이었고, 이를 기다리고 있던 전국의 재야 침구사들이 자격증을 취득할 수 있게 된 것이었다.

하지만 법이 제정되었음에도 불구하고 주무부령 제정은 쉽게 이루어지지 않았다. 4.19혁명의 횃불이 켜진 1960년에야 '의료유사업자령'과 자격시험 규정이 마련되었다.

1960년 그 때 나도 침구사 자격시험이 시행될 것을 기대하고 관인 침구학원을 수료했다.

그러나 1962년 5.16군사정부인 국가재건최고회의가 종래 국민의료법을 의료법으로 바꾸면서 '접골술·침술·구술·안마술업자 등 의료유사업자제도'를 감쪽같이 말살시켜버렸다. 침구사 시험규정은 그대로 있었지만 상위법인 의료법에 침구사 등 의료유사업자에 대한 조항을 삭제해 버린 것이다. 결국 일제시대 때 자격증을 취득한 의료유사업자 이외에는 신규로 자격증을 얻을 수 있는 길이 막혀버렸던 것이다.

이제 수많은 침구사들은 소위 재야의 처지가 되어, 합법적으로 침술을 행할 수 있는 자격을 취득할 기회를 봉쇄당하고 말았다.

'수난의 역정'이 시작된 것이다. 1960년대 당시 무자격, 무면허 의료행위를 단속하고 처벌하는 정부의 모습은 마치 국가의 안전을 위협

하는 심각한 범죄행위를 다루는 것과 다르지 않았다.

자격증이 없는 사람은 몸에 침이나 침통, 또 다른 침술 도구를 지니는 것만으로도 처벌의 대상이 되었다. 많은 침구사들이 경찰의 불심검문에서 침이나 침통이 적발되어 처벌 받은 경험을 갖고 있다.

광주에서 명의로 소문이 났던 우리 집은 경찰과 보건당국의 주요한 표적이 될 수밖에 없었다.

수시로 경찰이나 보건소가 치료 현장을 덮쳤다. 환자를 치료하는 도중에 보건소에서 들이닥쳤다 하면, 피할 길이 없었다. 바로 현장에서 적발되고 형사고발을 당했다.

합동 단속에 아버지 대신 '수갑'

1965년 봄. 우리 침술원에 환자들이 붐비고 있던 시각 갑자기 합동단속반이 들이닥쳤다.

두 세 명의 단속반원은 밖에 있고 한 명이 아버님이 침을 놓고 있던 안방으로 들어서더니, 아버님이 쓰시던 양철 침통을 집어들었다. 그러고는 "어, 피도 빳네?" 하더니 쓰레기통을 뒤져서 사혈을 하느라 피를 닦아낸 휴지조각들을 찾아냈다.

점령군처럼 집안을 쳐들어온 합동단속반은 보건소 직원과 경찰과과 검찰이었다.

그 때 아버님과 어머님은 놀라셔서 안절부절못하셨고, 집안을 꽉 채우고 있던 환자들도 잔뜩 긴장한 채 단속반의 기세등등한 모습에 겁을 먹고 있었다.

집안 이곳저곳을 뒤지던 단속반원들이 압수수색을 끝내고, 불법행

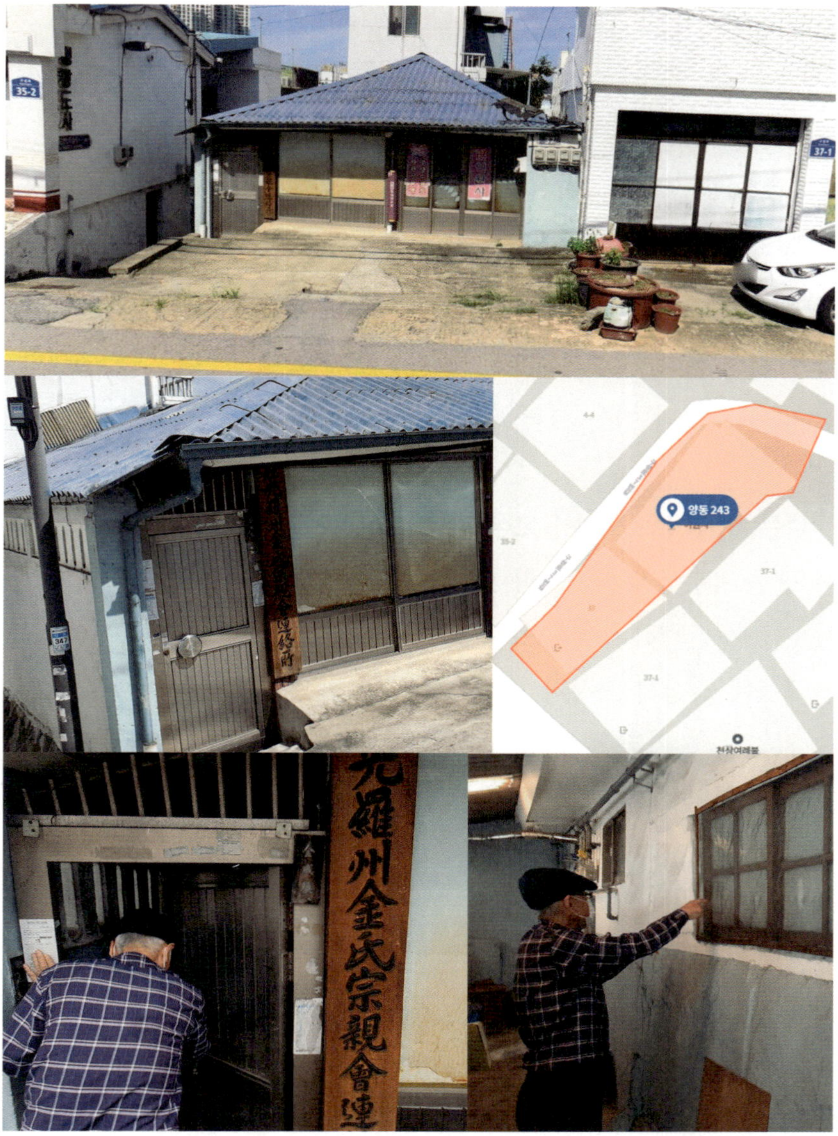

처음 단속반이 들이닥쳐 수갑을 차고 경찰서로 갈 때부터 지금까지 침술과 수많은 사연이 얽힌 양동 집.

위를 저질렀으니 경찰서로 가자고 했다.

아버님이 가시도록 해서는 않되겠고, 그렇다고 어머님이 가시도록 할 수는 더욱 없었다. 내가 옷을 주워입고 나갈 채비를 했다.

"자, 이제 갑시다!" 하고 내가 방을 나서자, 경찰이 내 팔목에 수갑을 채웠다. 무슨 범죄자처럼 수갑을 채우다니 창피하고 화도 났다. 그러면서 마음 한켠에서는 나쁜 짓을 한 것도 아니고 아픈 사람 치료하다가 이렇게 된 일이니 너무 기죽을 필요 없다고 스스로를 달랬다. 집 밖을 나오니 이웃 사람들이 걱정스런 표정으로 웅성거리고 있었다.

나는 서둘러 그들이 몰고온 검은색 찝차에 올라탔고, 20여 분을 달려 광주 서부경찰서에 도착했다. 차에서 내려 경찰서 마당에 발을 딛는 순간에는 약간 두렵기도 하면서 바짝 긴장감이 느껴졌다.

그런데 경찰서 수사과 형사계로 들어서는 순간 조금 마음을 놓을 수 있었다. 때마침 평소 알고 지내던 '조한영'이란 수사과 직원이 아는 체를 하면서 나를 맞아주었기 때문이었다.

나는 허가 없이 침을 놓았다는 명목으로 조사를 받고 진술서를 작성했다.

결과는, 처음있는 일인데다가 조한영씨가 힘을 써주기도 하여 약간의 벌금을 내는 것으로 마무리되었다.

그 조한영이란 분은 그 후로도 형제처럼 친한 사이가 되었고, 오늘날까지도 인연을 이어가고 있다.

침구학원동창회 침구사 입법운동

5.16군사정부에 의해 침구사 자격 시행이 가로막히게 되자, 재야 침구사들의 입법투쟁이 시작되었다.

이우관 선생(1908년~1985년)이 그 중심에 섰다. 그는 5.16정부가 국민의료법을 의료법으로 바꾸면서 침구사 시험시행이 정부와 의료집단에 의해 가로막히는 상황을 타개하기 위해 그야말로 온몸을 불사르는 노력을 기울였던 분이다.

관인 대한침구학원을 1962년 7월에 수료한 이우관 선생은 강직하고 소신이 분명했던 분이었다. 그는 침구사 제도가 폐지되는 불합리한 현실은 그대로 두고 볼 수가 없었다.

그는 재야 침구사들의 '생명선'을 유지하고 후진 배출을 도모하여 우리나라 침구의학을 세계적인 수준으로 올려놓기 위한 과감한 투쟁을 전개하겠다는 비장한 결의를 굳혔다.

그리고 투쟁을 하는 데는 개인의 힘보다는 강력한 단체 조직이 필요하다고 보고, 대한침구학원 동창회 결성에 나섰다.

대한침구학원은 1957년 12월 3일 서울특별시 교육위원회 인가로 서울특별시 종로구 연지동 226번지에 설립되어, 수료생이 1천4백51명에 이른다.

이우관 선생은 1962년 9월 대한침구학원 동창회 결성을 위한 발기인회의를 했다. 그때 쓴 '우리의 맹서'가 『수난의 역정』에 수록되어 있다.

"1962년 3월 20일자 군사혁명정부의 최고회의에 의하여 새로이

제정된 의료법은 국민 의료법 중 제59조를 삭제함으로서 우리나라의 침구사 제도는 완전히 없어졌다. 동년 8월에는 모교인 대한침구학원의 간판이 당국에 의하여 철거당하고 말았다. 이로서 우리들의 정든 모교는 없어지고 우리들의 모체인 유일한 기관이 없어짐으로서 갈 길을 못 찾는 양떼와 같은 신세가 되고 만 것이다. 여기서 우리들은 과거의 의존주의적인 사고방식을 박차고 5천을 헤아리는 침구사들의 나침반이 될 것을 엄숙히 맹서한다."

이우관 선생은 2년여 각고의 노력 끝에 1964년 8월 16일 대한침

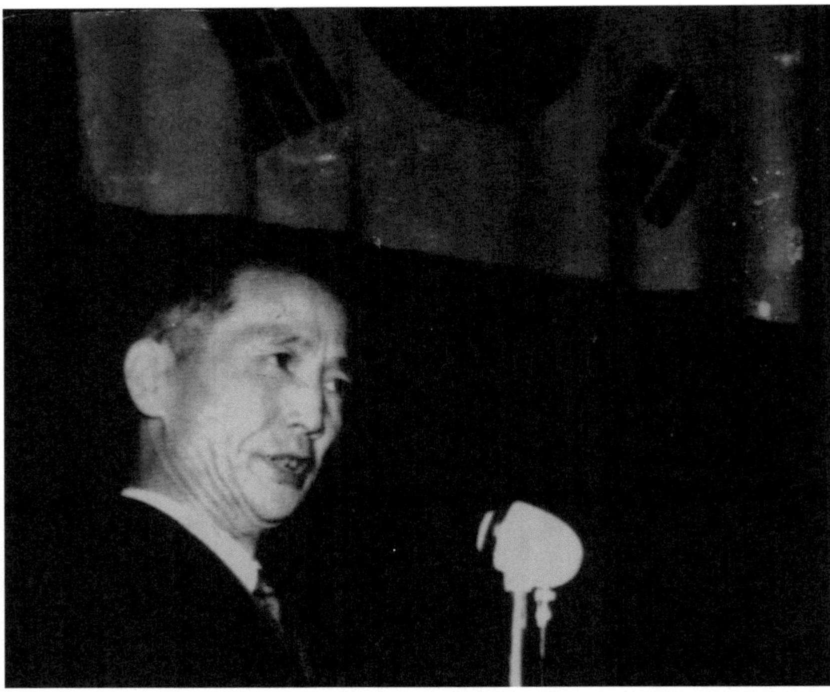

이우관 회장. 1965.12.7 국회에서 만장일치로 침구사 법안이 보건사회위원회를 통과한 후, 침술연합회 임시총회에서 회원들에게 경과 설명하고 있다.

구학원 동창회를 마침내 결성했다.

동창회가 중심이 되어 침구사 제도 부활을 위한 입법투쟁이 끈질기고 치열하게 전개됐다.

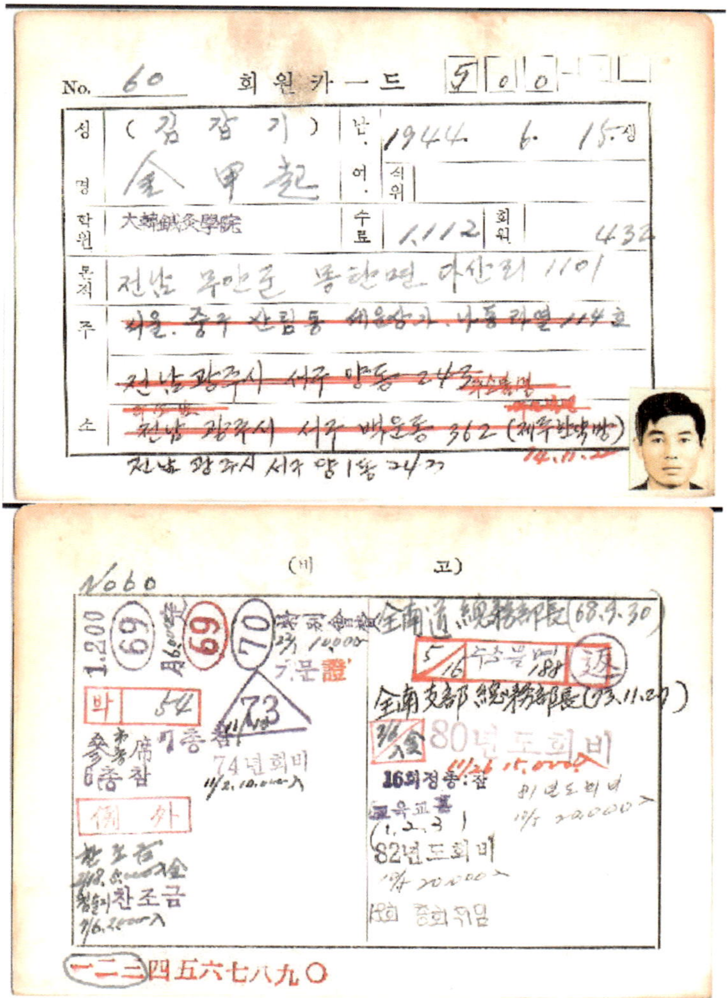

김갑기 침구학원동창회(한국침술연합회) 회원카드.

이우관 선생의 침구사 제도 부활을 위한 투쟁은 쉬지 않고 전개되었다. 극심한 병고와 생활고, 재정난의 삼중고 속에서도 포기하지 않고 침구사 제도 부활이라는 꿈을 위해 헌신하였다.

나는 대한침구학원동창회에 회원번호 60번째로 가입했다.

내가 처음 이우관 선생을 만난 것은 1965년 대한침구학원 동창회 전남지부 모임에서였다.

이 땅에 하늘은 없는가?

대한침구학원동창회는 이우관 선생이 줄곧 회장을 맡아 재야 침구사들에 대한 보수교육을 주선하고, 침구사 제도 법제화를 위한 활동을 치열하게 전개해 나갔다.

이우관 회장이 남긴 책 『수난의 역정』 목차 제목만 보아도 침구사 제도를 국회에서 입법하기 위해 얼마나 악전 고투했는지 짐작할 수 있다.

1964년

대한침구학원동창회의 결성

활동계획의 수립

국회의장에게 청원서 제출

국회 보사위, 우리의 청원 통과

한의협의 정면 공세

국회 보사위 통과된 우리의 청원 번안 폐기

새로운 전투태세를 갖추기 위하여 제2회 정기총회

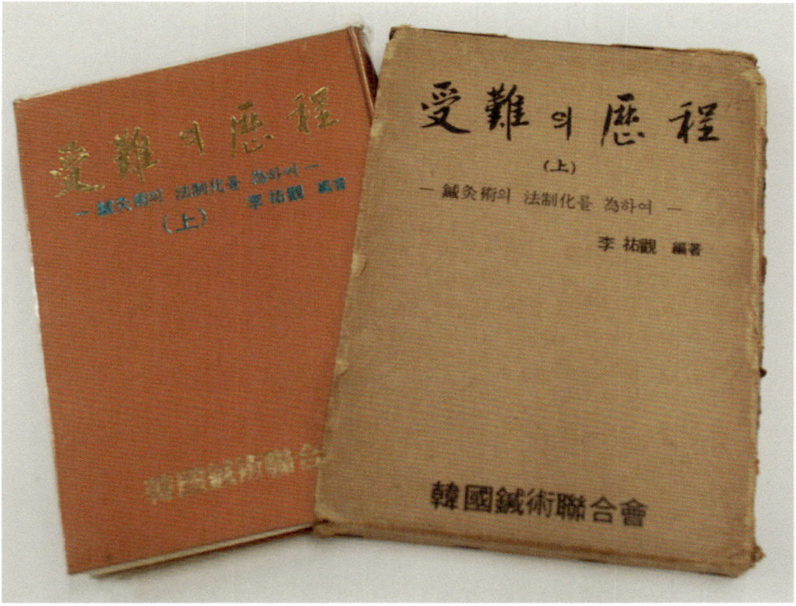

수난의 역정

한의협(漢醫協)에 협상 제의

활동 계획의 변경

부산 대한침구학원동창회장 중앙 요로에 진정서

전진한 의원, 우리의 법안 제안

1965년

공격의 포문은 한의협으로부터

양의협(洋醫協)의 협공

다시 국회에 청원서 제출

국회, 우리의 법안 심의착수

전국의료단체의 반대공세에 대처하기 위하여 임시총회

정국은 혼란되고 국회는 마비되고 우리의 법안은 오리무중
국제침구학회와 우리나라의 침구사협회
국회 보사위, 우리의 법안 통과
시민회관에서 축하의 성연은 베풀어졌다
의료유사업자단체협의회의 결성
반대 측의 동태

1966년

양의사(洋醫師)가 우리에게 격려문
한의협, 우리에게 협상 제의
법안은 국회에서 공화당으로
의협에 공개토론 제의
"침구법은 의사들 연구대상! 반대 이유 될 수 없는 것"
반대 측의 동태
의사들의 동맹휴업
수원 한약협회 우리에게 격려문
공화당 우리의 법안 폐기 결정
아내의 교훈
시민회관의 일방적 해약
단식투쟁에 돌입
침구사협회 일부에서 반기
서울맹학교 학생들의 동맹휴학
국회법사위 우리의 법안 비토
또 다시 국회에 청원

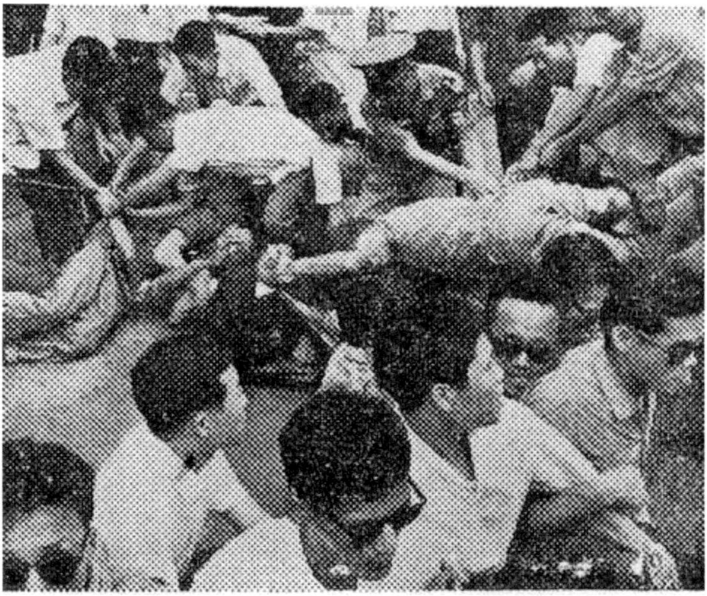

경관들에게 끌려가는 '장님들' 의료유사법 제정을 주장하며 맹인복지회 침안마사회 80여명 국회 의사당 앞 농성./ 동아일보 1966.7.11

충남단체협의회에서 관계요로에 건의문

대한변호사협회장의 법률 해석

서울맹학교 학생들의 지방유세

박정희 대통령에게 탄원서

결의 3형제

채귀(債鬼)의 내습(來襲)

경북단체협의회에서 국회에 청원

서울맹학교 학생 동맹휴학 재개

맹인들 국회의원들에게 압력 활동

이원만 의원의 정론은 이러했다
우리의 법안 재심
비밀작전본부 설치
법안은 다시 국회에서 공화당으로
국무회의에서 우리의 법안 반대키로 결정
의사들의 데모
맹인들 공화당사에서 데모
공화당 우리의 법안 보류 결정
맹인 데모대 국회의사당 내로 육박
대구맹학교 학생들의 궐기
국회의장에게 혈서
부평맹학교 학생들의 궐기
전국맹인복지위원들 의사당 앞 데모
서울맹학교에 휴교령
텔레비전 좌담회
맹인계의 거성은 사라지다
국회의원들의 정론은 이러했다!
의사의 파업은 부당, 세계의총서 결론
공화당 우리의 법안 심의보류 해제
병상에 눕다!
법사위 우리의 법안 수정안 채택
접골사 · 침사 · 구사 · 안마사에 관한 법률안 보사위 통과
당황한 의협 · 한의협 또다시 국회에 반대 청원

1967년

전국관인침구학원동창회연합회의 발족

다시 해명서와 호소문을 뿌리다!

국회의원에게 서면건의는 별무효과

법사위 소위원회 우리의 법안 통과

법사위 우리의 법안 무수정 통과

반대 측의 발악상

우리의 법안 국회 본회의에 정식 심사보고

전국적인 거사를 위하여 지방순회

우리의 법안 폐기되던 날

나는 바보다

이 땅에 하늘은 없는가?

이상의 목차 제목만 봐도 짐작할 수 있듯이 악전고투를 거듭했다.

접골사·침사·구사·안마사에 관한 법률안이 제6대 국회 보건사회위원회를 거쳐 1966년 12월 21일에는 국회 법사위에서도 통과되었다. 국회 본회의 의결 직전에 이른 것이다.

1967년 들어 침구사 등 관련 법안이 본회의 상정을 앞둔 상태에 이르자 한의사, 의사 등 의료집단의 반대와 로비가 막강한 위세를 발휘했다.

제6대 국회 회기말까지 운영위원회가 법안의 본회의 상정을 지연시켰고, 결국 침구사법안이 국회 상임위원회를 통과했는데도 1967년 3월 10일 본회의에 상정되지도 않았다.

침구사법안이 자동 폐기될 것으로 굳어지자 이우관 회장은 물론 회원들의 허탈과 분노는 극에 달했다. 3월 20일 경기도 화성군 회원 권영혁 씨는 "법이 아니면 죽음을 달라."는 혈서를 썼다. 하지만 이 한 서린 절규는 아무런 메아리도 없이 허공에 흩어졌다.

끝내 침구사법안은 본회의에 상정도 되지 않은 채 제6대 국회 임기가 만료되어 법안은 자동폐기 되고 말았다.

이우관 회장이 그 간의 과정에 관해 직접 원고를 작성하여 '침구술의 법제화를 위하여'라는 부제목으로 『수난의 역정』이라는 책을 펴냈고, 책 마지막 구절에 당시의 심경을 다음과 같이 피력했다.

이 땅에 하늘은 없는가?
만 6년을 끌어온 치열한 전쟁은 이제 바야흐로 끝이 났다. 10만의 약소대중의 희생 위에 승리에 도취한 의사와 한의사들은 그 고루거각(高樓巨閣) 속에서 비계로 뭉쳐진 몸뚱이를 더욱 뒤흔들며 위세를 떨치게 되리라. 그들에게 아부하여 국민의 복지를 짓밟고 우리의 법안의 상정을 거부한 국회의원 제공(諸公)에게 그래도 한낱 양심의 잔편(殘片)이라도 남아있다면 거리를 방황하며 비탄에 울부짖는 피박해(皮迫害) 대중의 아우성을 들을 수 있으리라.
나는 시종일관 이 땅의 침구사법의 불가결성을 주장하고 그의 실현을 위하여 싸워왔다.
나는 나의 주장이 정의였음을 믿었고 정의는 반드시 이기리라 믿었다.
나는 이 땅에 침구(鍼灸)의 꽃을 피우게 하여 전국 방방곡곡에서

법의 보호를 받지 못하고 사직(司直)의 눈길을 피하여 전전긍긍하면서 가난한 환자 대중의 치료를 담당하고 있는 수많은 침쟁이와 뜸쟁이들에게 버젓한 대한민국의 국민으로서 법의 양광을 받게 하고 마음 놓고 침구의 길을 걸으며 그의 깊은 진리를 파헤쳐서 만방에 찬연한 광망을 빛내줄 것을 바라고 피를 흘려 싸워왔다.

청원서 건의서 해명서와 같은 펜으로 싸워야 할 경우에는 밤을 새워 가며 그것을 초하였고 다시 빈털터리의 주머니를 뒤져서 유인(油印)에 붙였다. 데모가 필요할 때는 데모도 해 보았다. 단식투쟁이 요청된다면 몇몇 동지와 함께 모여서 밥을 굶었다. 혈서를 쓰기 위하여 손가락도 깨물었다. 국회의원들의 저택을 매일 같이 참배도 하였고, 국회 의사당을 내 집 삼아 찾아 다녔다. 가족들을 기한에 떨게 하면서도 뉘우칠 줄을 몰랐다.

이 길이 정의라고 믿었기 때문에 라디오를 팔았고, 전축을 팔았고, 테레비를 팔았고, 전화를 팔았고, 집마저 날렸다. 그래도 정의는 이기리라 믿었기 때문에 수많은 채무를 걸머지면서도 오히려 앞날의 광명에 희망을 걸었다.

그런데 나는 패배하고야 말았다. 내손에 높이 들렸던 정의의 기폭은 갈가리 찢어진 채 땅에 흩어지고 말았다. 접골사 · 침사 · 구사 · 안마사를 꿈으로 그리던 십만 대중의 통곡소리가 이제 이 귀에 쟁쟁하게 울려 퍼지고 있구나!

언제나 정의는 이긴다고 했다. 진리는 불멸이라고 했다.

그런데 정의가 이처럼 패망한 것이다. 과학이니 근대화이니 허울좋은 구호아래 이리떼와 같이 '밥샘'을 일삼는 무리들에게서 이처럼 정의는 짓밟힌 것이다.

그들은 배가 고파서 들고 나선 것이었다면 오히려 용서할 수 도 있었으리라. 그런데 그들은 국민대중의 주머니를 노리고 10원 짜리 주사 한대를 백원으로 강매하는 무리였고, 그러므로 해서 고루거각(高樓巨閣) 속에서 몸을 살찌웠던 무리들이었다. 배가 고플 리가 만무한 무리였다. 좀 더 살이 찌고 싶어서 정의를 짓밟은 것이다.

그들은 승리를 위하여 살찌기 위하여 그들이 가진 금력과 권력을 마음대로 휘둘렀다. 즉, 금력과 권력 앞에 정의는 짓밟히고 만 것이다.

아~ 이 땅에 하늘은 없는가? 정(正)과 사(邪), 의(義)와 불의(不義)를 변별 할 줄 아는 하늘은 없는가? 정의가 이처럼 말살을 당하고 불의가 이처럼 호기를 부려야 하는 이 땅에 하늘은 없는가? 옳은 길을 걷고자 목말라 애태우는 가난하고 힘 약한 대중은 멸망해야 하고 몸에 비계를 더하기 위하여 금력과 권력을 남용하는 무리는 점점 창성해야 하는 이 땅에 하늘은 없는가?

그러나 누가 없다고 단언할 것이냐?

이제 제6대 국회의원들은 오늘로서 마지막을 고하였다. 그러나 불멸의 침구술은 이 시간에도 쉬지 않고 줄기차게 국민대중 속에서 싹트고 있는 것이다. 이것이 어느 때인가 이 강산에서 꽃이 피고 열매가 맺어질 때가 오고야 말 것이다.

진로 막힌 청춘의 삶

아버님은 당신 큰 아들이 침구사가 되어 침술원을 개업하여 가업을 잇기를 바랐는데 침구사 제도는 오리무중으로 빠져들어 안타까워하셨다.

진로를 잃은 아들이 마음을 잡지 못하고 친구들과 어울려 온갖 잡기와 노는 일에만 빠져 있는 것이 늘 마음 쓰이셨다.

얼른 결혼 시켜 정신 좀 차리도록 하시려고 여기저기 혼처를 알아보셨다. 그래서 나는 일찍이 스물 두세살 때부터 여러 군데 선을 봐왔다.

맞선 보고 13일만에 결혼

1968년 정월 보름날. 평소 아버님과 가깝게 지내는 분이 아침 일찍 찾아왔다. 아버님께 큰 절을 올리더니 "다녀올랍니다!" 하고는 나더러 같이 좀 가자는 것이었다.

부모님과는 이미 얘기가 되었던지 아버님께서도 "저 양반 따라 다녀온나~" 하셨다.

어디를, 무슨 이유로 가야 하는지 구체적인 말씀은 없었지만, 나는 대충 눈치로 알 수 있었다. 대충 옷을 주워 입고 따라 나섰다.

그 날도 무슨 일로 가자고 하는지 물어볼 필요가 없었다.

집을 나서면서 "어디로 가요?" 하고 물어보니 자기 집이 있는 벌교로 간다고 했다.

한 겨울에 아침 일찍 8시경에 집을 나서서 광주터미널에서 금성여

객을 탔다. 그 때는 주암댐이 없었다. 꼬불꼬불한 길을 따라 석거리재를 넘어 벌교에 도착하니 오후 3~4시경이 되었다.

나를 데리고 간 분은 선을 보게 될 처녀 둘째 외삼촌이었다. 이 분이 양동에서 사업을 하시다가 침놓으시는 우리 아버지를 알게 되었고, 자기 조카 딸과 나를 맺어주려는 것이었다.

한참을 가니 보성군 경계를 지나 고흥군 동강면 내대리에 도착했다. 멀리 바다가 보이고, 작은 산에 둘러싸인 초가집들이 옹기종기 모여 있는 아주 정겨운 마을이었다.

그동안 여러 번 맞선을 본 경험이 있었기에 나는 특별한 느낌은 없었다. 집 마당에 들어서는 순간 오늘은 어떤 색시감을 만나게 될 것인가 궁금증이 조금 생기기 시작했다.

도착한 시각은 오후 4시쯤 아침에 떠났으니 하루 종일 걸렸다.

나와 마주하게 될 여인도 맞선을 볼 것이라는 집안어른들 말씀을 들은 순간부터 무척 궁금해 하며 하루하루 보냈을 것이다. 어떤 사람인지, 혹시 마음에 들지 않으면 어떻게 하나, 여러 걱정에 잠을 설치기도 했을 것이다.

나를 데리고 간 분이 마당에 들어서면서 "누님, 저 왔습니다!" 하고 소리치자, "에그머니, 동생 오셨는가?" 하면서 장모 되실 분이 방 안에서 뛰어나오셨다.

방에 들어가 잠시 숨을 돌리려니까 "여그까지 왔응께 얼굴은 보고 가야제!" 하면서 밖에 대고 자기 조카를 불렀다.

그 때가 정월 보름 때인지라 식혜에다 간단한 음식을 차린 작은 상을 들고 한 여인이 들어왔다. 외삼촌과 장모되실 분이 자리를 비켜주시느라 밖으로 나가셨다.

낯선 처녀 총각이 시골 초갓집 작은 방에서 마주 앉았다.

"나는 광주 사람이고 이름이 김갑기인데, 그냥그냥 집 일이나 보면서 이렇게 저렇게 사는 사람입니다. 나이는 26살입니다."

고개를 약간 숙인 여인은 수줍어 하면서 "여기까지 오시느라 애쓰셨습니다."라고 낮은 목소리로 화답을 해주었다.

"어떻든 여기까지 와서 폐를 끼친 것 같습니다"고 점잖게 인사를 하고는 몇 가지 음식을 입에 넣었다.

"맛 있었습니다. 그란데 언제 광주 한번 나오실랍니까?"

조심스럽게 물었다. 조금 뜸을 들이는 것 같더니 여인이 고개를 가만히 숙이면서 "며칠내로 가야죠"라고 답을 했다.

이것이 우리 부부의 첫 만남이었다.

우리는 3일 후인 음력으로 정월 열여드렛날, 광주 시내에서 다시 만났다. 그 이후 서로 호감을 갖고 있다는 이야기가 양가 어른들에게 전해졌다.

"처녀 총각이 서로 만나서 밥도 먹고 차도 마시면서 얘기를 나누어 보았단다. 서로 마음이 통하고 싫어하지 않는 눈치더라. 그러니 시간 끌 것 없이 바로 결혼을 시켜버리자."

이야기가 급진전되었다. 서로 만난지 13일 만인 1월 28일에 우리는 결혼식을 올리기로 했다.

자식들 보다는 부모들 뜻이 우선이던 시절, 처녀총각이 크게 싫어하는 기색이 없으니 부모들만 좋다면 굳이 다른 조건을 따질 필요가 없었다.

1968년 1월 28일, 아직은 날이 추운 정월달, 전라남도 고흥군 동강면 내대리 시골마을에서 전통 혼례식이 열렸다. 서로 나이가 같았던 나와 집사람이 26살 때였다.

처가는 장인어른(本 慶州 李相根)이 1948년 여순사건 때 돌아가시고, 장모님이 홀로 아들 둘, 딸 하나 삼남매를 키우셨다.

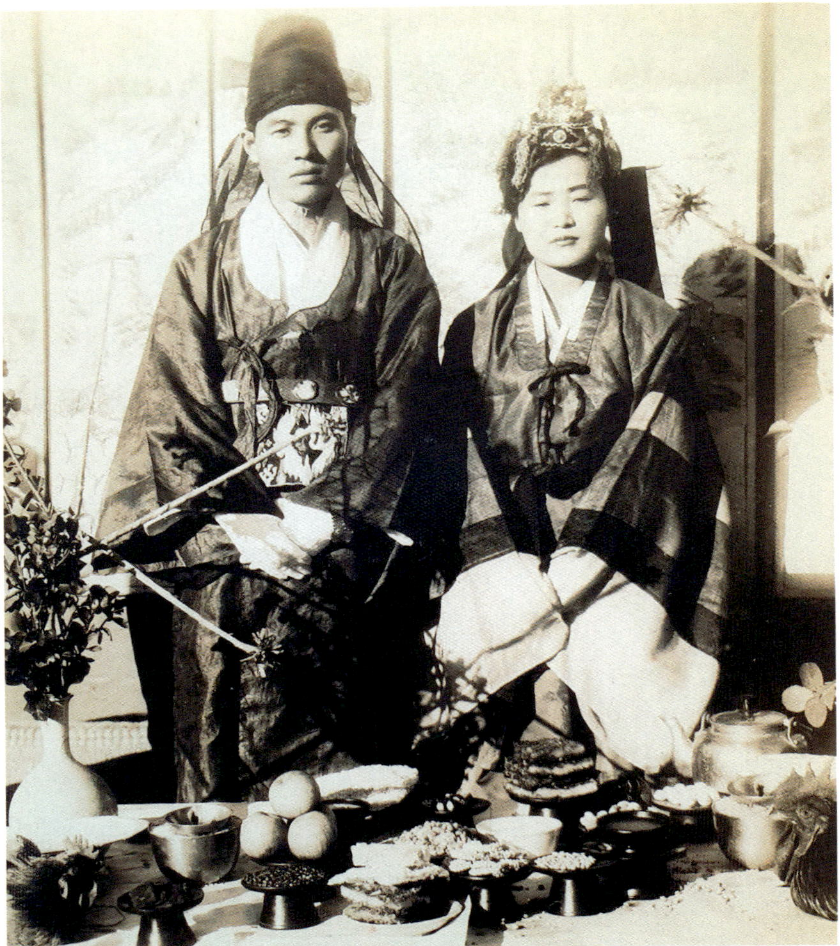

맛선 보고 13일만에 결혼식. 신랑 김갑기 신부 이정엽

주위에서 똑똑하다는 평을 들었던 장인어른은 여순사건 당시 외갓집이 마련해준 동굴에 피신, 몸을 숨기고 있었다.

여순사건이 진압된 후에 군경은 그 일대의 좌익 인사들에 대한 대대적인 색출작업을 벌였고, 고문을 이기지 못한 누군가의 자백으로 은신처가 알려지면서 장인어른은 경찰에 체포되었다.

동강지서에 연행되었다가 벌교경찰서로 이송되는 도중 한천다리 근처에서 갑작스럽게 총살을 당하고 말았다. 수많은 인명피해를 남긴 여순사건은 사건 연루자 뿐 아니라 많은 민간인들의 희생도 매우 컸다. 장인어른도 그 희생자의 한 명이었다.

장인어른께서 돌아가신 후에는 처갓집 식구들을 처의 외가에서 돌보아주셨다.

벌교상고를 다닌 큰 아들과 딸은 영등리 외갓집에서 생활을 했고, 막내아들은 집에서 장모님과 같이 살았다. 큰 아들이 학교를 졸업하고 은행에 취직이 되어 서울로 간 이후, 딸은 고등학교를 마치고 집으로 돌아와 어머니와 동생을 돌보며 살고 있었다.

내가 집사람과 결혼을 하게 된 데는 처가 쪽 사람들의 좋은 인상이 크게 작용했다. 나를 소개해준 처 외갓집 어른들은 물론 장모님과 처남들이 모두 마음에 들었다.

특히 나 보다 세 살 위인 큰 처남은 벌교상고를 수석 졸업하고 한일은행에 특채가 되어 근무를 하고 있었다. 공부도 잘 하고 얼굴도 잘 생긴데다가 인품이 매우 훌륭해 처음 봤을 때부터 크게 호감이 갔다.

서울에서 가전제품 판매업 시도

자격증 문제로 침술원이 고발 당하고 수난을 당하게 되자 나는 침구사로서의 삶에 한계를 느꼈다. 아직 젊었을 때였으니 뭔가 다른 일을 해야 하지 않겠는가 고민이 깊어졌다.

당신 큰 아들이 침구사가 되어 가업을 이을 것으로 기대하셨던 아버님도 엄청 실망하셨을테고 답답해 하셨을 것이다. 더구나 이제는 가정을 꾸리고 자식까지 낳았으니 어떻게든 생활 방편을 마련하는 게 시급한 상황이었다.

자식문제로 걱정이 크셨던 아버님이 직접 서울로 올라가셨다. 방법을 찾기 위해 서울에서 사업을 하고 있던 조카, 내게는 사촌이 되는 김춘기 형을 만나보기로 하신 것이다.

서울에서 춘기 형을 만나신 아버님은 나를 좀 데려다가 사업하는 걸 가르쳐 먹고 살도록 도와달라고 부탁을 하셨다. 그 때 춘기 형은 세운상가에서 경성방직의 실을 총판하는 대리점을 운영하고 있었다.

환자 진료를 미루면서 급하게 서울을 다녀오신 아버님은 나를 불러 앉혀 놓고는, 서울 가서 춘기 형을 만나고 온 이야기를 전해주시며 서울로 올라가 춘기 형 한테 붙어서 사업하는 걸 배워보라고 하셨다.

집안 장남으로서 부모님 심려를 끼치는 것이 죄송스러웠지만, 이미 나는 소금이나 나락을 팔아 돈을 벌어본 경험이 있었고 아직 패기가 넘치는 20대 후반 젊은이였기 때문에 서울 가서 사업을 하면 잘 할 수 있다는 자신감이 있었다.

1969년 한겨울 추위가 한창이던 12월 나는 집사람과 함께 첫돌도 지나지 않은 딸을 안고 서울 아현동 단칸방에 짐을 풀었다.

춘기 형의 사무실 곁에 조그만 가게를 하나 얻어 당시 인기를 끌던 일제 코끼리 밥솥, 커피 포트 같은 가전제품 장사를 시작했다.

약 1년 쯤 지나 아버님 도움을 받아 동대문 휘경동에 집도 한 채 장만했다. 새로 지은 집인데 당시 돈으로 160만 원 현금을 주고 샀다.

처음엔 장사가 잘 되어 돈벌이가 괜찮았다. 조금 욕심이 생겨 사업을 확장하려고 그 집을 담보로 사업자금을 빌렸다.

그런데 1970년대 초반 세계경제 침체 여파로 국내 경제가 어려워졌고, 1972년 8월에는 정부가 8·3사채 동결조치를 시행하기에 이르렀다.

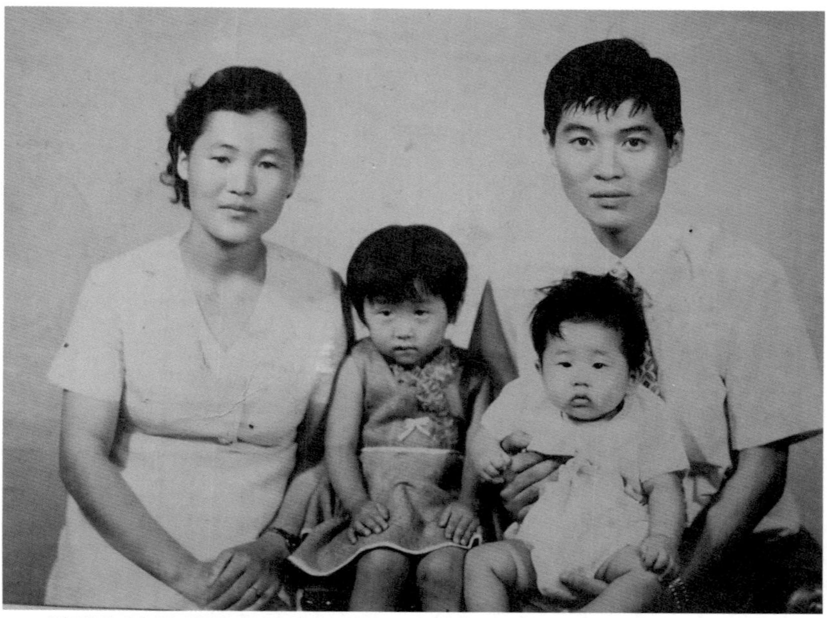

김갑기 30세 경에 부부와 아이들. 70년대 초반.

시장 상황은 얼어붙었고, 사업 확장을 시도하던 나의 사업은 자금 회전이 막히면서 부도를 맞았다.

담보로 제공했던 집도 그대로 넘어가버리고 말았다. 당장 오갈 곳이 없던 나는 어쩔 수 없이 서울 생활을 접고 다시 광주로 돌아와야 했다.

광주에서 한약방-약국 경영으로 한 시절

광주에 다시 와서는 아버님 체면도 있고 해서 따로 집을 얻어 분가를 했다.

광주에서 다시 새로운 활로를 찾고 있을 때, 지인 한 분이 한약방을 같이 해보자고 제안을 했다. 그 분은 기영명이라는 분으로 평소 우리 침술원을 자주 오셔서 아버님과도 교분이 있었다. 기영명 씨는 한때는 지방의원을 지내기도 한 실력자였다. 그 분도 나와 같은 무자격이었지만, 보건소 단속은 걱정하지 않아도 됐다.

우리는 제주한약방이란 이름으로 대성초등학교 앞에다 한약방을 열어 2년 넘게 공동으로 운영을 했다.

그런데 두 사람이 먹고 살기에는 벌이가 넉넉치 않았다. 나는 한약방을 기영명씨에게 넘겨주고 손을 떼었다.

그 즈음 사촌인 김중기 형이 서울에서 대학을 졸업한 후 제약회사에 다니다가 광주로 내려와 제약 도매업을 하고 있었다. 나는 제주한약방을 하면서도 중기 형과는 수시로 만나서 어울렸고, 내가 한약방에서 손을 떼고 나서 이제는 중기 형과 함께 제약 도매업을 시작했다.

그 당시에 광주에는 대성약국이 제일 큰 약국이었는데, 중기 형과 나는 그 인근에 사무실을 마련하고 도매업을 경영하는 동시에 성전약국이라는 직영약국을 개설했다.

또 김남기라고 하는 4촌 동생에게도 시민약국이라는 약국을 인근 지역에 개설토록 했다.

그 때 마침 약학대학을 다니던 셋째 동생 산기가 학교를 졸업, 약사 면허증을 취득했다. 그래서 이번에는 또 대성약국 옆에다 제주 약국이란 이름으로 개업했다. 아직 병역 의무를 필하지 못했던 동생은 자기 대신에 동창생 약사를 한 명 들여놓고는 군대에 입대했다. 그 약사는 동생이 군대를 마치고 돌아올 때까지 나와 함께 충실하게 약국을 경영했다.

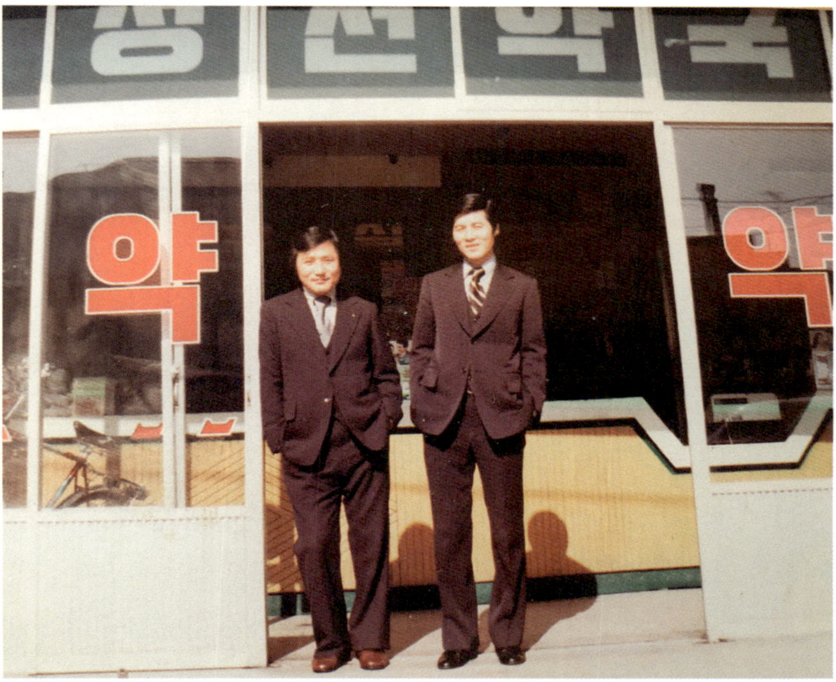

1976년 경. 약국 경영하던 시절. 김중기 사촌형(좌측)과 함께 .

나는 나름대로 침술과 한약에 대한 경험과 지식이 있는데다가, 약국에서 환자들을 접하면서 병증을 진단하고 처방하는 의료적 실습의 기회를 갖게 되었다.

약사와 내가 협력하여 처방해주는 약은 환자들에게 치료 효과가 높았다.

이 때 나는 양약에 관한 지식을 쌓기 위하여 '대한약전'을 세 번이나 읽을 정도로 열심히 공부했다. 물론 환자에 따라 가끔씩 침뜸과 부항요법을 사용하고 한약을 처방하기도 했다. 기본적으로는 양약을 위주로 약을 지어주면서 병증을 치료했다.

그러자 제주약국이 약을 잘 짓는다고 소문이 나기 시작하고 찾는 사람들이 많아졌다. 약국도 원활하게 돌아갔다. 특히 제약 도매업으로 인맥이 쌓이고 형제들이 가까운 곳에서 약국을 경영하면서 그 일대에 제약 상권에 상당한 기반을 구축하게 되었다.

당시 광주시내 제약업계에 우리 형제들 존재가 알려지게 되었다.

동생이 군 복무를 마치고 제대하여 돌아올 때를 기다리고 있을 때, 개업한지 2년쯤 되어 집 주인이 약국을 비워달라고 하였다.

나는 약국도 잘 되고, 자리도 괜찮은 곳이어서 아예 매입을 해보려고 아버님과 의논을 드렸다.

아버님을 설득하지 못한 나는 약국을 다른 곳으로 이전해야 했다.

그 때 마침 동생이 군에서 제대를 하게 되어 동생과 함께 제원약국이라는 이름으로 광주버스터미널 인근에 새롭게 약국을 차렸다.

개업일은 1980년 6월 1일. 광주항쟁 5.18이 일어난 직후여서 잊지 않고 있다.

너, 그럼 빌어먹어야!, 천주교 입교

나는 젊어서부터 노는 걸 좋아했다. 온갖 잡기에 능했다. 특히 당구 게임 중에서도 쓰리쿠션이란 프로 게임은 보통 프로선수들이 30을 치는데, 나는 25를 친다. 내 나이에 쓰리쿠션을 25를 치는 사람은 별로 없다.

지금도 생활체육당구대회 광주시 대표로 뽑힐 정도 실력을 갖고 있다. 아버님과 큰 아버님도 장기를 잘 두셨다. 아마 집안 내력이 이 방면에 타고난 재능이 있는 것 같다.

게다가 내가 청소년으로 성장해가던 중고등학교 시절, 집 주위는 양동시장 통이었다. 나는 거친 시장통 아이들과 어울리면서 학업 보다는 노는 걸 더 즐기게 되었다.

천성적으로 놀기를 좋아하는 것도 있었겠지만, 더 근원적으로는 침구사의 삶이 좌절된데 대한 일종의 반발심, 그리고 답답한 현실로부터의 도피가 아니었나 싶다.

아버님께는 참으로 불효막심한 일이 아닐 수 없었다.

침술 학문에 더 집중하지 못하고 놀이를 즐기는 내 모습에 대해 아버님은 무척이나 노심초사 하셨을 것이다. 그렇다고 한번도 드러내놓고 크게 나무라신 적이 없으셨다.

"너, 그럼 빌어먹어야!"

아주 쎈 '구침'(口針)을 놓으실 뿐이었다.

침술 학문에 있어서는 아버님과 내가 서로 떨어질래야 떨어질 수 없는 관계였다.

저녁에 같이 잠자리에 들 때는 "어디는 어떻게 치료하면 좋겠더라"고 하시고, 또 어디 치료를 다녀오면은 "이번에는 이렇게 했는데 다음에는 어떻게 놓아주면 좋겠다"는 말씀도 해주셨다.

침술 이외에 인생을 살아가는 문제에 대해서는 무엇을 강하게 요구하시거나 꼭 어떻게 하라고 말씀하신 적이 없었다. 다만, 기본적인 예의범절은 바르게 지키도록 가르치셨다.

집안을 드나들 때는 반드시 문밖에서 인사를 드리는 습관을 갖게 하셨다. 내가 아버님께 인사드리는 모습은 내 자식들에게도 좋은 본보기가 되어 지금도 그대로 행해지고 있다.

"너, 그럼 빌어먹어야!"

세월이 흐를수록 이 말씀이 내 가슴 속에서 떠나질 않는다.

침술에서 더 깊게 나아가지도 못했고, 그렇다고 다른 일을 제대로 이뤄내지도 못한 채 어영부영 살아온 내 인생. 아버님 말씀처럼 '빌어먹고' 살아오지 않았는가 회한이 들 때가 많다.

다행스럽게도 나는 놀이에 탐닉해 있으면서도 술을 가까이 하지 않았고, 춤도 배우지 않았다. 만일 내가 춤이나 술까지 즐겼다면 내 인생은 엉망이 되었을 것이다.

그러던 내가 1973년, 제주한약방을 경영하던 때 인근 천주교회 신자들을 알게 되어 천주교회에 입교를 하려고 교리를 배운 적이 있다. 6개월 이상 교리를 배워서 세례를 받을 준비가 되었지만, 나는 마지막에 포기했다.

그 때는 아버님이 무안향교 전교를 하실 때였다. 아버님이 나도 향교에 입문했으면 좋겠다는 말씀을 하셔서 고민 끝에 천주교 입교는 뒤로 미루었다.

그러다가 1980년도에 약국을 경영할 때 다시 천주교회와 인연을 맺게 되었다. 우리 약국에 약을 공급하는 지인이 천주교회에서 해외 성지순례를 가는데, 나도 함께 가면 좋겠다고 제안을 했다. 아직 세례도 받지 않았지만, 나도 끼워준다는 말에 1981년 1~2월 한달 동안 유럽, 동남아, 일본 등 13개 나라 천주교 성지순례를 다녀왔다.

그 성지순례를 다녀온 후 나는 생각이 많이 바뀌었다.

이제 좀더 충실하게 살아가기로 마음을 먹었다. 8개월간 교리공부를 거쳐서 1982년 성탄절에 천주교 신자가 되었다. 그 후에 우리 가족은 모두 천주교회에 입교하였다.

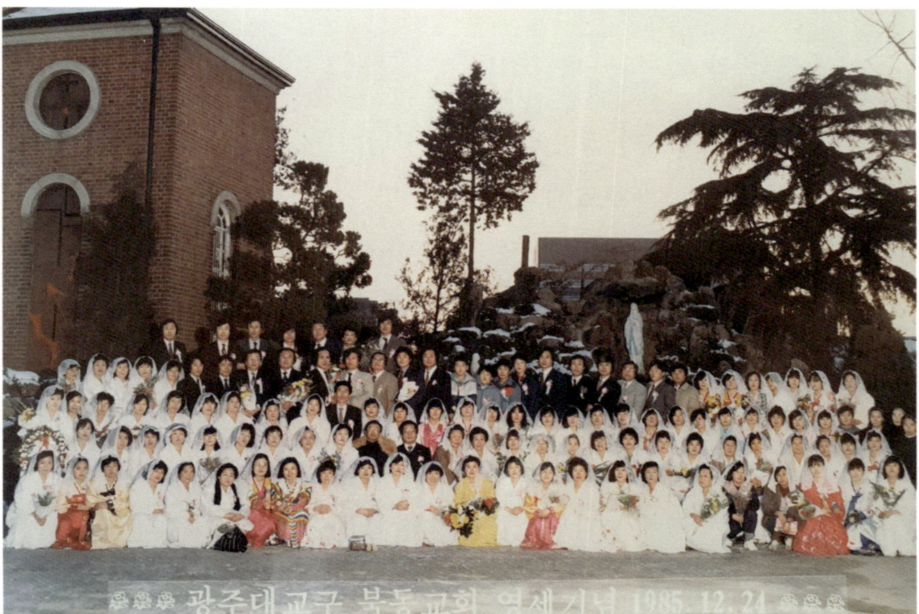

1981년 천주교 영세 기념. 김갑기 30대 후반.

단속 가운데서 이어온 가업

관인침구학원 동창회연합회의 침구사법 입법운동은 1967년 7월 1일부터 임기가 시작된 제7대 국회에서도 계속 됐다.

이우관 회장은 국회 윤인식 의원을 소개의원으로 1968년 5월 7일 접골사·침사·구사·안마사에 관한 법률제정에 관한 청원서를 제출했다. 이 청원서는 의사들의 반대로 접골사 부분이 빠진 침사·구사·안마사에 관한 법률안으로 수정되어 19명 국회의원이 서명하여 1968년 11월23일 국회에 제안됐다.

하지만 한의사협회의 집요한 반대로 국회 상임위원회 통과도 번번히 미뤄지는 등 제7대 국회도 막바지에 이르렀다.

혈서 '법이 아니면 죽음을 달라'

1970년 마지막 정기국회가 얼마 남지 않게 되자 침구학원동창회 회원들은 또다시 초조해지기 시작했다.

배운 것이 침구술이고, 하고 싶은 일이 침과 뜸으로 병자를 치료하며 떳떳하게 살고 싶은 사람들. 이번에 통과시키지 못하면 또다시 기약할 수 없는 무면허 침구사로 불안과 회한의 세월을 살아야 할지도 모른다.

회원들은 혈서를 쓰기로 결의했다. 혈서를 쓰자는 제안이 회원 회의에서 순식간에 통과될 만큼 절박한 심정이었다.

'법이 아니면 죽음을 달라'

흰색 광목천에 문구와 함께 혈서를 쓴 사람들 이름을 써 넣었다.

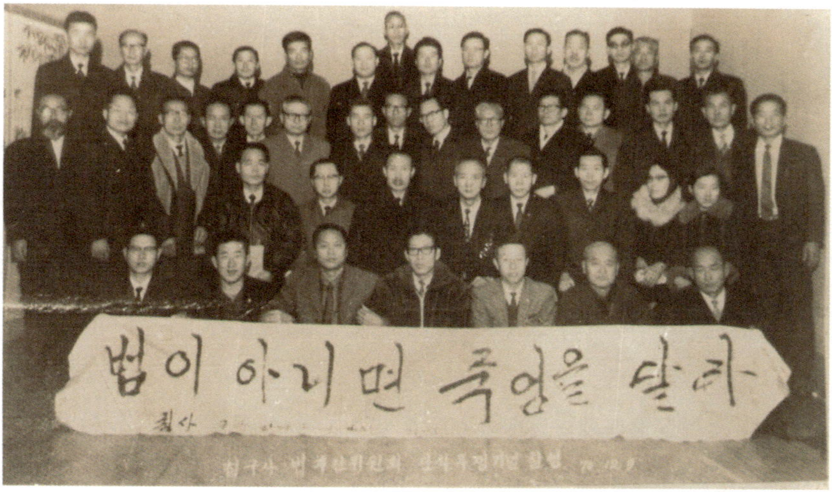

피로 쓴 '법이 아니면 죽음을 달라!' 현수막을 앞세우고 … 침구사법 입법추진위원회 단식투쟁 기념. 1970.12.9 / 앞에서 두 번째 줄 가운데(왼쪽에서 4번째)가 이우관 회장, 그 옆 왼쪽에서 다섯 번째가 김남수 부회장.

1970년 11월 6일 관인침구학원 졸업생 93명이 피로 쓴 현수막을 말아서 들고 관인침구학원동창회 이우관 회장과 김남수 부회장 등이 백남억 공화당 정책위 의장을 찾았다. 그 앞에서 헝겊 꾸러미를 펼치자 피비린내가 확 풍겼다.[9]

1970년 12월7일 침사 · 구사 · 안마사에 관한 입법추진위원회 중앙상임위원 및 각 시도지부위원들은 확대회의에서 결의문을 발표하고 무기한 단식투쟁에 들어갔다. 농성장에는 죽음도 불사할 것 같은 비장한 기운이 감돌았다.

회원들은 청계천 철물점에서 쇠사슬과 열쇠를 잔뜩 샀다. 비장한 각오로 결의문을 낭독한 뒤 관인 침구학원 동창회 임원들은 서로 몸

9 『수난의 역정』 개정증보판 중에서

을 쇠사슬로 연결하고 자물쇠를 채워 기둥에 묶었다. 흩어지지 말고 서로 뭉쳐 끝까지 뜻을 이루자는 결의가 쇠사슬처럼 단단했다.

하지만 제7대 국회 침사 구사 안마사에 관한 법률안은 해당 보건사회위원회 소위원회에서 2회씩이나 만장일치로 심의 통과되었음에도 한의사협회의 압력에 밀려 본안에 상정되지 못하고 국회가 폐원, 또다시 자동폐기가 되어버렸다.

8대 국회는 1972년 10월 17일 계엄령이 선포되고, 국회는 해산되

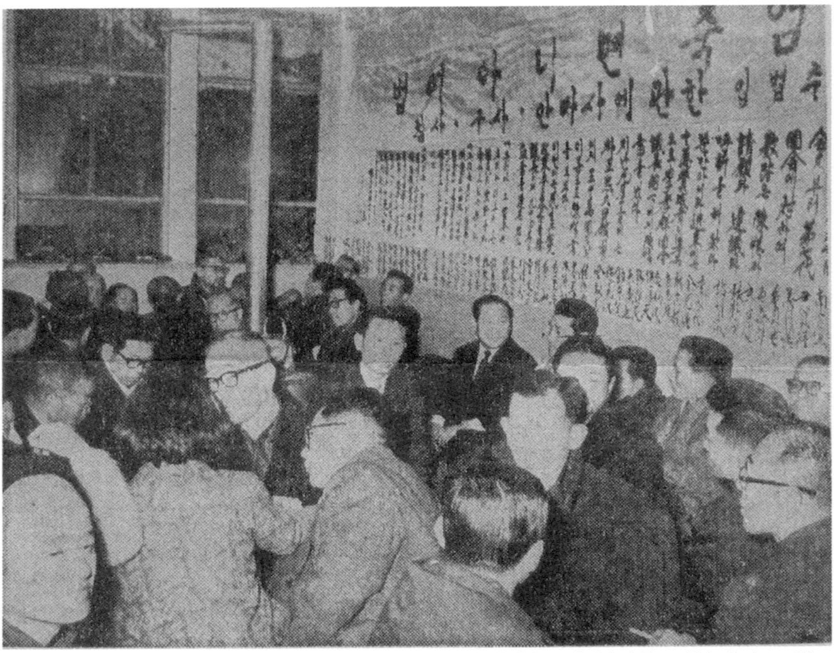

전국에서 모인 1백여명의 침구사들이 국회가 침구사 입법을 지연시키고 있음에 항의해 종로5가 소재 침구학원 동창회 사무실에서 혈서를 내걸고 농성을 하고 있다.
"입법으로 신분보장" 전국침구사 농성. 신아일보 1970.12.8

었다. 이른바 10월 유신이 시작됐다.

10월 유신으로 해산되었던 국회가 1973년 3월 다시 열렸다. 제9대 국회는 임기가 6년으로 대한민국 역사상 가장 임기가 길었다.

당시 침사법에 대한 국회와 정부의 분위기는 상당히 우호적이었다.

관인침구학원동창회는 침사법 입법추진위원회의 조직적인 활동으로 침구사법 입법청원서에 소개의원 강기천 의원 외 국회의원 65명의 서명을 받아 9월 20일 침사법 입법에 관한 청원서를 제출했고, 1주일 뒤인 9월 27일에는 이 침사법을 의원입법안으로 52명의 서명을 받아 강기천 의원(무소속)을 대표 제안의원으로 하여 본회의에 정식 발의됐다. 반대당이 없는 법안이라는 인상을 뚜렷하게 했으며, 국회 사무총장인 길전식 의원도 들어 있었다.

특히 국회 한기수 구임회 의원 등 의사출신들까지도 찬성서명을 했고, 이 법안의 제안의원 명단에는 보사분과위원회 위원 11명의 이름도 들어 있었다. 그때 보사분과위원이 모두 15명이었으니 통과된 것이나 진배없었다.

강기천 의원은 이날 동 법안 제안 설명에서 "침사법 입법화는 세계 의학계의 추세에 따른 불가피한 실정이라"고 밝히고 "우수한 민족의학 개발과 연구발전을 위한 규제 및 보호육성책을 마련 국민보건에 기여할 제도적 개선이 시급하다"고 강조했다.

10월 29일 국회 보사위 정책질의 중에 한건수 의원이 "침사 등에 대하여 법제화 할 생각이 없는가?"라는 질문에 보건사회부 장관은 "침사 등에 관한 법제화 문제에 대하여 전적으로 찬성하며, 이것을 조속한 시일 내에 실현하도록 노력하겠다."고 밝혔다.

이 법안에 대해 조직적으로 반대하는 집단은 한의사협회였다.

1974년 새해를 맞아 이우관 회장은 "10년 투쟁기간 중 그 어느 때보다도 법안통과가 확실시 된 시점"이라고 전망했다. 정부 당국에서 나서서 침사법 입법 추진을 한다는 소식도 있었다.

그런데 얼마 후 국회에서 침사법 추진에 어두운 그림자가 드리워지기 시작했다.

침사법 대표제안의원인 강기천 의원이 74년 초 '더 이상은 도움이

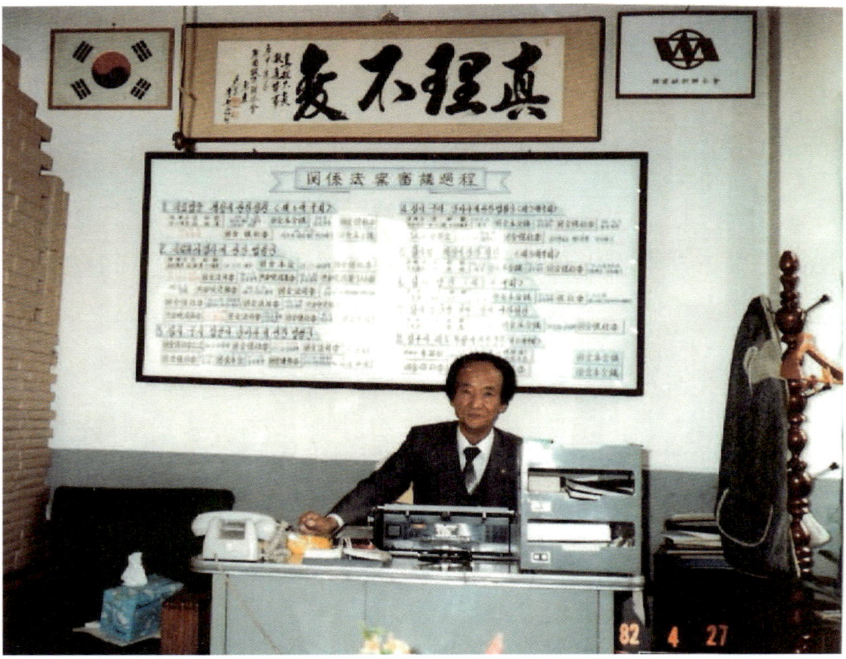

한국침술연합회 이우관 회장. 일부에서 가짜 침구사가 나타나고 이들의 양산으로 침구계는 힘을 잃어갔다. 이우관 회장은 침구계에서 가짜 침구사들을 걸러 내야한다고 생각했다. 그는 위조 면허증에 대해 단호한 태도를 취했다. 이 바람에 떳떳하지 못한 침구인들은 침술연합회를 떠났다.

60년대~70년대 침구사법 입법안 경과

의료유사업자에 관한 법률안

1964. 12. 21 국회 전진한 의원 외 17의원이 제안

1965. 12. 7 국회 보사위 만장일치로 통과

1966. 12. 20 법안 제목 중 의료란 자구가 부당하다는 의협의 반대로 다시 번안 폐기

접골사 · 침사 · 구사 · 안마사에 관한 법률안

1966. 12. 20 국회 보사위원회 입법으로 당일 통과

1967. 1. 2.3 국회 법사위원회 통과

1967. 1. 31 국회 본회의에 심사보고

1967. 3. 10 국회의원 임기만료로 자동폐기

제7대 국회 침사 · 구사 · 안마사에 관한 법률안

1968. 11. 23 윤인식 의원 외 18명 의원 제안

1969.4.17 국회보사위 3인소위원회가 심의 통과시킨 것을 계류한 채 의원임기 만료로 또다시 자동 폐기

제8대국회 침사법 제정에 관한 청원

1972. 1. 11 국회 홍승만 의원 소개로 제안

1972. 10월 유신에 의한 국회 해산으로 또다시 자동 폐기

제9대 국회

1973. 9. 27 국회 강기천 의원 외 52명의 의원이 제안

되지 못할 것 같다'는 뜻을 밝혔다. 강 의원은 아무 설명도 하지 않고 그저 보사분과위원회에서 건설분과위원회로 옮기게 되었다고만 말했다.

당시 강기천 의원이 정보부에 끌려갔다 왔다는 이야기가 전해졌다. 강 의원은 '앞으로 시끄러운 일을 만들지 말 것'을 다짐을 해 준 다음에야 집으로 돌아갈 수 있었고, 건설분과위원회로 적을 옮기게 되었다는 것이다. 침사법 관련 활동에서 손을 뗀 데는 모종의 압력이 크게 작용했음에 틀림없었다.

하지만 당시까지만 해도 대세는 여전히 침사법을 제정하는 쪽으로 움직이고 있었다.

아버지도 침술연합회 회원

나는 사업을 해 보기 위해 한 때 서울에서 머물르는 동안 침술연합회 사무실에 종종 들렀다.

단성사 옆에서 광희동으로 사무실을 옮겼을 때는 침술연합회 이우관 회장이 '경혈취혈법'이란 책을 집필하는 모습을 보기도 했다.

대한침구학원동창회는 1967년 동양침구학원, 동의침구전문학원, 대전 한국침구의학전문학원, 부산 대한침구의학전문확원 등 각지의 관인 침구학원 수료생들도 참여하는 침구학원동창회연합회로 확대 개편되었다.

관인침구학원동창회가 결성되고 지방조직을 준비하면서 중앙회에서는 1968년 9월 나를 전남지부 총무로 위촉했다.

나는 위촉장을 받고 서울 단성사 옆 2층 목조건물에 위치한 중앙회 사무실을 찾은 바 있었다. 그 때는 이우관 선생을 만나지 못하고 돌아왔고, 그 이듬해 전남지부 결성식에서 첫 대면을 했다.

그 후 서로 가까이 대화를 나눌 기회를 갖지 못하다가 서울행 밤열차를 동승한 적이 있어서 많은 이야기를 나눌 수 있는 시간을 가졌다.

당시 전남지부 회원들은 명부상으로는 100여명 가까이 되었으나 지부 결성식에는 25명 정도가 참석했다. 조직을 확대하고 관리하는 차원에서 중앙회에서는 지부 총무인 나에게 지역 회원들을 방문할 것을 요청했다.

나는 며칠 시간을 갖고 전라남도 구례 여수 목표 순천 보성 장흥

완도 등지를 순회하면서 회원들을 찾아갔다.

지금은 기억이 희미해졌지만, 몇몇 지역에서 만났던 회원들이 기억난다.

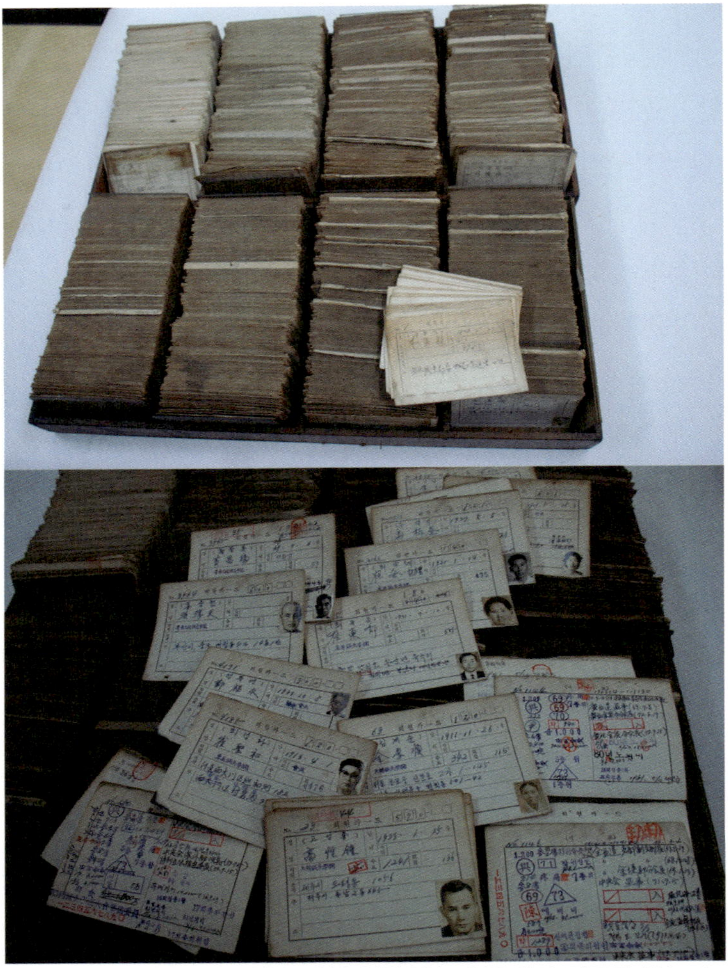

관인침구학원동창회(한국침술연합회)는 침구사가 되고자 하는 6천여 회원들의 활동내역을 수록한 개인별 카드를 마련했다.

여수를 가니 유도를 하는 사람이 접골도 하고 침술도 하고 있었다. 그 때 당시에 그 분은 여수경찰서의 유도사범도 하셨다. 광양에서 3~4명 회원들을 만났고, 구례에서는 한약방을 하시는 분을 만났다.

그후 1969년에는 관인침구학원 출신이 아닌 재야 침구사도 준회원으로 참여하여 활동할 수 있도록 하고, 조직을 개편했다.

이에 따라 관인침구학원이 생겨나기도 훨씬 전 조선시대 침법을 이어오신 아버님도 1969년 2월 준회원으로 가입했다. 그리고 1971년 11월에는 전남도지부 부회장에 추대되기도 했다. 구당으로 알려진 김남수 선생도 회원으로 적극적으로 활동하여 1977년까지 중앙회 부회장을 맡아 활동하기도 했다.

1972년 내가 다시 광주로 내려갔고 몇 년이 지난 후에 내가 광주지부 회장을 맡았다.

아버지는 침구사 제도가 시행되기를 간절히 바라셨다.

침구학원동창회는 1973년 10월 30일 한국침술연합회로 명칭을 변경했다.

전통 침구술로 환자를 치료해 온 사람들은 관인침구학원을 졸업한 사람만이 아니었다. 대대로 침구의 가업을 이어온 사람들과 여러 경로를 통해 침구술을 배우고 익혀 온 사람들도 많았고, 갈수록 늘어나고 있었다. 이들 침구인들도 침사법 입법활동에 적극 참여할 수 있도록 하기 위한 조치였다.

이에따라 아버지도 침술연합회의 정회원이 되었다.

아버지는 1973년에 개최된 제3회 세계침구학술대회에 초대되어 참석하기도 했다. 아버지는 평소대로 한복을 입고 광주·전남지역 재야 침구사 서너분과 함께 세계침구학술대회에 참석했다. 거기서 전주에서 오신 분 중에 조선 전통의상 한복으로 갖춰입고 참석하신 최사문 선생님 제자 분도 만났다고 하셨다.

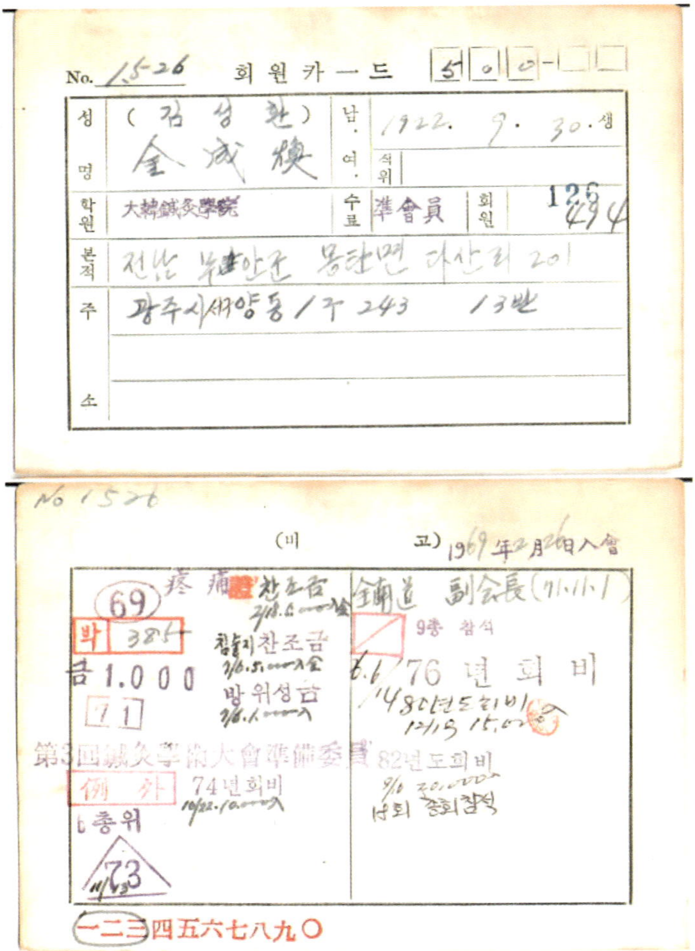
No. 1526 회원카ー드

성명	(김성환) 金成煥	남·여	1922. 9. 30. 생
			직위
학원	大韓鍼灸學院	수료	準會員 / 회원 126 494
본적	전남 무안군 몽탄면 다산리 201		
주소	광주시 새양동 1구 243 13반		

No 1526

(비고) 1969年2月26日入會

全南道 副会長 (71.11.1)

금 1.000

74년회비

82년도회비

一二三四五六七八九〇

김갑기 선생의 아버지인 아버지 김성환 선생도 1969년 침술연합회 회원으로 가입했다.

침구사 면허증 위조사건

이우관 회장이 침사법 입법을 위해 혼신의 힘을 기울이고 있던 그 시기 다른 한편 침구계 일부에서는 침구 역사에 큰 오점을 남기고 있었다. 침구사법 제정이 갈수록 지연되어 어려운 지경에 빠져 있는 무면허 침구인들을 상대로 면허증 사기꾼이 접근을 하기 시작했다.

침구사가 제도권 진입할 수 있는 길은 막혀있고, 그래서 재야에서 활동할 수 밖에 없었던 침구사에 대해서는 무면허 의료행위로 처벌하는 사례가 잇따랐다. 그러자 전국 많은 재야 침구사들이 큰 어려움에 봉착하게 되었다. 이런 틈을 이용하여 면허증을 위조하는 일들이 벌어졌다.

당시 침구사 면허업무는 지방자치단체 소관이었기 때문에 시도 담당 공무원들이 면허 대장을 관리하였다. 이들 공무원이 마음만 먹으면 얼마든지 침구사 관리대장에 이름을 올리고 면허증을 만들어주는 일이 가능했다.[10]

1975년 서울에서 보건담당 공무원이 돈을 받고 면허증을 대규모로 만들어 준 일이 드러났다.

당시 면허증 사기 사건의 주범인 서울시 공무원 염정석 씨는 전 해인 1974년 5월에 침구사 자격증 소지자에 대한 재교부 작업을 하면서 자격증을 위조 해주고 나서 관련 서류를 몽땅 가지고 이미 미국으로 도망을 친 상태였다. 서울시에서 연락을 하여 대장이라도 보내달라고 하자 그는 오히려 큰 소리를 쳤다고 한다. 자신이 만들어준 면허증을 가지고 많은 사람들이 미국에서 침술원을 개원하여 큰돈을 벌어

---

10. 『수난의 역정』 개정증보판 344~354쪽

국내로도 보내고 잘 살고 있다며, 자신은 오히려 애국자라고 맞받았다는 것이다.

1970년대 중반에서 후반, 박정희 정권 말기, 허술해진 틈을 이용하여 자격증 브로커들에 의한 면허증 조작 행위들이 늘어났다.

침구사 면허증 위조사건은 1980년대에도 계속 됐다. 1985년에는 2백32명에게 침구사 면허를 위조해서 팔아먹은 초대형 자격증 사기 사건이 벌어지기도 했다.

얼마나 많은 사람들이 면허를 위조했는지, 누구의 면허증이 가짜인지를 당국에서도 제대로 알 수 없었다.

이렇게 자격증 위조사건이 계속되는데는 정부의 전통의료 관련 정책의 오류와 부재가 그 배경으로 강력히 작용하고 있었다.

이우관 침술연합회 회장은 면허를 가지고 있는 침구사 중에는 일제 시 조선총독부 경령 제10호에 의하여 면허를 취득하여 해방이후 그 기득권을 인정받은 침구사 외에 두 가지 부류의 '가짜'가 있다고 보았다.

그가 남긴 자료에 따르면 한 부류는 "해방 후 지방 행정직원에 의해 부정한 방법으로 자격증을 취득한 침구사"가 있고, 또 한 부류는 "이북에서 월남한 이주민을 가장하여 일제시대에 이북에서 취득한 면허증을 분실하였다는 허위문서를 작성하여 당국과 법원을 기만하여 자격증을 취득한 침구사"로 이른바 2가지 가짜가 있다고 했다[11].

이우관 회장은 침구사 면허증 위조사건으로 침구계가 떳떳하지 못하게 되고 분열하는 모습에 분노하고, 극도로 서글퍼 했다.

---

11. 『수난의 역정』 개정증보판 346~347쪽

침구사 면허위조에 대한 이우관 회장의 발언 내용이 신약신보에 보도된 적이 있었다. 이 때문에 검찰에서 이우관 회장을 불러 면허증을 위조한 침구사 명단을 알려달라고 했다. 그러나 그는 침구사법을 통과시켜 주면 그 때 알려주겠다고 단호히 말했다.

이우관 회장은 침구계에 위조 면허증이 나돌게 된 근본 원인은 대한민국 정부가 해방 직후 상당기간 모든 시책을 일제시의 법에 의해 시행했음에도 유독 침구사에 관한 법은 한 번도 시행하지 않았다는 점을 첫 번째로 꼽았다.

그리고 국민은 누구나 직업의 선택권이 있으며, 배움의 자유가 보장되어 있음에도 대한민국 국회에서 침구사에 대한 제도 확립을 지연시키고 있는 것을 두 번째 원인이라고 풀이했다.

특히 1951년 국민의료법을 제정하면서 침구사에 관한 규정을 제정해 놓고도 이를 시행할 수 있는 시행령을 10년 가까이 마련하지 않았고, 1960년 그 시행령(보건사회부령 제55호 56호)을 제정하고서도 이를 시행하지 않다가 1962년 5.16정권이 국민의료법을 의료법으로 고치면서 이마저 삭제해 버린 것이 위조면허를 양산하게 된 결정적 원인이었다는 것이다.

이미 침구사라는 직업이 있었고, 국민들의 침구치료에 대한 수요는 상존하여 그 직업을 갖기 위해 준비하던 사람들이 여러 곳에서 배출되고 있었다. 그럼에도 불구하고 이에 대한 법적 제도적인 수렴정책 없이 오히려 재야 침구사들에 대한 감시와 규제만을 강화해온 것이 결국 침구사 면허증 대량 위조라는 형태로 귀결이 됐던 것이다.

당국의 감시망을 피해 침구시술을 하며 살아가던 재야 침구사들에게 '면허증'은 쉽게 뿌리치기 어려운 유혹이었다.

불심검문에서 가방을 뒤지다가 침이 나오면 바로 무면허 의료행위로 처벌되는 상황이었다. 침을 놓는 현장으로 보건담당 공무원이 들이 닥치면 갑자기 환자의 몸에서 침을 뽑아 멀리 던져 증거를 없애야 했다.

적발이 되면 구속되어 징역을 살거나 벌금을 물어야 했고, 전과가 쌓이면 보호관찰대상이 된다. 조상대대로 침을 놓아 병을 고치는 가업을 잇던 사람들도 죄인으로 평생을 살아야 했다.

이런 상황에서 위조를 해서라도 면허증을 걸어 놓고 침구를 할 수 있다는 이야기에 솔깃하지 않을 수 없었던 것이다.

그러나 위조 면허증을 단호히 거부하고, 평생을 무면허 침구사로 환자를 치료하며 살다 간 사람들도 적지 않다.

대한침구학원에서 경혈학을 비롯하여 침구학를 가르치던 최태섭 선생에게는 예우 차원에서 면허증을 만들어주겠다는 제의가 왔었다고 한다. 그러나 그는 "명색이 선생인데 나까지 이렇게 해서는 안 되지 않겠느냐!"며 정중히 거절했다는 것이다.

위조 면허 유혹을 단호히 거절한 아버지

광주에서도 1970년대 중반 보건의약 관계 공무원이 침구사 자격증을 임의로 만들어 거래하는 일이 일어났다.

어느 날 아버님에게도 이 가짜 면허증을 만들어보라는 제안이 들어왔다. 평소에 침술에 관심을 갖고 아버님을 찾아오던 사람이 벌인 일이었다.

그 사람은 광주시 보건소 의약계장이었던 박○○이라는 사람이었다. 그는 평소 아버님을 자주 찾아와서 침술을 배우던 사람이었다. 이 사람이 자신이 직접 말하기 어려우니, 다른 지인을 시켜서 아버님께 돈을 받고 가짜 면허증을 만들어 보라는 제안을 했던 것이다. 다른 사람에게는 한 장(100만 원)을 받지만 아버님은 반장(50만 원)만 내면 된다고 했다.

아버님은 그 제안을 듣자마자 불같이 화를 내셨다.

"내가 여기서 살 것인데, 안하면 안했지 면허증을 돈 주고 사는 짓은 절대로 할 수가 없다!"

단호하셨다.

그 때 나는 아버님 같은 분은 가짜라도 면허증을 갖는 게 좋겠다는 생각이었다.

하루는 식사를 하면서 그래도 아버님은 해보시면 어떻겠냐고 말씀을 드렸더니, 내 말이 끝나자마자 화를 크게 내시면서 밥상을 엎어버리셨다. 그 후로도 나는 아버님은 꼭 하셔야 한다고 몇 번을 간곡하게 말씀을 드렸다.

그 때마다 번번이 밥상이 엎어졌다.

나는 가짜 면허증을 만들고 싶어도 할 수가 없었다.

해방 후 침구사를 한번도 배출을 하지 않고, 일제시대 때 해 오던 사람들만 침구업을 인정해 주고 있었는데, 1943년생인 나는 일제 말에 2살이었다. 일제 하에서 침구사가 자격증을 얻었다고 할 수가 없었다.

하지만 1938년생인 사람, 일제 때 7살인 사람이 면허증을 만들어 버젓이 침술원 간판을 내걸은 경우도 있었다. 아직도 누구라고 밝힐 수는 없지만, 내가 아는 사람만 해도 여러 사람이 침구사 면허증을 갖고 있었다. 이 사람들은 가짜 면허증을 갖고 있다는 사실을 평생 감춘 채 침구사 행세를 하였다. 모두 마음 속으로는 불편한 세월을 보냈다.

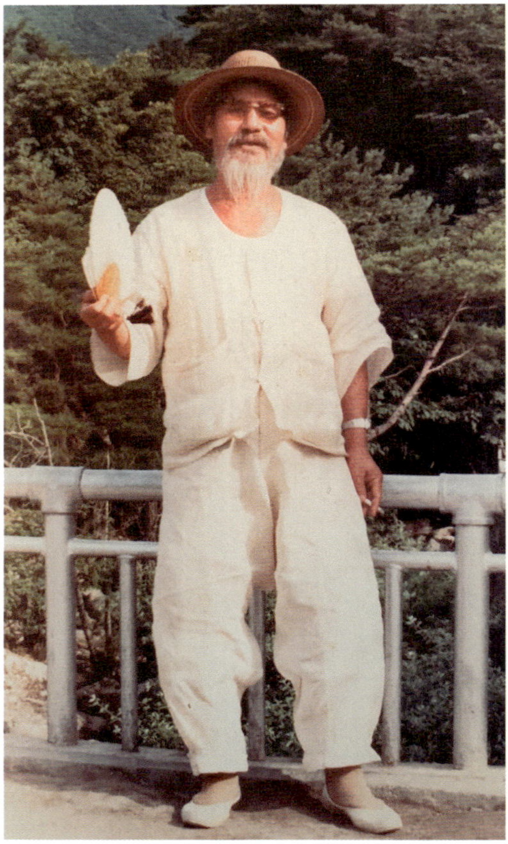

가짜 면허증을 단호히 거부한 김성환 선생

계속되는 수난, 아버님은 나주 남평으로

앞서 이야기한 것처럼, 나는 약국을 경영하며 바쁘게 살고 있었다.

아버지는 침술을 이어가고 계셨다. 지나가다 거리 청소하는 사람이 허리를 잡고 일어나지 못하는 장면을 보면 그를 오라고 하여 그냥 무료로 침을 놔서 고쳐 주시기도 했다.

아버님은 수시로 고발당하면서도 침구인술을 계속 펼쳐나가셨다.

1980년도에 들어서는 전에 구매해두었던 나주시 남평 땅에다 집을 한 채 지으시고 광주와 나주를 오가며 침술을 하셨다.

아버님이 남평에 집을 짓게 된 동기는, 그곳이 풍수적으로 좋은 '터'라고 찾아낸 곳이었기 때문이었다. 아버님은 침술이 본업이셨지

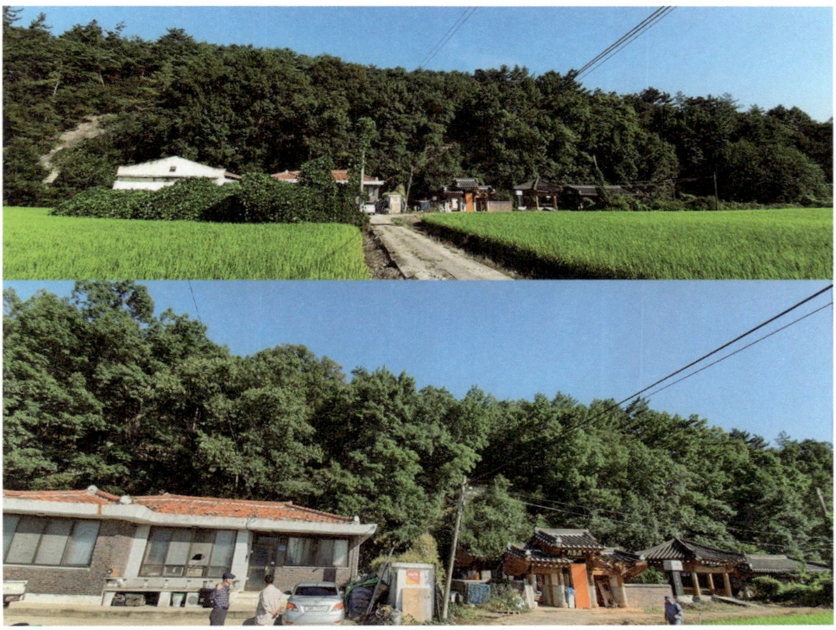

나주 남평에 김성환 선생이 마련한 터

만, 평소에 관심을 기울인 분야는 '풍수지리'였다.

우리 집에는 터를 볼 줄 안다는 '지관'들이 수시로 드나들었다. 아버님은 틈만 나면 그 지관들과 함께 좋은 터를 찾아다니셨다.

그렇게 찾아낸 곳이 나주 남평 땅이었다.

본래 우리 집안이 '나주 김씨' 문중으로, 아버님께서는 당신의 삶을 잉태시켜준 본향인 그곳에서 안락한 삶을 원하셨던 것 같다.

남평에다 지은 집에는 아버님께서 머무르실 저택 뿐만 아니라, 집안 조상님들을 기리는 제각도 건립해 놓으셨다. 제각에는 고려 충신이었던 나주 김씨 시조, 임진왜란 당시 의병활동으로 순절하신 김충수, 고조부 김형구 등 아버님께서 흠모하시는 분들을 기념하는 뜻도 새겼다. 그 제각의 현판은 금학사(金鶴司).

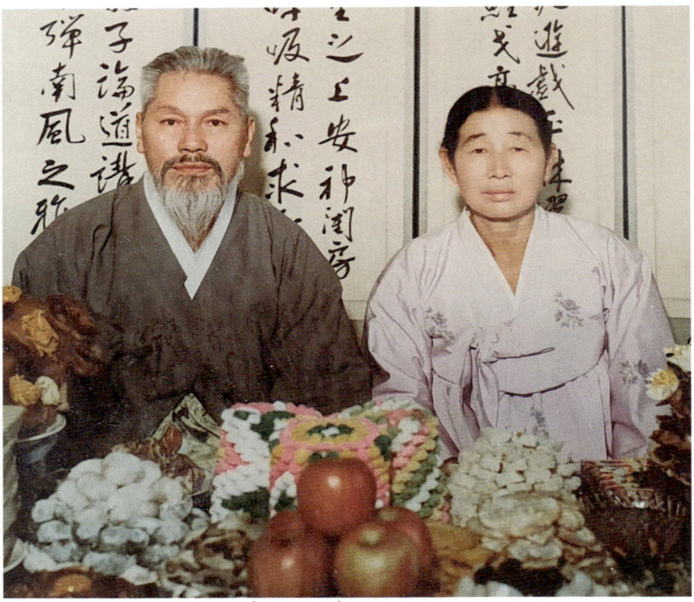

김성환 선생 회갑연(1982년) 때 부부

지금은 그 제각에 아버님 비각도 세워져 있다. 생전에 아버님께서 미리 준비해놓으신 것이다.

나는 왜 아버님이 그렇게 '터'를 찾고 집안 조상들의 자취를 기억하시려고 했는지 처음에는 제대로 이해하지 못했다. 막연하게 아버님과 같은 유학자들이 갖는 충효사상, 동양철학적 관심과 호기심 때문이라고 생각했다.

아버님 돌아가신 후 남평 그 집을 찾을 때마다 나는 조금 더 깊이 아버님 뜻을 헤아려보려고 했다.

대충 이런 뜻이 아니었을까 나름대로 생각해 본다.

첫째는, 조상대대로 이어온 유학자적 가풍과 침술에 대한 높은 긍지에도 불구하고 무면허 의료행위를 했다고 수시로 보건소 단속을 받고, 경찰서에 불려가 조사와 처벌을 받아야 하는 당신 처지가 못내 답답하셨을 것이다.

둘째는, 해방공간과 6.25전쟁 전후 좌우 이념대립으로 고초를 겪으셨던 아버님은 '사람의 몸과 물질의 운행'을 중시하는 '자연철학'에 더 끌리셨던 것 같다.

세째는, 조선이 몰락하고 일제 지배를 거쳐 근대화가 진행되는 과정 속에서 우리 집안과 같은 유림들, 소위 잔반(殘班)세력들은 지역 향교를 중심으로 유교적 전통을 이어왔고, 동양철학적 세계관을 견지하고 있었다.

당신이 마주하셨던 이런 상황과 세계관에 따라서 한학과 의학 뿐 아니라 동양학의 근간 중 하나였던 풍수지리학에 따른 거처를 마련하고, 당신의 뜻을 이어가고자 하셨던 것으로 짐작된다.

80년대 침구사 '희망 고문'

한국침술연합회의 침구사 제도 부활 활동은 1970년대 후반에 들어서 힘을 잃어갔다. 침사법 통과가 가시권에 들어와 있던 9대 국회 초기 수백 명씩 모여서 총회를 하던 모습과는 너무나 대조적이었다.

면허증을 위조하여 만들어 침술연합회를 떠난 사람들도 많았다.

이우관 회장은 1978년 9월 1일 온 정성을 다하여 '침사법 조속 심의에 관한 탄원서'를 만들어 국회의장에게 호소했지만 제9대 국회에서도 결국 침사법은 다시 국회의원 임기만료로 자동폐기가 되어 버렸다. 국회 자체가 힘 있는 이권집단의 압력에 의해 좌지우지 될 뿐 전 국민을 대의하는 입법기관으로서 기능은 마비되어 있었다.

국회에 대한 기대를 더 이상 하기가 어려웠다. 하지만 입법은 어찌됐던 국회에서 하는 것이라 이우관 회장은 제10대 국회(1979.3.12 ~ 1980.10.27.)에서도 침사법 청원서를 만들어 1979년 6월 국회의장 앞으로 제출했다. 그러나 유신말기 뒤숭숭한 정국에 이어 10.26 사태가 일어나 이 청원은 무위로 돌아갔다.

보사부 유사의료업자 양성화 발표

1980년대 들어서 정부 차원에서 침구사법 추진되어, 재야 침구사들을 또다시 꿈에 부풀게 했던 일이 있었다.

1980년 9월 전두환 씨가 대통령에 취임하면서 천명기 의원을 보건사회부(현 보건복지부) 장관에 임명하였다.

천명기 장관은 1973년 제9대 국회에서 침사법을 제안할 때 동참

해 준 의원으로, 1977년 침사법 중 일부수정에 관한 청원을 할 때도 신민당 국회의원으로서 소개의원을 맡아 주었다.

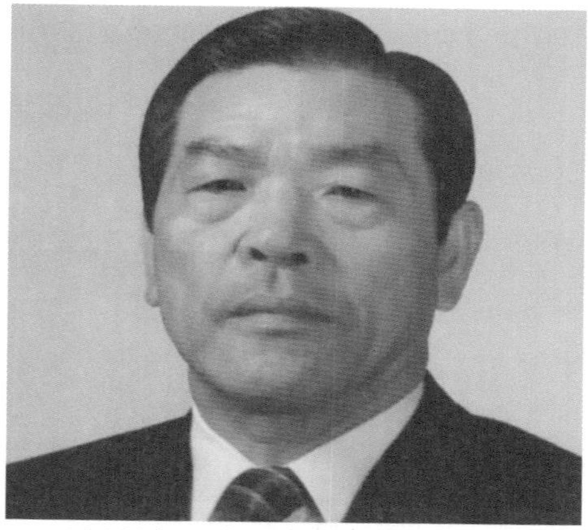
1980년 보건사회부 장관 천명기

천명기 장관은 1930년 경기도 양평군에서 태어나 서울대학교 법대 졸업하고, 1963년 민주당에 입당하여 정치에 입문한 사람이다. 1970년에는 신민당 김대중 대통령 후보 비서실장에 임명되었다. 그후 1971년 제8대, 1973년 제9대, 1978년 제10대 국회에서 야당으로 당선되어 3선 국회의원을 지낸 인물이었다.

이를 인연으로 천 의원은 침사법을 둘러싼 여러 가지 사정을 파악하게 되었고, 1980년 보건사회부 장관이 되었을 때 소신을 가지고 침구사 제도를 추진하는 계기가 되었다.

보사부는 1980년 10월 15일 국민의료 시혜확대를 위해 의료유사업자의 활용방안으로 연내에 관계법을 개정、그동안 신규 면허발급이 중단되어온 침구 접골 지압 등 부문에 대해 소정의 교육 후 국가면허시험을 치러 이들의 의료행위를 양성화하기로 하였다。

보사부는 이들 유사의료업자를 양성화 하려는 것은 △ 병 · 의원 및 한의원을 이용하기 어려운 서민층 환자들이 침구사와 접골사를 이용할 수 있도록 하고, △ 중동국가에서 침구사 등을 보내 줄 것을 요청해 오고 있으며, △ 침구 접골의 종주국으로서 별도의 학문으로 육성할 필요가 있다고 판단했기 때문이라고 밝혔다.

보사부는 침구사 접골사 양성제도를 부활하고 지압사 등 제도를 신설하는 방향으로 의료법을 개정, 소정의 보수교육 후 국가 면허시험에 합격한 자에게는 면허를 발급하여 활용할 방침이라는 것이다.

보사부 1981년 시무식에서 침구사 양성화를 재확인했다. 천명기 보사부 장관은 1월 5일 지난해 미결사항 가운데 △ 의료전달체계의 확립, △ 의료보험관리체제 재편, △ 침구사제도 양성화 등 3개항을 년 내에 기필코 실현토록 할 것을 관계관들에게 지시했다.

침구사법 제정이 임박했다고 판단한 이우관 회장은 재야 침구사들의 자질 향상을 위해 보수교육을 실시하는데 열을 올렸다. 1981년 1월20일에는 회원 보수교육 교본을 배본하기 시작했고, 3월 5일에는 전국 도지회장 회의에서 보수교육위원회 결성을 결의했다.

전국에 산재해 있는 재야 침구사들을 일정한 장소에서 교육을 실시한다는 것이 어려운 상황에서 통신을 이용한 보수교육을 하는 것으로 방침을 정했다. 이러한 통신교육은 특히 생업을 중단할 수 없는 침구인들도 낙오하지 않도록 하면서, 효과적인 지도를 하려는 취지가 곁들어 있었다.

침술연합회는 이후에도 계속 각 지회와 지부별로 보수교육 확대를 위한 활동을 전개하여 점차 많은 침구인들이 참여하기 시작했다.

1981년 4월 11일 임기가 시작되는 제11대 국회애서 '침구사 부활 의료법 개정'이 이루어질 것이라고 재야침구사들은 모두 기대에 부풀어 올랐다.

이우관 회장은 "우리나라 역대 국회에서 정부가 제안한 법안은 그 내용에 있어서 다소의 수정이 가해진 사례는 있었어도 그 법안 자체를 폐기시킨 예는 찾아 볼 수가 없었다." 침구사 제도 부활을 확신했고, "올해 안에는 판결이 날 것"이라고 믿었다.

하지만 상반기 국회에서는 의료법 개정안이 상정되지 않았다.

1981년 여름 의료계를 뜨겁게 달군 또 하나의 쟁점은 의료일원화 논의였다. 81년 8월 중순 김병수 당시 보사부 차관은 기자들과 만난 자리에서 의료법 개정을 추진하면서 한방 현대화를 위해서는 양·한의학의 통합이 시급한 문제라고 전제, 이를 법제화 하는 것이 원칙이라고 밝혔다.

보사부가 입안하는 의료법 개정안에 애초에는 침구사 제도를 부활시키는 내용과 양·한방통합에 관한 사항이 들어 있었던 것으로 알려졌다.

정기국회에는 이 개정안이 상정되지 않았지만, 9월3일 천명기 보사부 장관 취임 1주기를 맞은 기자회견에서 양·한방통합은 계속 연구하여 추진해야할 사항이라고 밝히고, 이는 한의학 현대화를 위해 언젠가는 이루어져야 할 사항이라고 강조했다.

이즈음 의사들 사이에는 의료일원화 논의와 함께 침구사 양성화에 찬성하는 분위기가 형성되어, 이를 의사협회 방침으로 삼기 위한 방안을 모색하기 시작했다.

1981년 1월 정기국회 기간 중 국회 보건사회위원회 대정부 질의에서 천명기 보사부 장관은 "침구사 부활문제는 10년 이상을 끌어온 문제인데 내가 십자가를 지는 한이 있더라도 결판을 내겠다."는 단호한 입장을 밝혔다.(중앙일보 1981. 10. 23.)

1982년 새해 벽두. '침구사 20년 만에 양성화'는 이제 기정사실로 굳어져 갔다. 당시 경향신문에 보도된 기사를 보면 양한방 의료일원화와 함께 침구사를 양성하여 현대의료나 한방의료의 보조원으로도 쓸 수 있도록 한다는 이상적인 정책이 실행을 앞두고 있었다.

1982 양한방 의료일원화와 함께 '침구사 20년 만에 양성화'

23일 보사부에 따르면 침구사제도의 부활을 위한 1단계 작업으로 국내에서 침구사 업을 하고 있는 2만 명의 무자격 침구사(침구사협회 주장 4만 명)에게 앞으로 1~2회의 침구사 특별시험을 치르도록 해 이들의 활동을 양성화해 준다는 것이다. 보사부는 침구사 특시에서 합격한 침구사는 무의촌, 무약촌 지역에 배치 단독 개업을 허가해주고 서울 등 대도시에서는 침구사의 단독개업을 허가하지 않는 대신 의사와 공동개업, 기존 한의원에서 흡수하도록 한다는 것.

침구사 양성 등을 위한 장기대책으로 보건전문대학 등 4년제 대학에 침구과를 설치 졸업생을 한의보조원으로 양성하며 일본처럼 침구술로 의료보험에 가입시켜 국민개보험시대(國民皆保險時代)에 대비를 한다는 것이다.

현재 우리나라에는 지난 62년 의료법개정으로 침구사에 대한 신규자격이 규제돼 유자격 침구사는 현재 2백2명 뿐이며 나머지는 무허가로 침구업을 하고 있는데, 그 수는 2만~4만 명에 이르고 있는 것으로 알려지고 있다.

京鄕新聞 1982년1월23일

침구사 20年만에 陽性化

保社部 검토 特試거쳐 無醫村 우선배치

대도시는 漢醫와 공동개업

漢醫大 4年制침구과 신설

정부는 지난20년간 중단돼왔던 침구사제도의 부활을 검토중이다.

정부의 이같은방침은 세계의학계의 많은관심을 끌고있는 침구술을 국내에서도 체계적으로 연구、발전시키기위한것으로 정부는이를위해 침구사법의 제정을 서두르고 있는것으로알려졌다.

23일보사부에 따르면 침구사제도의 부활을위한 1단계작업으로 국내에서 침구사업을 하고있는 2만명의 무자격침구사(침구사협회주장4만명)에게 앞으로 1、2회의 침구사 특별시험을 치르도록해 이들의활동을 양성화해 준다는것이다. 보사부는침구사특시에서 합격한 침구사는 무의촌、무약촌지역에배치、단독개업을 허가해주고 서울등대도시에서는 침구사의 단독개업을 허가하지않는대신 한의사와 공동개업、기존 한의원에서 흡수하도록 한다는것.

침구사 양성을위한 장기대책으로 보건전문대학등4년제대학에 침구과를설치、졸업생을 한의보조원으로양성하며 일본처럼 침구술도 의료보험에 가입시켜 국민개보험시대에 대비토록 한다는 것이다.

현재 우리나라에는 지난 62년 의료법개정으로 침구사에대한 신규자격이 규제돼 유자격침구사는 현재2백2명뿐이며 나머지 무허가로 침구업을 하고있는수는 2만~4만명에 이르고있는것으로 알려지고있다.

침구사제도의부활은 지난 20년간 침구사협회등에 의해 꾸준히 정부에 건의돼왔으나 한의사들의 반대에 부딪쳐 실현을보지못했다.

침구사협회측은 의료일원화를위해 한의사、양의사모두 침구에대한 연구를 할수있도록하며 침구술에대한 치료효과는 중공을비롯、구미각국에서의 임상효과결과 높이 평가받고있으므로 침구술을 거국적으로 발전시키기위해 침구사제도가 부활돼야한다고 주장해왔다.

> 침구사제도 부활은 지난 20년간 침구사협회 등에 의해 꾸준히 정부에 건의돼왔으나 한의사들 반대에 부딪쳐 실현되지 못했다. 침구사협회측은 의료일원화를 위해 한의사, 양의사 모두 침구에 대한 연구를 할 수 있도록 하며, 침구술에 대한 치료효과는 중공을 비롯하여 구미각국에서의 임상효과를 높이 평가받고 있으므로 침구술을 거국적으로 발전시키기 위해 침구사제도가 부활돼야 한다고 주장해왔다.
>
> [경향신문 1982. 1. 23]

1982년 당시 천명기 장관이 발표한 양한방 통합과 침구사제도는 총리 결재까지 받은 뒤 대통령 결재만 남은 상태였다.

그러나 그해 6월 침구사들의 부푼 희망은 또다시 무너졌다.

천명기 보사부 장관이 1982년 6월 개각과정에서 싸잡아 경질됐다. 천명기 장관 경질과 함께 그동안 대내외적으로 널리 공표됐던 보건사회부 침구사 제도 부활 공약이 파기되는 상황으로 급전됐다.

천명기 장관을 이은 새 보사부 장관에는 김정례. 6월 20일 이우관 회장은 신임 김정례 장관에게 침구사제도를 부활을 요청하는 글을 발송했다.

그러나 김정례 장관은 국회 보건사회위원회에서도 침구사 부활에 관한 문제를 고려한 바 없다고 말했다.

결정적으로 보사부 차원에서 침구사 제도 부활 논의가 어렵게 되었음을 보여주는 대목은 전두환의 발언이었다.

전두환 대통령은 7월 14일 김정례 보사부 장관 업무현황보고를 받는 자리에서 “보사부는 이해 관계가 상반되는 직종을 많이 보유하고 있는 부처이므로 이들 단체에 대한 모든 정책입안과 시행에 특히 신중을 기하도록 하라.”고 지시했다.(약업신문 1982. 7. 19.)

전두환의 이러한 지시는 보사부의 침구사 제도 추진을 저지한 이면에 이익집단의 강력한 ‘힘’이 작용했음을 시사하고 있었다.

천명기 보사부 장관이 취임 일성으로 자신은 업자들 이권에 좌우되지 않고 국민들을 위해 침구사를 양성화하겠다고 했다. 해당부처 장관이 소신을 가지고 2년 가까운 기간 동안 추진해 온 대국민 공약이 결국 업자들의 힘에 밀려 실현되지 못했다. 그 과정에는 침사법을 반대하는 측의 로비에 따른 압력이 있었다는 이야기가 전해졌다.

1982년까지 보건사회부 장관이 직을 걸고 추진해 왔고, 국무총리 결제까지 받은 침구사 제도가 어떤 경위로 무산되었는지가 30년 뒤에 알려졌다.

2012년 당시 국민건강보험공단 이사장이었던 김종대 씨가 청와대 행정관으로 근무하면서 '양한방 통합과 침구사제도 부활은 자신이 전두환 대통령에게 올린 보고서로 인해 무산됐다'고 밝힌 것이다. 김 이사장은 자신의 블로그에 '건강보험과 함께 한 공직생활 27년'이라는 제목의 글을 연달아 게재 중 자신의 공직생활 비화를 공개하면서, 이같은 내용을 털어놓은 것이다.

김종대 씨는 1980년 1월부터 1985년 4월 대통령 정무비서실 행정관. 1989년 9월에서 1992년 12월까지 청와대 경제수석비서실 비서관으로 근무하면서 보건의료 정책에 깊숙이 관여해왔다.

김종대 씨는 "당시 천명기 장관이 발표한 양한방 통합과 침구사제도는 총리 결재까지 받은 뒤 대통령 결재만 남은 상태였다"며 "그러던 어느 날, 변정환 한의사협회장이 찾아와 롯데호텔 라운지에서 만났는데 잘못된 정책이라고 주장했다"고 밝혔다.

김씨는 "당시 이 문제를 깊이 알지 못했기에 여러 의사와 한의사들을 만나 공부했다"며 "그 결과 한방을 양방의 한 분야로 통합하는 것은 잘못이라는 판단이 들어 두 쪽짜리 보고서를 작성했다"고 덧붙였다.

김 씨는 "전두환 대통령이 이 보고서를 수용해 양한방 통합과 침구사 제도 부활은 이뤄지지 않았다"며 "총리까지 결재가 끝난 정책이 대통령 결재 직전에 없던 일이 된 것"이라고 소개했다.

김 씨가 "이렇게 총리까지 결재가 끝난 정책에 대해 과감하게 반대보고서를 작성한 것을 보면 당시 겁이 없는 공무원이었다"며 "하지만 당시 두가지 일을 통해 옳은 내용을 합리적으로 주장하면 수용된다는 것을 느꼈다"고 말하며 자신의 업적으로 평가를 했다.

하지만 수십년에 걸쳐 추진하던 국가적 중대사를 일개 청와대 행정관이 문고리 권력으로 폐기를 시킨 것은 국정농단이 아닐 수 없다.

김종대 씨가 비공식적으로 몰래 진행된 이익집단의 '로비'에 따라 양한방통합과 침구사 제도를 무산시킨 것은 역사적 심판을 받아야 할 사안이다.

이우관 회장은 극심한 병고와 생활고, 재정난이라는 삼중고 속에서도 포기하지 않고 침구사 제도를 위해 헌신하였다. 그렇게 20여년 한 길로 매진해온 이우관 선생은 안타깝게도 1985년 6월 27일 세상을 떠났다.

무면허라는 이름의 감옥에서

1992년 광주에 남부경찰서가 신설되었을 때 경찰이 건수를 올리기 위해 우리 침술원 부근에 상주하면서 감시를 했다.

아버님은 수시로 고발되고 경찰서와 법원을 출입하셨다.

그 때마다 아버님은 얼마나 기막힌 심정이셨을 것인가? 지금도 재판정에 서 계시던 모습이 떠오르면 그렇게 가슴이 아플 수가 없다.

벌금형이라도 아버님 혼자 계속 받으면 누범으로 벌이 가중되어, 나중에는 나와 어머님이 돌아가면서 처벌을 받았다.

한 번씩 경찰서와 법원을 다녀올 때면, 부모와 자식이 서로를 지켜주지 못하고 험한 꼴을 당하게 했다는 자책감과 미안함에 속이 상했다. 그러면서도 말로는 표현하지 않았지만, 어려움을 함께 나누어주는 가족들을 고마워하고, 그것으로 위로를 삼기도 했다.

이 땅의 수많은 재야침구사들이 겪어야 했던 수난의 역사는 참으로 피와 눈물로 점철되어 있다.

조상 대대로 손에서 손으로 전승되어온 전통 민중의술인 침구술. 침구사 제도를 시행하지 않아 아버님과 같은 훌륭한 침구사를 제도권 내에서 활동할 수 있도록 하지는 않고, 범법자로 옭아매다니 도대체 이것은 무슨 법이며, 과연 누구를 위한 법이란 말인가?

처벌을 당할 때마다 더 이상 침술을 하지 않겠다고 마음 먹기도 했다. 그러나 환자를 대하게 되면 마음이 바뀌었다.

법에서는 허락하지 않는 일이어도 의술을 지닌 의술자의 양심은 그렇지 않았다.

법을 무서워해서 침술을 접을 수는 없었다. 몸이 아파 찾아오는 사람들을 그대로 돌려보낼 수가 없었다.

한의사협회가 보낸 프락치

10년 가까이 동생과 함께 약국을 경영하던 나는 80년대 말에 약국 경영을 동생에게 다 맡기고 다시 아버님이 해 오시던 침술원으로 돌아갔다.

좋은 터를 찾는 풍수지리학에 관심이 많으셨던 아버님은 약국 터를 매입하자는 내 의견을 받아들이지 않으셨다. 대신 나주 남평에 땅을 구입하셨다.

아버님은 나주 남평에 집을 짓고는 80년대는 아예 거처를 그곳으로 옮기셨다. 침술원은 내가 지켜야 했다.

아버님은 침술원과 남평 집을 오가시면서 환자들을 치료하는 일은 계속하셨다.

아버님 치료를 받으려는 사람들은 아버님이 계시는 시간에 맞추어 양동 침술원으로 오거나, 아버님이 계신 남평 집으로 가야 했다.

세월이 흘러 어느덧 1990년대에 접어들었다.

다시 침술원으로 돌아온 나는 진료 횟수를 줄여서 일주일에 2일만 환자들을 받았다. 보건단속이 신경 쓰이기도 했지만, 어릴 때 독버섯에 중독된 후유증으로 소화기관 이상이 있어서 나는 예전처럼 침술을 행하기가 어려웠기 때문이었다.

그래서 1990년 초반에는 어머님이 진료를 많이 담당하셨다.

보건당국의 단속은 90년대 들어서도 계속됐고, 1992년에 광주 남부경찰서가 신설된 후에는 또다시 단속이 강화되기 시작했다. 이미 기존의 보건소와 경찰서 쪽은 오랫동안 알고 지내며 관계를 유지해왔기 때문에 적당히 단속을 피해갈 수 있었다. 그러나 신설된 남부경찰서는 실적을 올리기 위해서인지 부쩍 침술원 주변을 감시하면서 단속을 강화할 태세였다.

더우기 재야침구사인 내가 약국을 경영하면서 침술 뿐 아니라 양약과 한약도 처방하여 환자들을 치료한다는 소문을 접한 광주시 한의사협회가 가만히 있지 않았다.

1993년에 한의사협회가 고용한 프락치가 카메라를 들고 우리 침술원에 들어와 침술 치료현장을 찍으려 한 적이 있었다.

집 1층 안방에서 환자들에게 침을 놓고 있을 때였다. 웬 사람이 침술원에 들어오더니 사진기를 들이대고 내가 침을 놓는 장면을 찍기 시작했다.

프락치임을 직감한 나는 "당신 누구냐? 당장 카메라 치우고 필름 빼지 않으면 가만두지 않겠다!"고 고함을 치면서 그 자의 멱살을 움켜잡았다.

내가 강하게 달려들자 그 자는 얼른 카메라에서 필름을 꺼내주고는 서둘러 도망을 쳐버렸다.

벌금 3백만 원에 보호관찰 3년

김영삼 정부 말기인 1997년 가을. 그 날은 내가 2층에서 환자들을 치료하던 중이었다.

"보건범죄 단속 나왔습니다. 움직이지 말고 그 자리에 계십시요!" 하는 소리가 들리더니 여러 명이 들이닥쳤다. 보건소와 경찰과 검찰로 구성된 보건범죄 합동단속반이 우리 침술원을 쳐들어왔다.

모두 8명이나 되는 것 같았다. 미처 대비할 새도 없이 닥친 일이라 어쩔 수 없이 그대로 당해야 했다.

단속반은 이미 우리 침술원 주변에서 감시를 하고 있었고, 집으로 들이닥치기 전에 침을 맞고 나가는 사람들을 집밖에 붙잡아 세워 놓은 상태였다.

그 때 무릎이 아파서 부항을 해드린 아주머니 한 분도 나가다가 붙잡혀 왔다. 또 단속반은 내 손에 있던 침과 침통, 부항 도구, 가족들이 사용할 용도로 건조중이었던 쑥, 익모초 등을 불법의료행위의 증거물로 압수했다.

여러 차례 겪어본 일이라서 놀라거나 당황스럽지 않았다. 무슨 엄청난 범죄현장을 덮치기라도 한 것 마냥 마구 쳐들어와서 사람들을 꼼짝 못하게 하고, 증거라면서 침뜸, 부항에 쓰는 도구들을 압수하는 모양새가 참 꼴 사납고, 모욕스럽게 느껴질 뿐이었다.

더 이상 뭐라고 따지거나 항변할 수도 없고, 그저 '묶을라문 묶고 알아서 하쇼!'라면서 저들의 처분에 모든 걸 맡기는 수밖에 없었다.

나는 남부경찰서로 연행되었다.

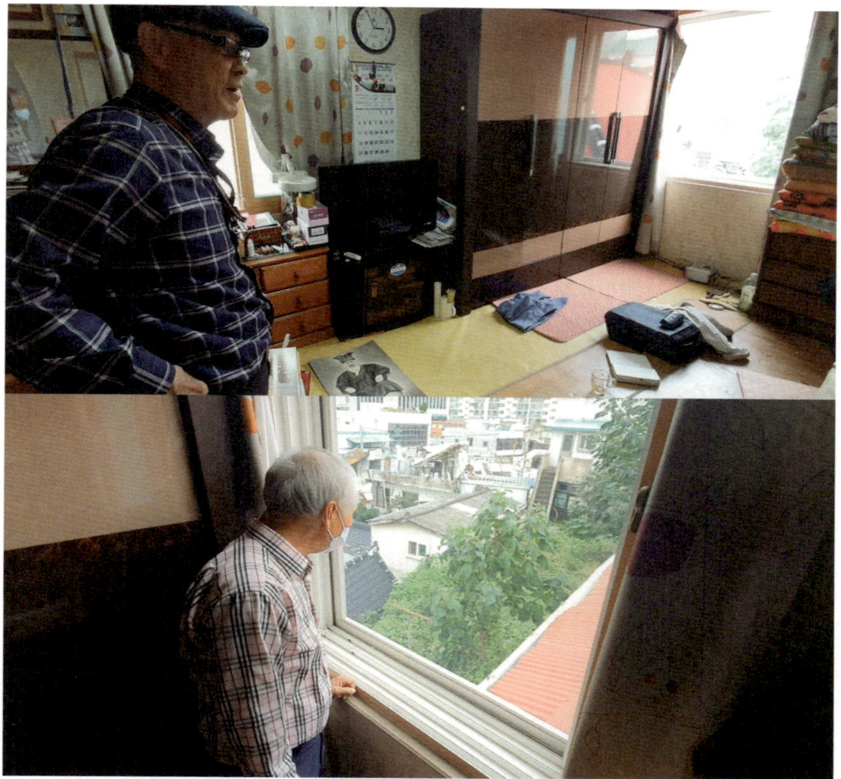

방에서 환자에게 침을 놓다가 단속반이 들어온다는 소식을 들으면 바로 침을 뽑아서 창 밖으로 던져 증거를 없애려고 해야 했다.

광주 시내 다른 경찰서는 아는 사람들이 있었지만, 남부경찰서는 아직 관계를 트지 못한 상황이었다. 급하게 삼원당 한약방을 하던 김춘길이라는 친구에게 연락하여 그 친구가 경찰서 수사과로 찾아왔다.

"참 고생허네!"

한마디 인사를 나누고는 옆 방으로 가더니 잠시 뒤에 돌아왔다.

'아는 직원에게 부탁을 했으니 잘 될 것'이라면서 같이 나가자고 했다. 고맙게도 그 친구가 신원보증을 해주어 나는 바로 풀려나왔다.

그 날 저녁에 그 친구와 함께 경찰서 수사과 사람들을 식당에서 만났다. 경찰직원 말이 어떻게든 구속은 피해야 하는데, 그러려면 '벌금형'과 '보호관찰' 처분을 받을 수밖에 없는 상황이라는 것이었다.

나와 내 친구는 "벌금형은 그렇다쳐도 '보호관찰'이라니 이건 너무 가혹하지 않느냐?"면서 잘 좀 처리해달라고 읍소를 거듭하였다. 그 경찰직원은 최대한 노력해보겠으니 잘 되기를 기대해보자고 했다.

그러나 결과는 놀랍게도 '벌금 300만 원에 보호관찰 3년'이라는 뜻밖의 과중한 처벌이었다. 겉으로 내세우는 이유인즉슨, 한두 번이 아니고 '누범'이기 때문에 가중처벌이 떨어졌다는 것이다.

우리의 힘이 검찰까지는 미치지 못한 점도 있었지만, 배후에서 강하게 처벌하도록 압력을 가하던 한의사협회의 힘이 작용했던 것으로 추측이 되었다.

분통이 터지고 억울하기 짝이 없는 일이었지만, 어디에다 하소연할 수도 없었다. 한번씩 단속이 되어 경찰서나 검찰, 법원을 다녀오게 되면 우리 가족의 일상은 평화가 사라지고 암울한 분위기 속으로 빠져들었다.

나는 그런 분위기를 빨리 떨쳐버리기 위해 친구들과 산으로 사냥을 가거나 바다로 낚시를 떠나 마음을 달래곤 했다. 그런 재미라도 없었다면 참 견뎌내기 어려운 세월이었던 것 같다.

내가 '전국 프로낚시연맹'을 창립하는데 관여를 하고, '낚시인의 덕목'이라든지 '프로낚시인이 지녀야 할 자세' 등 낚시인들을 상대로 교육을 하기 위해 전국을 돌아다녔던 것도 1998년부터 2002년도 이 시기의 일이었다.

나는 광주 쌍촌동 출입국관리소에 있는 보호관찰사무소를 찾아가

신고를 하고 내 담당자를 만나면서 보호관찰이 개시되었다.

다행히 내 또래였던 담당자는 나의 사정을 잘 이해해주고 앞으로 잘 해보자며 친절하게 대해주었다.

처음에는 한 달에 2~3번씩 복명을 해야 했는데 6개월이 지나면서부터는 담당자가 횟수를 줄여주었다. 그렇게 2년여 접촉하다보니 그 담당자와도 친한 사이가 되었고, 방문 날짜를 미루거나 조정하는 편의를 봐주었다.

아무튼 나는 그렇게 해서 1999년에 보호관찰을 탈없이 마무리했다.

아무리 담당직원이 편의를 제공했다고 하더라도 '보호관찰' 처벌은 너무도 가혹했다.

한 번씩 보호관찰소를 방문하고 돌아오는 길에는 쇠사슬이 온몸을 묶은 것 같은 답답함과 도대체 무슨 죄를 지었다고 이런 처벌을 당해야 하는지 세상에 대한 원망이 솟구쳐 올라왔다.

어느 날은 차라리 지나가는 어디에 몸을 던져서라도 내 억울함을 세상에 외쳐보고 싶은 충동을 느끼기도 하였다.

그러나 설사 제도가 허락하지 않는다고 하더라도, 침술로 아픈 이를 치료하는 일은 도덕적으로는 전혀 비난받거나 금기시 할 일이 아니다. 아픈 이를 보고 고쳐주고 싶은 마음이 드는 것은 사람의 자연스러운 본성의 발로이다.

보호관찰 기간에도, 또 보호관찰이 끝나서도 아버님과 어머님, 그리고 나는 찾아오는 사람들을 물리치지 않았다. 이전에 비해 소극적이기는 했지만 침술은 계속 이어나갔다.

침구 유업 물려주고 떠나신 부모님

1989년 경 아버님이 발을 헛디뎌 넘어지면서 고관절이 골절되는 부상을 당하셨다. 아버님은 당신 생각대로 치료해보시려고 산골(山骨 뼈를 치료하는 약제)을 사오너라, 뭐를 어떻게 해봐라 하셨다. 내가 보기에는 안되겠다 싶어서 병원으로 가시자고 했다.

좀체로 말을 듣지 않으셨다. 억지로 해서 내가 업고 병원으로 모시고 갔다. 고관절이 부러져서 다리가 쳐지고 힘을 못 쓰시는 것이었다. 병원에서는 당장 수술을 해야 한다고 했다. 그러나 아버님은 싫다고 하시면서 기어이 나주 남평 집으로 가버리셨다.

도저히 안되겠어서 미리 전남대 병원에 예약을 해놓았다. 3일간이나 버티시고 '산골'을 갈아드시면서 병원 치료를 거부하셨다. 그럼에도 내가 거듭해서 수술을 받아야 한다고 말씀을 드렸다. 나중에는 어쩔 수 없으니까 병원으로 가셨다. 그렇게 고관절을 인공관절로 수술을 받으시고 10년 남짓 잘 지내셨다.

"침술 인정 받는 날 올 것이다!"

1999년 경 당뇨도 있으시고 점차 몸이 안 좋아지셔서 종종 누워 지내셔야 했다.

나중엔 많이 안 좋아지셔서 병원으로 모셨다. 위독한 상태가 되어 가족들이 모이도록 했다. 다 만나보시고는 동생들이 돌아가자 갑자기 상태가 안좋아지시더니 숨을 멈추셨다.

아버님은 1999년 8월 30일 세상을 떠나셨다.

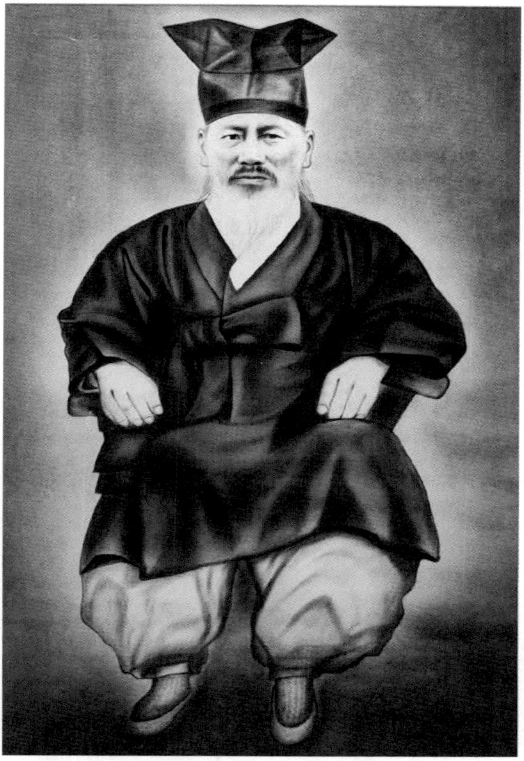

지인이 그려준 김성환 선생 초상

나 혼자 임종을 했다. 마지막으로 나에게 당부하시는 말씀은 "늬 알아서 잘 해라"는 말씀이었다. 생전에 아끼고 정을 많이 주셨던 여동생을 잘 보살펴주라는 말씀과 함께.

아버님은 나에게 '큰바위 얼굴'이셨다. 언제나 크고 높은 세계에 계시는 분이셨다. 키도 나보다 크셨고, 을구(乙龜), '거북이 하늘을 나는 형상'에 인품이 크신 분이라고 생각해왔다. 아버님 침술과 학문에 대한 깊이와 열정은 도저히 내가 미치지 못하는 차원이었다.

아버님 경지에는 미치지 못하더라도, 제자요 자식으로서 침술 학문을 이어받은 책임감은 크게 느끼고 있다. 늘 아버님이 생전에 행하셨던 침술과 언행을 되새겨보면서, 나의 부족한 침술학문이 조금이라도 향상될 수 있도록 마음의 끈을 놓지 않으려고 한다.

아버님은 돌아가시고 입관을 할 때 아무 것도 지니지 않으셨다.

평소에 쓰시던 침과 침통도 나에게 물려주시고 빈손으로 떠나셨다. 생전에 돈을 벌려는 생각을 갖지 않으셨다.

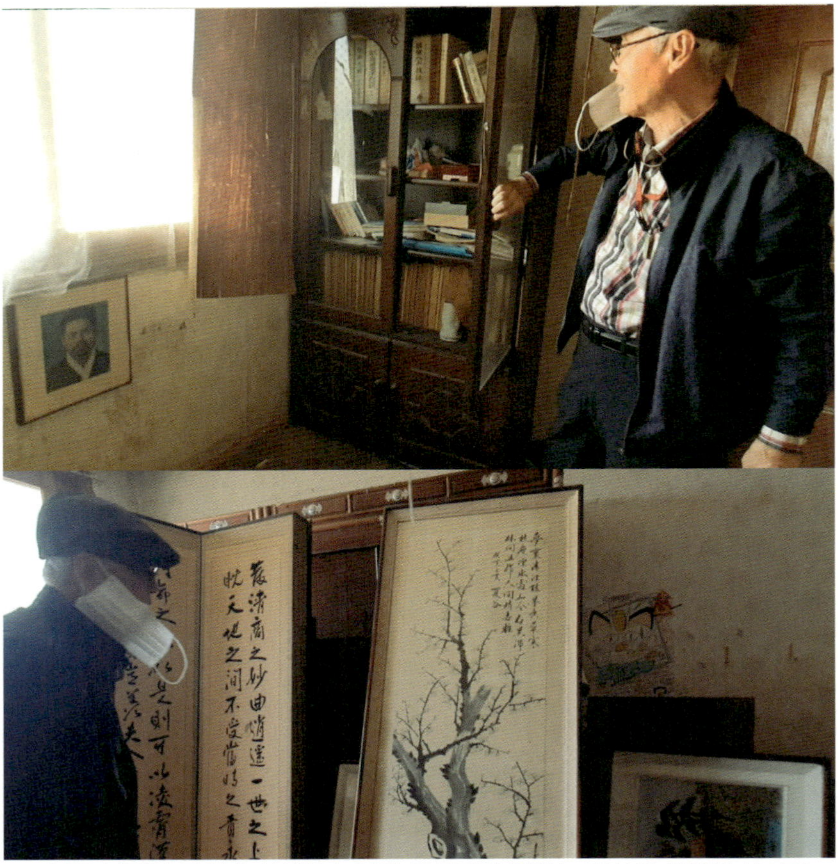

나주 남평에 김성환 선생이 노년에 머물렀던 집에는 당신이 생전에 보시던 책과 지인들로부터 선물로 받은 서화가 가득 들어차 있다.

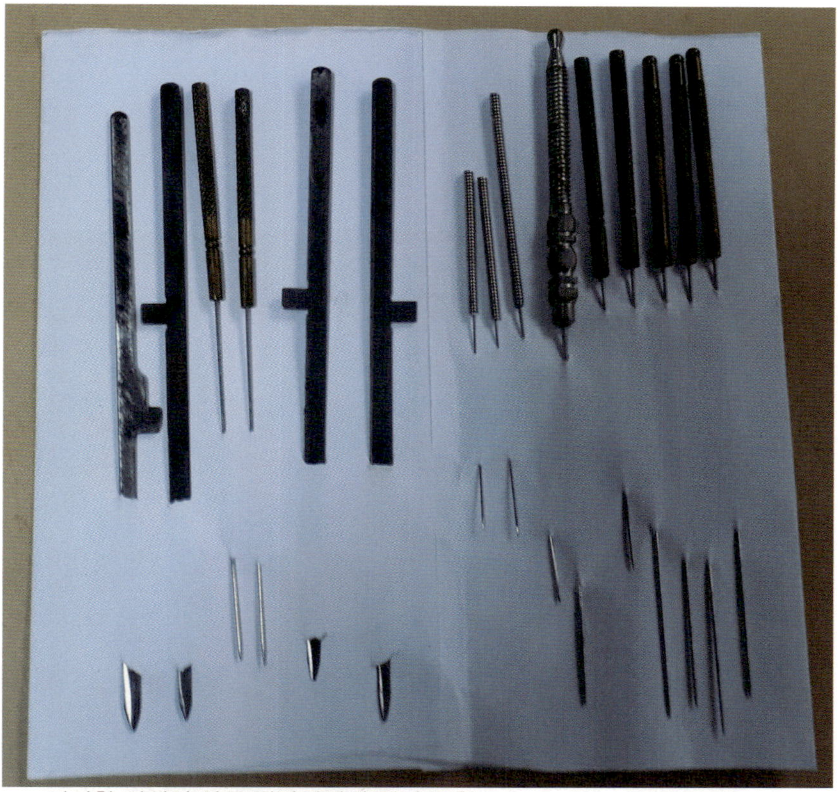

김성환 선생이 아들 김갑기에게 물려준 침

환자를 치료하면서 최소한 실비만을 받으셨다. 그나마 그렇게 하여 모아진 돈은 세상에 조금이라도 이로운 일에 나누고자 하셨다.

단지 집안을 위해 하신 일 한가지는 나주 남평에 터를 마련하여 집을 짓고 조상님들을 기억하는 제각을 세운 일이었다.

아버님은 제각 한 켠에 세울 비석을 미리 준비해 두었다. 아버님 지인이 마련해 둔 비문에는 김성환을 의학사(醫學士)라고 하고, 침술로 많은 이들의 병고를 치료한 행적과 후학들에게 침술을 가르친 행적을 기록해 두었다.

자손들이 우리 집안 내력을 기억하고 전통을 이어나가기를 바라시는 뜻이 있었다.

지금 당장은 고초를 겪고 어려운 일을 당하지만, '언젠가는 침술이

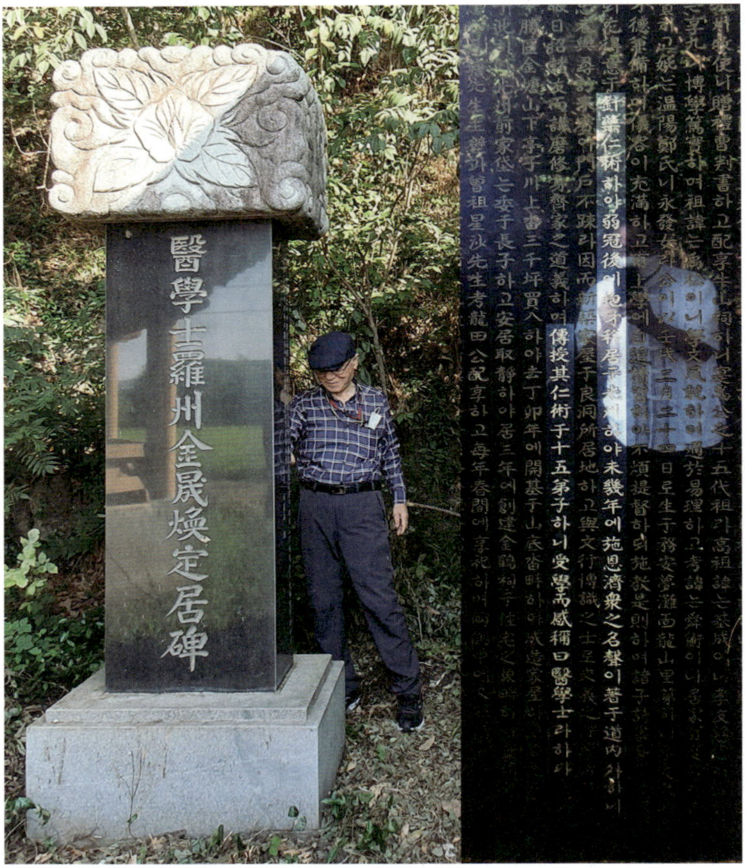

김성환 선생은 나주 남평에 거처를 마련하고 제각도 지은 뒤, 거기 한 켠에 세울 비석을 미리 준비해 두었다. 김성환 선생의 지인이 마련해 둔 비문에는 김성환을 의학사라고 하고, 침술로 많은 이들의 병고를 치료한 행적과 후학들에게 침술을 가르친 행적을 기록해 두었다. 그리고 부인 정애진 여사의 효부 기행비를 세워 기리도록 하셨다.

인정받는 세상이 온다'는 믿음이 있으셨던 것이다. 그걸 대비해야 한다는 것이 아버님 원의(願意)였다고 생각한다.

할아버지와 아버지가 침술로 인해 고초를 겪는 모습을 지켜보았던 당신 손자와 증손자는 현대의학을 공부하여 의사의 길을 가고 있다. 학술 내용이 다르긴 하지만 대를 이어 할아버지의 유업인 의업을 이어가는 셈이다.

2002년 갑기 어매 정애진 여사 별세

우리 집 침술원은 처음엔 아버님 혼자 침을 놓으셨다. 내가 고등학교를 졸업할 때 쯤 어머니도 침을 잡기 시작했다.

아마 1963년경으로 기억한다. 어머니 정애진(丁艾鎭) 여사가 1925년 생이니 30대 후반 정도 되는 나이였다.

한 부인이 사타구니 부위가 아프다며 침술원을 찾았다. 그 때 아버님은 어머니에게 침을 놓아주라고 하셨는데, 그것이 효과가 좋아서 치료가 잘 되었다.

그러자 그 다음부터는 여성들의 곤란한 부분, 음부 가까운 부위는 모두 어머니가 담당하게 되었던 것이다. 어머니도 별도로 침술을 배

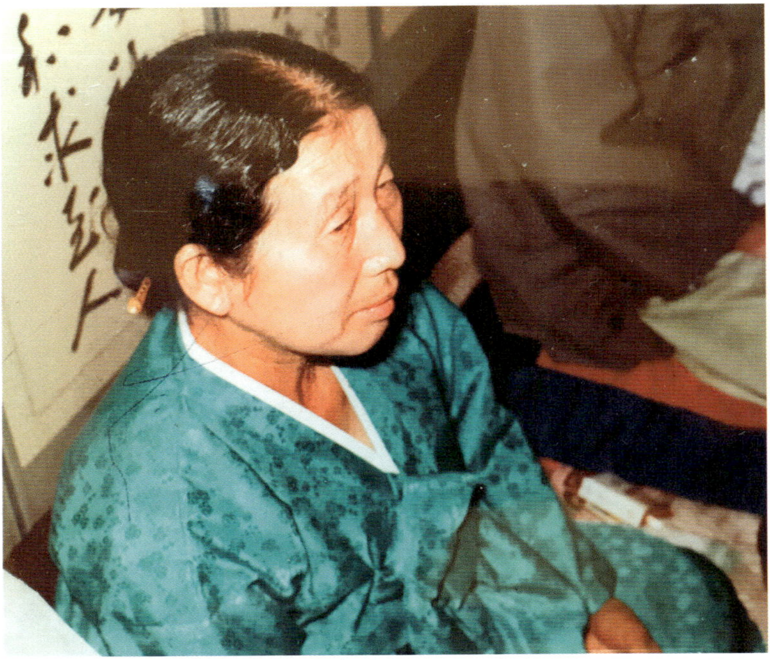

갑기 어매 정애진 여사도 침술사

운 적은 없지만, 남편 곁에서 침술을 접하다보니 자연스럽게 침 놓는 법을 조금씩 알게 되셨다.

시간이 지나면서 침술원을 찾는 사람들이 많아지자 여성들이 오면 아버님은 어머니에게 침을 놓도록 했다. 어머니도 처음에는 피부침을 놓는 것으로 시작하셨다가 점차 침 놓는 범위를 넓혀가셨다.

대개의 경우 아버님이 진단을 해서 어디에 놓으라고 하면 그 자리에 어머니가 침을 놓았다. 때로는 어머니에게만 침을 맞으려는 사람들도 있었다.

특히 여성들이 그랬다. 사타구니나 겨드랑이, 가슴쪽에 침을 놓아야 할 경우, 등이나 옷을 벗어야 할 경우에는 어머님이 침을 놓았다.

아버님은 어디를 어떻게 잡고, 눌러 봐서 아픈 자리하고 안 아픈 자리하고 잘 봐서 놓으라고 구체적으로 알려주셨다.

어머니는 나보다 더 가까이에서 아버님이 침을 놓거나 부항하는 걸 보셨다. 부항을 사용해서 치료하는 방법은 나보다 훨씬 더 잘 하셨다. 피부침은 바느질 하던 솜씨가 있어서 언제 찔렀는지도 모를 만큼 아프지 않게 잘 하셨다.

손끝 감각으로 경혈을 찾아서 침을 놓는 솜씨도 탁월하셨다. 특히 합곡, 내관, 간사, 곡지, 두유, 백회, 상성 같은 곳은 딱 만져보시고는 자리를 잘 찾아 침을 놓으셨다.

몸이 불편해서 침술원 까지 올 수가 없는 환자들 경우에는, 어머님이 침을 놓아주러 가셨다. 아버님 대신에 광주 인근 지역 왠만한 곳은 다 다니셨다.

경락 경혈에 대해서 배운 적도 없으셨지만, 눈으로 보고 배우셨다.

대개 어려운 자리는 놓지 않으셨고, 눈으로 보고 익힌 자리만 침을 놓으셨다.

보사를 하신다고는 했지만 내가 보기엔 제대로 하지는 못하셨던 것 같았다. 하지만 사혈(瀉血)로 치료하는 건 아주 잘 하셨다.

여러 차례 법적 처벌을 받았던 아버님과 나를 대신하여 어머님이 침을 놓다보니 어머님 침술 솜씨가 갈수록 더 나아질 수 있었다.

1980년 아버님은 나주 남평에 집을 짓고 거처를 옮기신 후 광주 양동 집에서는 잠깐씩 오셔서 하루에 몇 시간만 침을 놓으셨다.

내가 광주에서 동생과 함께 약국을 경영할 때, 양동 침술원에는 아버님이 안 계시는 시간이면 내가 잠깐 가서 진찰을 하고, 침은 어머님이 놓으셨다.

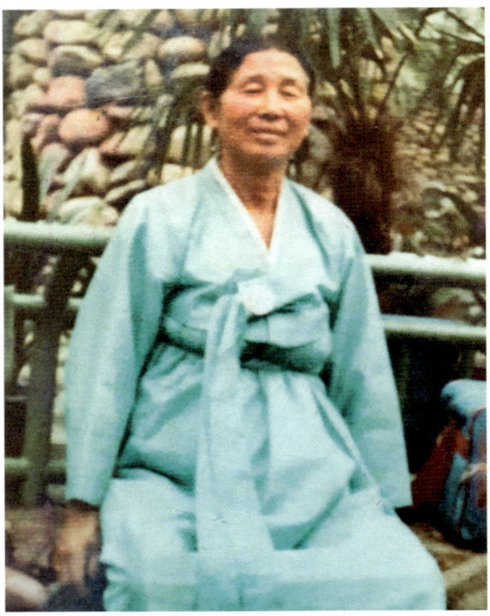

김갑기 선생의 어머니 정애진 여사

1994년. 어느날 어머니가 먼 곳에 침놓으러 갔다가, 나주 남평으로 돌아가기 위해 버스를 탔다. 나주 버스터미널에서 내려 집으로 가기 위해선 큰 길을 건너야 하는데, 그 길을 건너시다가 그만 교통사고를 당하고 말았다.

갑작스런 사고에 광주 기독병원으로 모셨는데 3~4일만에 깨어나셨다. 그런데 제 정신이 아니셨다.

조금 정신이 드셔서 입원실로 옮겨 3개월 동안 내가 간병을 했다.

18일 정도는 당신이 누구신지 인지하지 못한 채 남의 정신으로 사시는 것 같았다. 나중에는 섬망 증상을 보이셨다. 어린 시절 기억으로 돌아가 바닷가에서 굿하는 '당골래' 시늉을 내시곤 하였다.

갈비뼈 3대, 발목 뼈 2대 등 8군데나 골절상을 입으셨고 거의 4개월간 병원 신세를 지셨다.

제 정신이 돌아온 건 3개월 정도 지나서였다. 하지만, 100% 완전하지는 않았다.

그 상태로 9년을 사시다가 2002년에 돌아가셨다.

1999년 아버님이 돌아가셨을 때는 어머님도 심리적으로 큰 충격을 받아 몸이 뻣뻣하게 굳어지셨다.

업어드리려고 할 때 아주 힘이 들 정도였다. 지금도 그 때 어머니 모습을 떠올리면 무척 가슴이 아프다.

어머니는 참 인정이 많고 따뜻한 분이셨다. 누구에게나 베푸는 성격이어서 집에 찾아온 손님은 식사 때가 되면 절대로 그냥 보내는 법이 없었다.

꼭 상을 차려 우리 가족들과 같이 밥을 드시게 했다.

아버님께서 침의로 자리를 잡으시고 집안 살림이 안정을 찾게 된 데는 어머니의 어진 성정(性情)에 힘입은 바가 크다.

아버님 침술이 광주에서 자리 잡을 수 있었던 것도 모두 어머니가 시장 사람들과 잘 어울린 덕분이기도 했다.

늘 부지런하면서도 만나는 사람마다 웃는 얼굴로 인사를 하고, 먹을 거라도 있으면 함께 나누려 했던 친절하고 따뜻한 "갑기 어매!"

아버님 하시는 걸 보고 배웠다고는 해도, 나중에 명의 소리를 들을 정도로 침술에 능통하신 것은 그만큼 어머니 지적 능력이 뛰어났기 때문이었다.

어머니는 침술 뿐 아니라 매사에 일 솜씨가 좋으셨다. 어려서 어머니를 따라 외갓집에 가면, 집 앞 갯벌에 따라 나가서 놀았다. 어머니는 낙지나 게를 잡을 때도 다른 사람들 보다 훨씬 손이 빠르셨다. 바

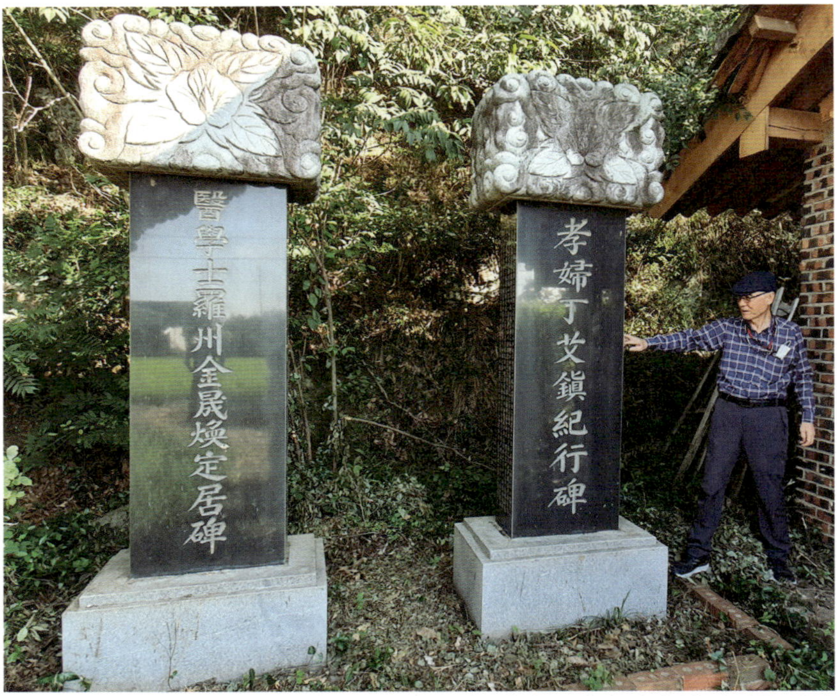

김성환 선생은 나주 남평에 마련한 제각 한 켠에 본인의 비석 옆 자리를 비워 부인 정애진 여사의 효부 기행비를 세워 기리도록 준비해 두셨다.

다 생물들의 생리나 습성을 잘 꿰고 계셨던 것이다.

누구보다 어머니를 잘 이해하시는 아버님은 나주 남평 제각에 효부(孝婦) 정애진(丁艾鎭) 기행비(紀行碑)를 세워주시고 어머니의 헌신적인 삶을 기리도록 하셨다.

침술인 집안의 며느리

1968년에 침술 집안으로 시집을 온 집사람은 어머니처럼 침술을 배우지는 않았다. 하지만, 단속을 피하기 위해 집밖에서 망을 보기도 하면서, 침술원에 필요한 궂은 일을 감당해 주었다.

부모님이 계시던 침술원과 우리 집을 왔다갔다 하면서 양쪽 집 살림살이에 하루도 제대로 쉬지 못했다.

고단한 생활에 몸도 좋지 않아서 구안와사가 두 번이나 왔다.

아버님이 며느리를 치료해주셨다.

"내가 너를 못 고치면 어떻게 침술을 한다고 하겠느냐?"

두 차례 아버님 침을 맞고 완치가 되었다.

'바람'처럼 밖으로만 나다니는 큰 아들 때문에 마음 고생이 클 것이라고 늘 미안하면서도 애틋한 정을 느끼는 큰 며느리였다. 며느리 얼굴에 침을 놓으시면서, 고왔던 얼굴에 잔주름이 늘어난 걸 보시고 더 마음이 아프셨을 것이다.

어머니는 돌아가시기 전까지는 3년 동안 내 집에서 모셨다. 집사람과 셋이 한 방에서 잠을 자면서 보살펴드렸다.

나는 생전에 부모님께 효도를 다하지 못하였지만, 조금이나마 위로가 되는 것은 집사람이 시부모님에게 정성을 다해준 점이다.

어머니께서 이웃에 베풀어주시는 모습을 곁에서 보아왔던 집사람은 어머님의 며느리로서 부족함이 없도록 애를 많이 써주었다

80세가 넘도록 반백년 세월 동안 고단한 삶을 함께 해준 이정엽(李貞葉 1944~) 여사에게 고마움을 전한다.

부모님 떠나신 자리에서

1999년 아버님이 세상을 떠나시고부터는 나 또한 침술을 손에서 놓아버리려고 했다. 내 손에 아버님의 침술이 전해졌지만, 자유로이 쓸 수가 없는데 무슨 소용이 있겠는가?

길을 지나다가도 몸이 불편한 사람을 보면 "에고, ○○에 침 한 대만 놓으면 괜찮아질 것인데, 참 안타깝구나!" 하면서 혀를 찰 뿐이다.

그러나 침술은 사람의 병을 고치는 의술인지라, 아픈 사람을 보면 외면하지 못하고 침을 잡기도 했다.

아버님께서도 세상을 떠나시기 마지막 순간까지도 나에게 부탁을 하셨다.

"그래도 늬 인생이나 내 인생이나 똑같은 건데, 그동안에 우리를 찾아왔던 사람들을 잊지는 말아야 될 거 아니냐? 우리를 보고, 나를 보고 왔는데, 5일에 하루라도 환자를 봐주면 쓰겄다."

아버님은 평소 환자 치료 주기를 5일에 한번으로 정하시고 한 달에 6번은 치료를 받도록 하셨다. 한 달에 6번 치료를 받으면 대체적으로 병이 나았다. 혹여 낫지 않는 경우가 있다면, 다른 방법으로 치료를 받아볼 수 있도록 조언을 해주셨다.

마지막 임종 시에는 "일주일에 하루만이라도 자리를 지켜줬으면

좋겠다"는 당부를 잊지 않으셨다.

침 때문에 그렇게 고초를 겪으셨으면서도, 자식에게 하루만이라도 침을 놓아주면 좋겠다고 하셨던 것이다. 누가 뭐라고 해도 침구사로서 본분을 저버리지 말아야 한다는 뜻이었다.

1960~1970년대 아버님이나 나는 하고자 했다면 '한약업사'가 될 수 있었다. 나는 외국으로 나갈 생각도 해보았다.

침술이 아니면 안된다고 확신하시는 아버님은 "침은 침쟁이가 해야 하고, 약은 약쟁이가 해야 한다."며 침구사로서 정체성을 분명히 하셨다. 뿐만 아니라 전통침술을 가장 우선적인 가치로 삼으셨던 만큼, 의복도 전통 한복만 입으셨다.

아버님과 나는 수난을 당할 때마다 "이제 이같은 고단한 세상은 그만 살아야 되겠다"는 말씀을 나누곤 했다.

아버님이 고발되어 재판에 모시고 갈 때마다 아들 입장에서 참으로 고통스러웠다. 내가 고발이 되어 재판을 받고 벌금을 물고, 보호관찰을 받았을 때도 이제는 더 이상 침을 잡지 말아야겠다고 마음 먹은 게 한 두 번이 아니었다.

그럼에도 불구하고 아버님은 세상 마지막 순간까지 침술에 대한 애착심을 놓지 못하셨다.

나도 또한 아픈 사람이 찾아오면 모른 척하지 못한다.

아버님 돌아가시고 나서 생전에 아버님 치료를 받았던 사람들이 인사 차 우리 집엘 찾아온다. 아버님 당부대로 3일이나 5일에 한번씩 침을 놓아주었다.

그랬더니 또 말썽이 생기기 시작했다. 할 수 없이 그마저도 포기하고 지냈다.

그러다 한 동안이 지난 뒤에 또 찾아오겠다는 사람이 있어 일주일에 한번 매주 금요일 오전 6시부터 12시까지 내가 집에 머물 거라고 했다. 그것이 소문이 나서 몇사람이라도 계속 찾아왔다.

그러나 부모님이 다 돌아가시고 침술 가문에서 나만 혼자 남게 되자 침을 놓는 것도 싫어졌다. 침술원도 자주 비우고, 가끔씩 남평 집엘 찾아가 두 분 유품을 정리하면서 그리움을 달랬다.

그러다가 2003년이 되면서 처남과 함께 처갓집 선산을 손보는 일로 고흥군 동강면 지역을 자주 다니게 되었다.

그 때 처 고종사촌 오빠가 동강면 장터에서 식당을 운영하고 계셨는데, 부인(집사람에게는 언니이고 내게는 형수님이 되신다)이 어깨가 아프다고 불편해했다. 내가 침을 놓아주자 치료가 되었다.

주위 사람들과 관계가 좋고 매우 적극적인 성격이셨던 그 형수님은 주변 사람들에게 내가 대단한 침구사라고 선전을 많이 하셨다. 그것이 계기가 되어 1년 정도를 꾸준히 침을 놔주러 다닌 적이 있다.

대개 하루에 7~8명씩 치료를 했는데, 장날 뿐 아니라 환자가 있다고 전화를 해주면 평일에도 가서 침을 놓았다.

계승 발전시켜온 가문의 유산

내가 부모님께 물려받은 유산 중에서 신체발부 외에 가장 중요한 것이 있다면 그것이 침구술이다. 이 유산 가운데 우선 흔하게 활용할 수 있는 몇가지를 여기 소개한다.

침술과 부항으로 근골격계 치료법

우리 집안에서는 선대로부터 부항(附缸)을 이용하여 통증을 치료하는 방법을 사용해왔다. 항아리를 피부에 붙인다는 의미의 부항 요

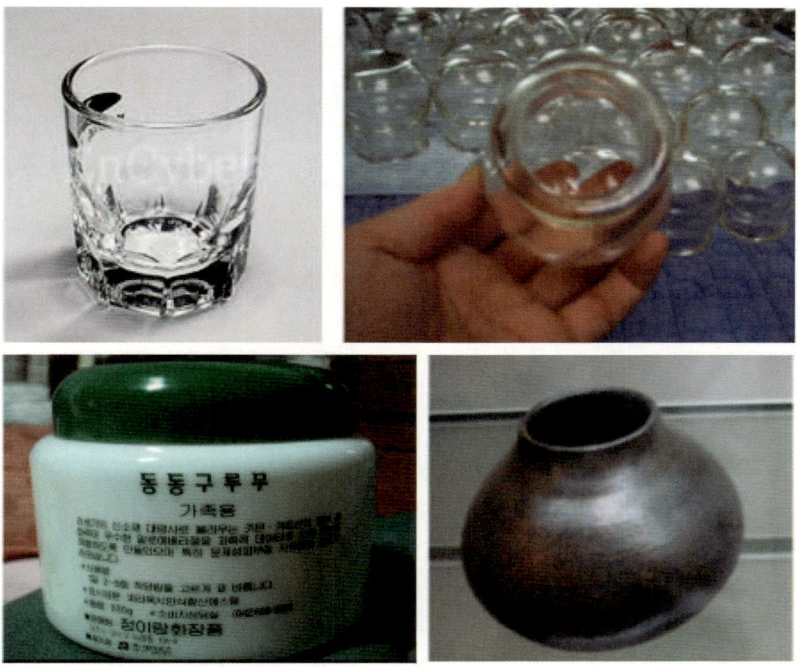

부항 단지로 활용한 생활 용품. 1960년대에는 집에서 사용하는 생활 도자기나 화장품 통을 부항 단지로 활용하기도 했다.

법은 현대의학에서도 이용되고 있다. 의학의 아버지라고 하는 히포크라테스도 질병을 치료하는데 사용할 정도로 동서양에서 널리 사용되는 치료법인 것이다.

부항은 부항단지 안에 음압을 조성하여 피부에 흡착시킴으로써 울혈을 일으켜 물리적 자극을 주거나, 사혈하는 치료법이다. 그래서 부항 단지를 사용하는데, 요즘처럼 부항 도구들이 개발되기 전에는 화장품 통이나 소주 잔 같은 생활용품들을 이용하기도 했다.

지금 소개하는 부항요법은 부친에게 전수 받은 방식이다. 그 특징은 환자가 고통을 적게 느끼도록 하면서 치료 효과를 얻는데 있다.

치료과정 중에 우리 몸이 정상 상태로 돌아갈 수 있으므로 척추를 움직여서 균형을 찾도록 한다.

동물들은 불편한 곳이 있으면 구르거나 그곳을 문질러서 자기 스스로 치료를 하는 것처럼, 같은 척추동물인 사람도 동물의 자세를 통해 배울 수 있다.

또한 치료 후에도 운동이나 올바른 자세, 생활습관 등을 통해 재발하지 않도록 해야 한다.

〈요통(腰痛) 치료법〉

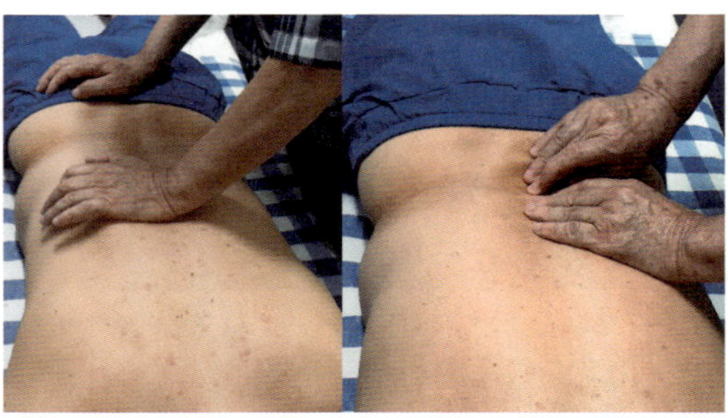

① 먼저 척추를 따라 손바닥으로 눌러보면서 통증을 심하게 느끼는 주압통점을 찾는다. 대부분 허리가 아

픈 사람은 허리 외에도 상체에서 통증을 느끼는 부분이 있으니, 상체와 허리를 같이 치료하는 것이 좋다.

② 요추 중에 가장 아파하는 곳을 중심으로 1~2분 정도 건부항을 붙였다 떼어낸다. 부항을 붙이는 것은 좌우상하 사방의 사기를 모으고 약간 마취작용을 통해 자침의 불쾌감과 통증을 줄이는 효과가 있다.

③ 부항을 떼어내면, 가장 아픈 부위의 좌우 협척혈에 침을 놓는다. 그리고 자침한 상태에서 다시 부항을 붙이고 1~2분 정도 둔다. 이 때 침은 0.25×30 정도를 사용한다.

④ 침을 염전과 작탁으로 자극하고 뺀 후에, 그 자리에 삼릉침으로 찌르고 다시 부항을 붙인다. 삼릉침이 협척혈과 독맥 라인 등 3곳을 찔러 그 부위에서 피가 나오고 부항기 안에 고인게 된다.

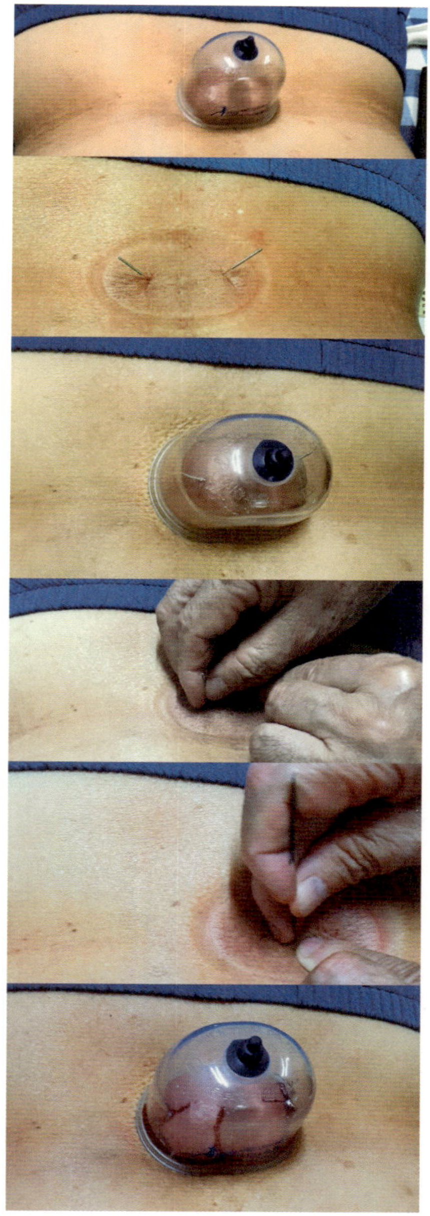

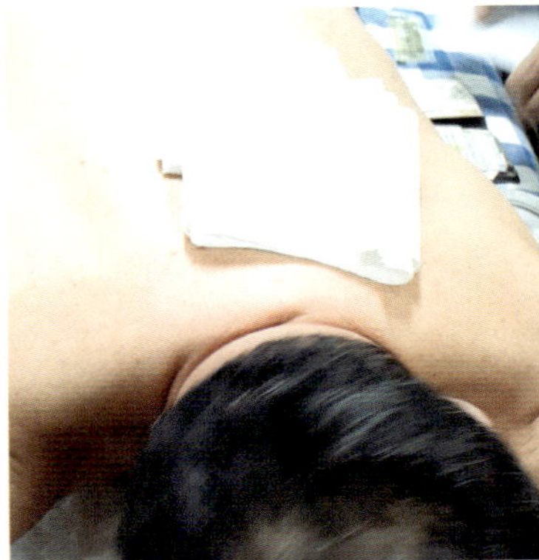

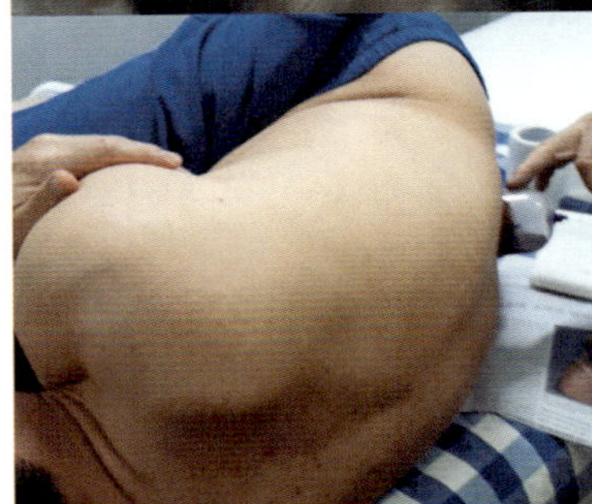

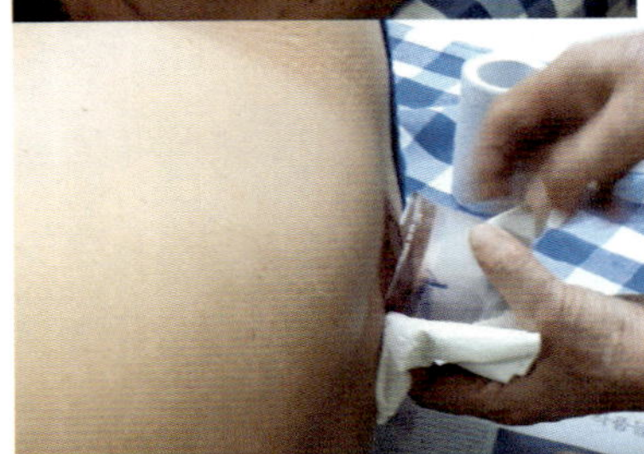

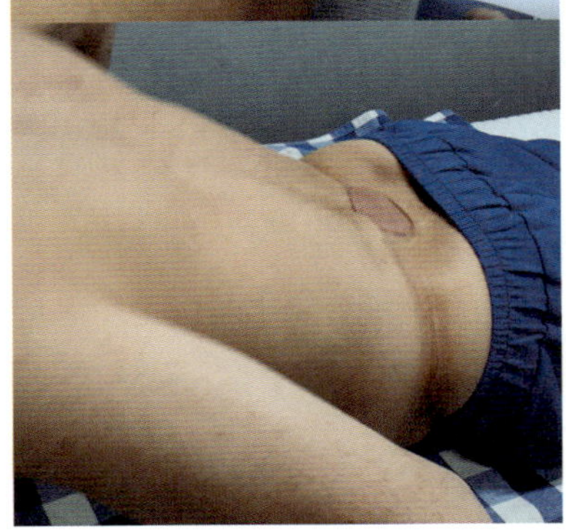

⑤ 부항을 붙인 상태에서 고개를 좌우로 크게 5회 이상 정도 돌리며 틀어진 척추의 균형을 잡아준다. 이 경우 주의할 점은 상체나 하체를 움직이지 않도록 해야한다.

⑥ 옆으로 누워서 두 무릎을 잡아당겨 가슴에 닿게 하고, 허리가 울릴 정도로 4~5회 큰 기침을 하도록 하여 요추를 이완시켜 준다.

⑦ 부항을 붙인 곳에 더 이상 출혈이 없으면 부항기를 떼어내면서 휴지를 이용하여 피를 닦아낸다.

⑧ 발을 뻗고 반듯하게 엎드린 자세에서 조심스럽게 일어나도록 한다.

이 치료법은 〈어깨 통증〉을 치료하는데 응용할 수 있다.

어깨 치료도 같은 진단과 같은 방식으로 진행하며, 부항을 붙이고 피를 뽑는 도중에 팔을 상하좌우로 호흡과 함께 움직여 운동치료를 겸하도록 한다.

〈치료 횟수와 주의할 점〉

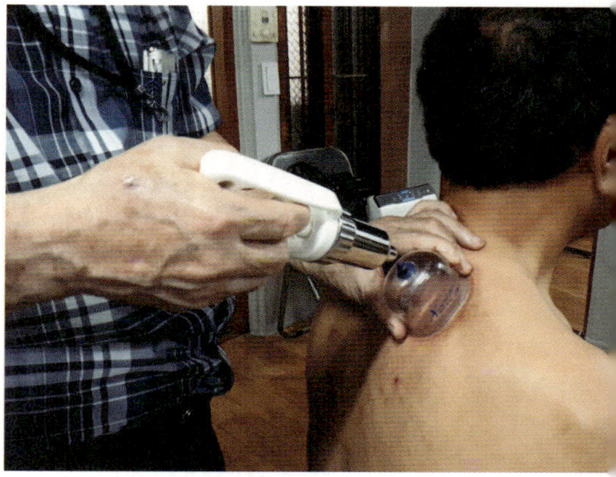

어깨 통증 치료에 응용.

-. 보통 일주일 간격으로 2~3회 치료하면 효과를 볼 수 있으며, 병이 깊은 경우에는 뜸을 병행하는 것이 좋다

-. 감염이나 몸을 보호하기 위해 24시간 이내에는 샤워를 하지 않도록 한다.

-. 환자의 체력, 환경, 생활습관, 건강상태에 따라 보사(補瀉)나 강도(强度)를 조절한다.

-. 치료 후에는 음주·성생활 등을 삼가며, 몸 관리에 신경을 써야 한다.

2004년 조선대학교 약대생들에게 침술을 가르칠 기회가 있었다. 이 때는 침술연합회 광주지부와 조선대 약대생들이 연결이 되어서 4학년 졸업생들이 침을 배우게 된 것이다.

그 때는 침술연합회 광주지부가 시내에 사무실을 크게 얻어서 일부 공간을 교육장으로 사용했는데, 대학생들 요청으로 남녀 대학생 17~8명이 3개월 동안 열심히 침술 공부를 했다.

나는 1974년경 약 도매업을 할 때 약대생 한 명에게 침술을 개인지도한 적이 있었다. 그 때 그는 내게 배운 침술로 종종 약국을 찾는 사람들에게 침도 놓아주었다. 그 사람은 처음엔 목포에서 약국을 시작하였는데, 아주 약국 경영이 잘 되었다.

특히 허리가 아픈 사람에게 요양관(요추 4~5번 사이)에 부항을 붙이고 사혈을 해주면 허리를 쭉 펴더라는 이야기를 나에게 자랑스럽게 해준 적이 있었다.

그 사람은 부부 약사였는데 나중에 광주 동구보건소에 의약감시 담당을 맡기도 했고, 광주시내에서 약국을 잘 경영하여 크게 번성하였다.

내가 1980년대 약국을 경영할 때도 조선대학교 약대생에게 침을 가르친 적이 있었다.

삔 발목 염좌와 후유증 치료

발목을 삐끗하거나 접질린 상태를 발목염좌라고 한다. 발목염좌는 일상생활 중 발을 헛디디거나 튀어나온 돌을 밟거나 하는 등 다양한 원인으로 발생한다.

대부분은 자신이 부주의해 일어난 사소한 일이라고 생각하고 대수롭지 않게 여기면서 파스를 붙이거나 진통제를 발라서 넘기기 쉽다. 처음에는 통증이 발생해 아프다가도 곧 괜찮아지기 때문이다. 하지만 제때 조치하지 않은 채 오래 방치하게 되면 관절이 불안정해져 나중에는 통증 때문에 걷기 힘들어질 수 있고, 관절염으로 발전하기도 한다.

발목을 삐어서 통증을 호소하는 사람을 아버지는 두 번에 치료하셨다.

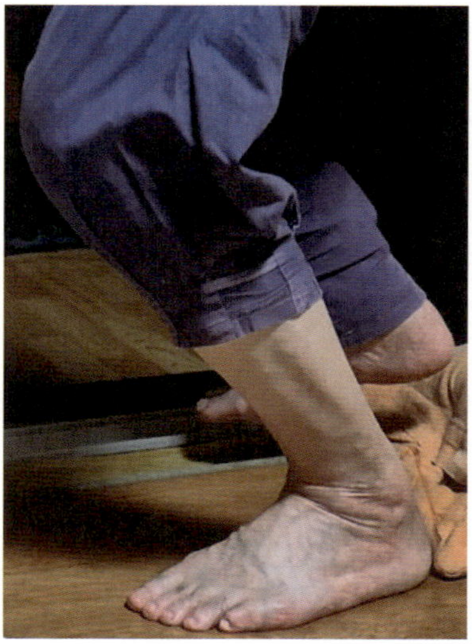

발목이 삔 다리로만 서서 20번 정도 셀 동안 있도록 하고, 다시 선 채로 발목을 구부렸다가 폈다가를 10회 정도 반복하도록 한다. 이렇게 하는 이유는 발목 관절에 고여 있는 어혈이 밀려 나오도록 함이었다. 그러고 나서 서 있는 상태에서 삼릉침으로 찔러 어혈을 빼냈다. 그러다 보니 엄청 아팠다. 그때는 침도 굵었다.

삔 발목 주변을 눌러 보면 구허혈 외

에도 아픈 자리가 또 있을 수 있다. 그런 아픈 자리를 다 치료해 주어야 한다. 눌러서 아픈 데를 찾아 2~3곳에 사혈하는 때도 있었다.

그때 아버지는 신문지로 피를 닦았다. 다른 종이로 닦으면 덧날 수도 있다며 신문지를 잘 보관했다가 사용했다. 당시 사혈 부위가 감염되지 않도록 하기 위한 나름의 지혜였던 셈이다.

이렇게 사혈하고 나서는 24시간 절대 물이 닿지 않도록 해야 한다고 당부했고, 3일간은 목욕을 못 하게 했다.

닷새 만에 다시 오도록 하는데 딛지를 못해 제대로 걸음도 못 걷던 사람이 걸어서 와서 한 번 더 발목에 침을 맞고 나면 낫는다.

나는 아버지의 발목 사혈 방법이 치료 효과는 확실하지만 아프지 않고 좀더 효과적인 방법이 없을까를 고심했다. 그래서 부항을 겸하는 방법을 고안해서 쓴다. 부항으로 쪼여 매는 느낌은 좀 있지만 그리 아프지 않다.

내 외손자가 한국체대를 나와 청와대 근무하는 경찰 시험을 봤다. 시험에 합격하고 유격 훈련을 3개월 정도를 해야 했는데 발목이 아파서 훈련에 참여할 수가 없게 되었다. 헬스 하다 발목을 삐어 고통이 심했던 모양이었다. 내게 와서 부항과 침과 사혈을 겸하는 치료 두 차례로 나아서 유격 훈련 다 받고 청와대 근무하게 됐다.

발목통증을 부항과 호침과 사혈침을 사용하여 치료하는 방법은 요통 치료법과 그 원리가 같다.

먼저 발목의 아픈 부위를 찾아내야 한다. 대체로 구허혈 부위를 눌러보면 아프다. 특히 많이 디딘 사람은 안 아플 수가 없다. 구허혈의 반대쪽 상구혈 자리가 아플 수도 있다.

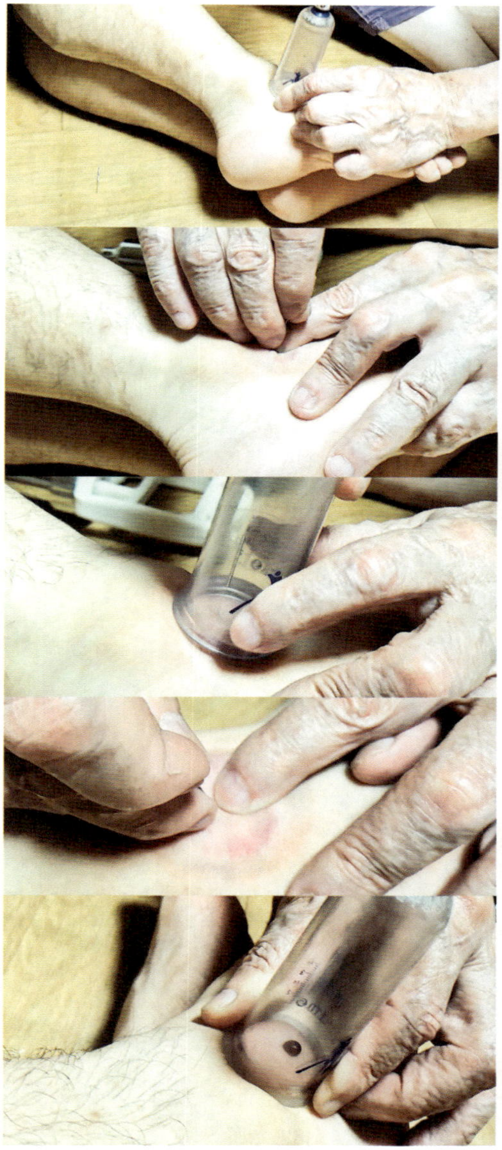

① 편하게 눕도록 하고 먼저 통증 부위(구허혈)를 중심으로 부항을 2분 정도 붙여놨다 뗀다.

② 구허혈에 호침을 놓고, 통증 부위까지 침끝이 닿도록 한다. 대략 2~3cm 정도 들어간다.

③ 침을 놓은 상태에서 다시 부항을 하고, 2분 정도 두면 침 끝으로 아픈 원인이 되는 물질이 몰린다. 만성으로 잘 낫지 않을 것 같은 경우는 족삼리에 침을 추가할 수도 있다.

④ 침을 뽑은 후 호침을 놓았던 자리에 삼릉침으로 찔러 터준다.

⑤ 다시 부항을 붙여서 음압을 2~3분 정도 가하면 속에 있던 어혈이 몇 방울 올라오면서 치료가 된다.

⑥ 발목 운동을 겸해주면 더욱 좋다.

이 방법은 그리 아프지 않으면서도 효과가 아주 탁월하여 대체로 한 번으로 해결이 된다. 아버지도 나중에는 이 방법을 활용하셨다.

침으로 비염 치료하는 법

여러 질병 가운데 흔하기도 하지만 고치기가 어려운 병 가운데 하나가 비염이다. 많은 사람들이 비염으로 고통을 겪고 있지만, 치료법을 찾기가 쉽지 않다.

나는 비염에는 침 치료가 매우 효과적이라고 생각한다.

아버지는 콧구멍으로 직접 삼릉침을 넣어서 비강쪽 모세혈관을 터뜨려 사혈을 하는 방법으로 비염을 치료해 왔다. 그러다보니 아무래도 아프기도 하고, 볼썽도 사나웠다.

나는 아픈 것도 덜하고 더 효과적인 방법으로 콧망울 옆 상영향혈에다 자침하여 비강의 모세혈관을 터고 자극하는 방법을 써 봤다. 훨씬 효과가 좋았다. 아버지께 말씀을 드렸더니 "어떻게 그런 생각을 했느냐"며 좋아하셨고, 그 다음부터 아버지도 내가 하는 방법으로 비염을 치료하셨다.

코에다 침으로 자극을 가하여 비염, 즉 코 염증을 치료하는 방법인데, 이 방법은 비염 뿐 아니라 감기 치료에도 효능이 있다.

① 손가락으로 콧망울 위를 눌르고 콧바람을 불어보도록 하여 상대적으로 더 막히는 곳(평소에 더 막히는 쪽)을 찾는다.
② '상영양혈'(上迎香穴)자리 (콧등 물렁뼈와 딱딱한 뼈의 경계선에서 오목한 곳으로 코의 기능을 강화시켜주는 혈자리)에 침을

꽂는다.

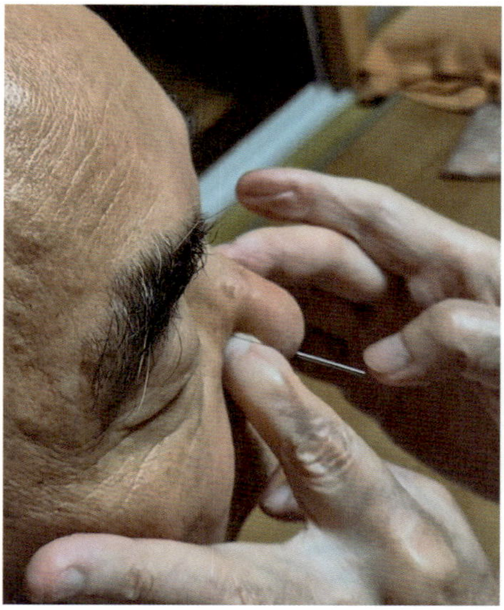

③ 침을 상영향혈에서 비강(鼻腔, 얼굴의 가운데, 코의 등쪽에 있는 코 안의 빈 공간으로 두 개 콧구멍의 호흡 통로)쪽으로 깊게 찔러 넣어 침 끝이 비강 반대쪽 모세혈관에 닿도록 한다.

④ 침을 꽂은 후 염전을 해서 더 강한 자극을 준다.

⑤ 침을 꽂으면 바로 반응이 나타나고, 염전을 가하면 재채기, 콧물이 나오기 시작한다. 그리고 조금 더 염전을 가하면 모세혈관에서 피가 흘러내리게 된다. 이 때 재채기와 콧물, 코피는 멈출 때까지 충분히 나오도록 한다.

⑥ 침을 빼고 코를 풀어서 콧 속의 불편한 물질을 배출한다.

증상이 중한 경우는 상성이나 백회에 사혈을 한 다음, 합곡에다 호침을 놓고 호흡보사를 겸한다.

비염 이외에 다른 증상이 없을 때는 안놓아도 괜찮지만, 감기와 같이 열이 나는 증상이 있을 경우에는 이 자리들을 같이 써서 열을 내리도록 해야 한다.

이 침법은 자극이 강한 편이므로 기운이 떨어져 있을 경우에는 치료가 어려울 수 있으니, 한쪽을 치료하고 나면 2~3일 간격을 두어서 다시 치료하도록 한다.

이 침법을 사용할 때는 재채기, 콧물, 코피가 나오게 되므로 미리 휴지를 준비해 놓아야 한다.

전립선 치료하는 침술

인체는 나이 먹어감에 따라 노화가 진행되면서 여러 가지 증상들이 나타난다. 그 중 노년 남성들이 불편을 많이 겪는 부분이 '전립선'과 관계된 증상이다.

이에 대한 치료혈로 '삼음교'를 이용하는데, 침을 맞아본 사람들이 효과가 뛰어나다고 한다. 70대 초반의 지인이 전립선 비대로 밤에 잠자다가 소변이 마려워 두세번씩 깨어나곤 한다고 했다. 삼음교 자리에 침을 한 번 맞고 난 후 증상이 완화되었다고 했다.

생각보다 아프지 않는 삼음교 침법

① 삼음교 자리를 찾는다. (발목 안쪽 복숭아 뼈 위에 자기의 손가락(검지, 중지, 약지)을 대어 자리를 찾는다)

② 삼음교 자리를 엄지로 누르고 현종 자리를 검지로 잡는다. (현종혈은 삼음교 반대편 쪽 비골을 따라 올라가다 약간 움푹 들어간 곳의 앞쪽)

③ 헛 기침을 크게 하도록 하고, 그 순간에 침이 피부를 순간적으로 뚫고 들어갈 수 있도록 한다.

(이때 침은 보통 0.40mm×60mm 정도의 굵기를 쓴다.)

④ 삼음교에 침을 놓으며 현종까지 닿도록 천천히 찌른다. (이

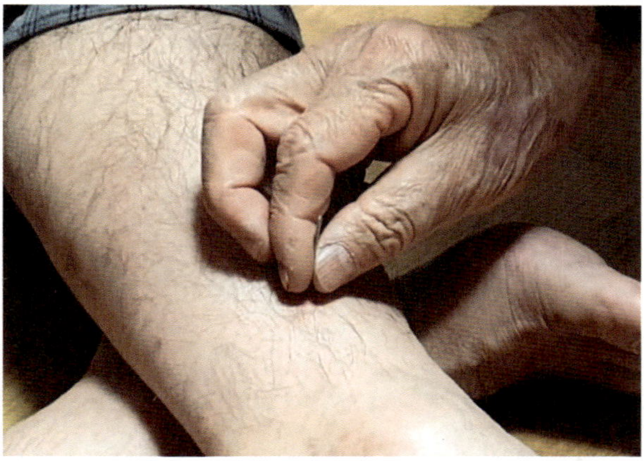

삼음교에는 현종까지 이를 정도로 3단계로 나눠 자침을 하고 호흡에 맞춰 염전 보사를 확실히 해야 효과를 볼 수 있다.

때는 침이 들어가다 중간에 뼈나 힘줄에 걸리지 않도록 신경을 쓰며, 침이 현종 가까이까지 닿았는지 잘 살펴본다)

⑤ 들숨이나 날숨에 맞춰 침을 잡은 엄지를 밀거나 당기며서 호흡 염전보사를 한다. 이렇게 여섯번씩 3회를 하거나 6회를 반복한다.

(호흡 염전보사를 정확히 해야 효과를 볼 수 있는데, 앞 182~192쪽 '조선침술 배우고 익히기'에서 설명한 보사방법을 익혀 실행한다.)

삼음교에서 현종까지 제법 굵은 침을 놓아 염전을 한다고 하면 아프지 않을까 염려하지만 제대로 침을 놓으면 생각보다 아프지 않다.

제3장 백발이 되어

대를 이은 침구사 제도화 운동

한국침술연합회는 1985년 이우관 회장이 돌아가신 뒤로는 힘이 많이 빠지게 되었다. 침구사 제도화 투쟁도 동력을 잃고 말았다. 재정 사정으로 침술연합회는 사무실을 이곳저곳 옮겨다녀야 했다.

회원들 관심도 떨어졌다. 부회장이었던 이석원 선생이 회장을 맡아 사무실을 운영하다 그마저 2000년대 초에 세상을 떠났다.

그 뒤를 이어 이석원 회장의 동생인 이석기 선생이 2002년 새롭게 회장을 맡아 침술연합회를 이끌게 되었다.

1952년 충남 서산 출생인 이석기 회장은 70년대 초반에 서울 무교동에서 간판제작소를 운영 중에 침술연합회 간판 제작을 의뢰받으

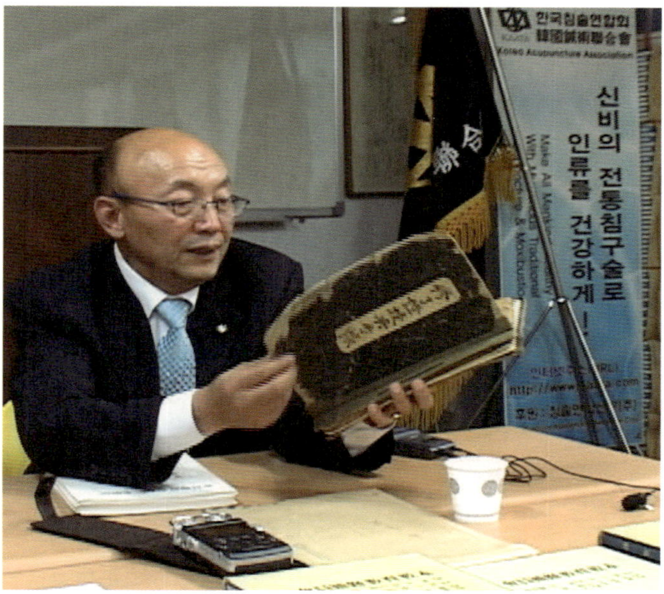

이석기 한국침술연합회 회장이 관인 대한침구학원 수료증수여대장을 살펴보고있다.

면서 처음 이우관 회장을 만났다.

그는 이우관 회장과 자주 만나면서 친분이 쌓였고, 1976년 침술연합회가 진행한 침구학 교육과정을 마치고 회원으로 가입했다. 그리고 1980년대에도 침술연합회가 마련하는 보수교육 등 각급 침구교육과정에 참석하여 침구술을 배우고 익혔다.

2001년에는 대학교 총장 명의로 침구자격인증서를 받을 수 있다는 말을 듣고, 명지대학교 사회교육원에서 시행하는 2년 과정의 침구교육에 참여해 침구교정요법사 자격을 받기도 했다.

2004년에는 서울대학교 보건대학원에서 실시한 보건의료정책 최고관리자과정에서 공부하며 침구관련 정책연구까지 해나갔다.

전통침술사 민간자격 시도

2000년대 초반 일부 대학의 사회교육원에 침구과정이 개설되어 많은 교육생들이 배출되고 있었다.

고려대학교 사회교육원(침구요법 주당 6시간 1년), 명지대학교 사회교육원(침구교정학과 2년), 경기대학교 사회교육원(침구학교실 주2회 6시간 1년 과정), 한양대학교 사회교육원(건강관리사 침술 주1회 6시간 3개월) 등에 침구교육과정이 개설됐다.

이석기 회장도 2001년 서울여자대학교 평생교육원에 침구교정요법학과 개설을 주선, 2002년 3월 외래교수로 임명 되어 학생들에게 침술을 가르쳤다.

이석기 회장은 새로운 방식의 침구사 제도화 운동을 추진했다. 1997년에 제정된 자격기본법에 따라 '민간자격' 추진이 가능하다고 생각하고, 민간자격 제도를 통해 '전통침술사' 자격을 만들어보려고 시도한 것이다.

이 민간자격은 큰 기대 속에서 시험이 치러졌다. 2001년부터 2008년까지 약 3천여명 정도 회원들이 자격기본법에 따른 전통침술사 자격을 얻었다.

나도 침술연합회 회원으로서 민간자격을 얻기 위한 교육과정을 이수하고 시험을 치루어 전통침술사 자격을 얻었다.

그러나 대학교 평생교육원 침구학과를 졸업하고 민간자격 시험을 합격하여도 한의사들 고발을 피할 수가 없었다. '국민의 생명·건강·안전에 직결되는 분야에 대한 민간자격을 금지한다.'는 민간자격의 규정에 따라 '전통침술사'자격이 위법이라는 것이었다.

민간자격을 통하여 침구사 자격증 문제를 해결하려던 시도가 수포로 돌아가버린 것이다. 참 분통 터지는 일이었다.

뭔가 근본적이고 전면적인 전환의 계기가 마련되어야 했다.

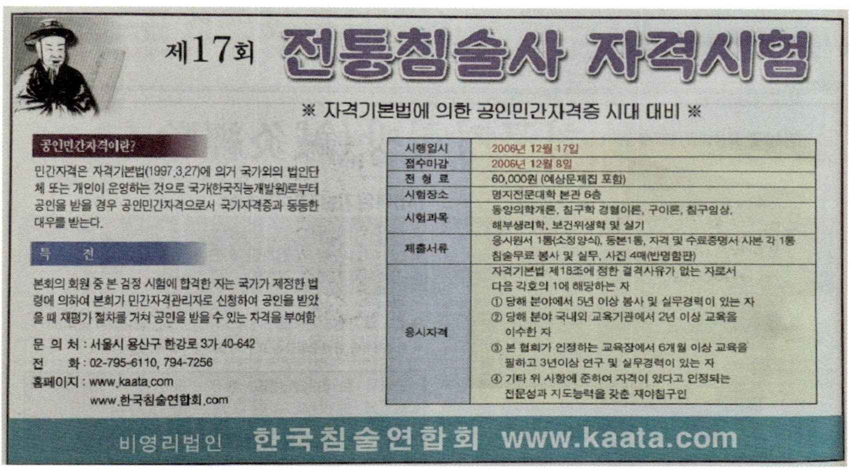

제17회 전통침술사 자격시험

※ 자격기본법에 의한 공인민간자격증 시대 대비 ※

공인민간자격이란?

민간자격은 자격기본법(1997.3.27)에 의거 국가외의 법인단체 또는 개인이 운영하는 것으로 국가(한국직능개발원)로부터 공인을 받을 경우 공인민간자격으로서 국가자격증과 동등한 대우를 받는다.

특 전

본회의 회원 중 본 검정 시험에 합격한 자는 국가가 제정한 법령에 의하여 본회가 민간자격관리자로 신청하여 공인을 받았을 때 재평가 절차를 거쳐 공인을 받을 수 있는 자격을 부여함

문 의 처 : 서울시 용산구 한강로 3가 40-642
전 화 : 02-795-6110, 794-7256
홈페이지 : www.kaata.com
www.한국침술연합회.com

시행일시	2006년 12월 17일
접수마감	2006년 12월 8일
전 형 료	60,000원 (예상문제집 포함)
시험장소	명지전문대학 본관 6층
시험과목	동양의학개론, 침구학 경혈이론, 구이론, 침구임상, 해부생리학, 보건위생학 및 실기
제출서류	응시원서 1통(소정양식), 동본1통, 자격 및 수료증명서 사본 각 1통 침술무료 봉사 및 실무, 사진 4매(반명함판)
응시자격	자격기본법 제18조에 정한 결격사유가 없는 자로서 다음 각호의 1에 해당하는 자 ① 당해 분야에서 5년 이상 봉사 및 실무경력이 있는 자 ② 당해 분야 국내외 교육기관에서 2년 이상 교육을 이수한 자 ③ 본 협회가 인정하는 교육장에서 6개월 이상 교육을 필하고 3년이상 연구 및 실무경력이 있는 자 ④ 기타 위 사항에 준하여 자격이 있다고 인정되는 전문성과 지도능력을 갖춘 재야침구인

비영리법인 한국침술연합회 www.kaata.com

침술연합신문에 실렸던 전통침술사 민간자격 시험 안내

헌법재판소, 침구사 필요성 인정

침술연합회는 고민을 거듭하던 끝에 국가 법질서의 근본인 '헌법'에 침구사 제도 필요성을 호소해 보기로 했다.

헌법소원은 제일 먼저 침술연합회 김영철 회원이 혼자서 제기하였다. 침술연합회는 이 헌법소원이 힘있게 추진될 수 있도록 공동으로 참여키로 하고 공동청구인을 모집, 680여 명 회원들이 참여하였다. 나는 공동청구인 중 1번으로 제일 먼저 참여하였다.

헌법소원을 접수한 뒤에는 이 사실을 널리 알리는 일이 필요해졌다. 먼저, 헌법재판소 앞에서 릴레이 1인 시위가 벌어졌다. 헌법재판소의 분위기도 긍정적으로 돌아가는 것 같았다.

헌법재판소는 침술연합회가 제기한 헌법소원을 포함하여 5건을 병합한 사건[12]에 대해 2009년 공청회를 개최하고, 공개변론이 이루어졌다. 뭔가 긍정적인 변화 조짐으로 느껴졌다.

헌법재판소에는 1년에 수 백건 헌법소원이 제기되는데, 그 중 헌법 불합치 판정을 받는 경우는 2~3건으로 극히 소수라고 하였다. 공개변론에 회부된다는 사실은 그만큼 사안을 중요하게 여긴다는 것을 의미했다.

나 뿐만 아니라 재야 침구사들은 설레는 마음으로 헌법재판소가 정말로 현명한 결정을 내려주기를 간절하게, 간절하게 기도하였다.

2010년 7월 29일 헌법재판소 판결이 내려졌다. 결과는 5 : 4로 우리의 패소였다. 위헌결정을 내리려면 9명의 재판관 중 6명이 위헌 의

---

12 2008헌가19, 2008헌바108, 2009헌마269·736, 2010헌바38, 2010헌마275(병합)

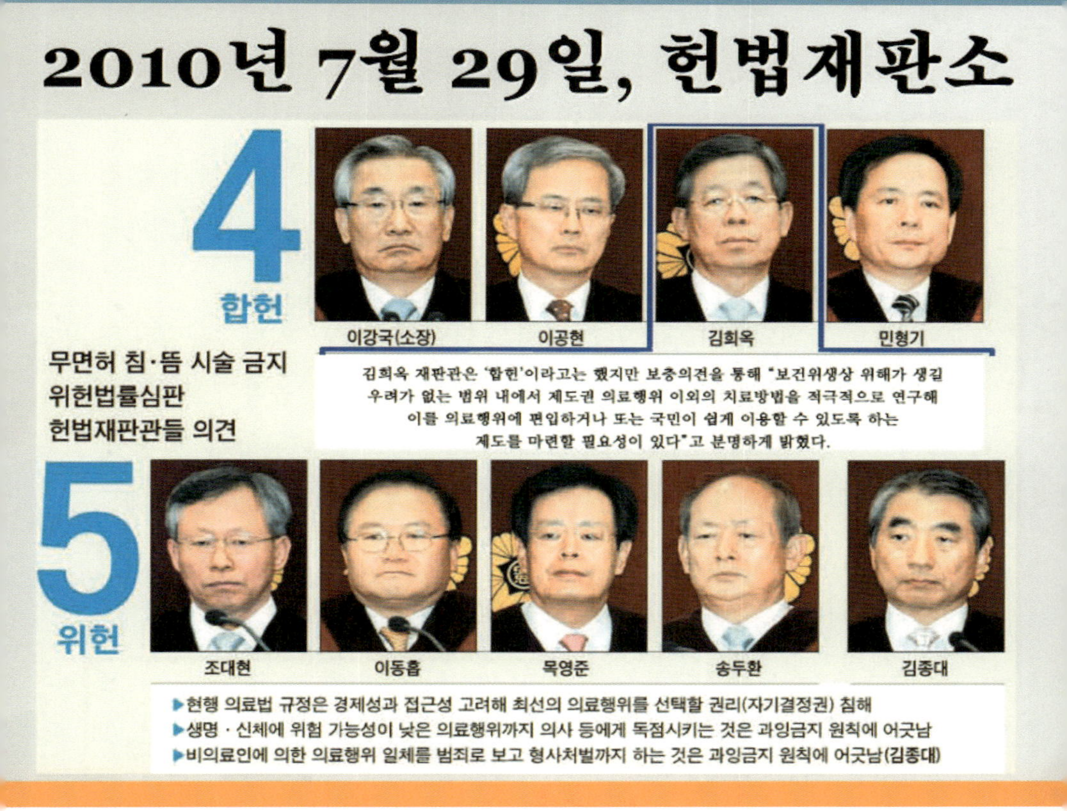

견을 내야 하는데 1명의 재판관이 부족했다.

그러나 위헌결정을 위한 정족수 6인에는 이르지 못했지만, 위헌 의견을 표명한 재판관이 과반수인 5인에 이르렀고, 합헌 의견을 낸 재판관 중 1인도 침구사 제도의 입법이 필요하다는 보충의견을 제시하여, 사실상의 입법촉구 판결을 내렸다고 볼 수 있었다.

5명의 재판관들이"현행 의료법 규정은 의료소비자의 경제성과 접근성을 고려해 최선의 의료행위를 선택할 권리(자기결정권)를 침해하고, 생명·신체에 위험 가능성이 낮은 의료행위까지 의사 등에게 독점시키는 것은 과잉금지 원칙에 어긋나고(재판관 조대현, 이동흡, 목영준, 송두환의 반대의견 참조), 비의료인에 의한 의료행위 일체를 범죄로 보고 형사처벌까지 하는 것은 의료소비자의 의료행위 선택권을 침해하여 헌법에 위반된다(재판관 김종대의 반대의견).”는 위헌의견을 냈다.

특히 합헌의견을 낸 1인인 김희옥 헌법재판관도 “의료유사행위 또는 보완대체의학에 의한 치료방법을 연구와 검증을 통하여 의료행위에 포함시키거나 별도의 제도를 두어 국민이 이를 이용할 수 있게 하는 것이 헌법 제36조 제3항의 취지에 보다 부합한다.”고 하면서 제도 개선이 필요하다는 취지의 보충의견을 밝히기까지 하여 별도의 입법이 필요하다는 의견을 냈다.

헌법재판소가 5(위헌) 대 4(합헌) 의견으로 위헌 결정을 위한 정족수에 이르지 못해 위헌결정이 내려지지 않았지만, 위헌 의견을 표명한 재판관이 다수이고 합헌의견 중 1인도 사실상 헌법불합치 내지 입법촉구결정에 버금가는 의견을 밝힌 것이다.

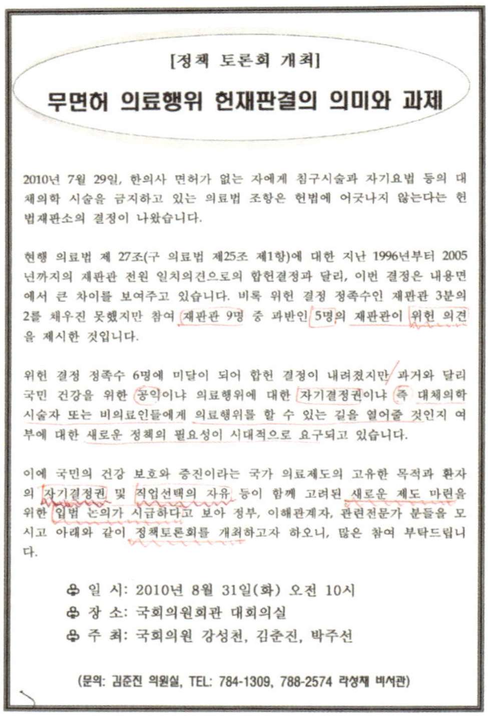
[정책 토론회 개최]

무면허 의료행위 헌재판결의 의미와 과제

2010년 7월 29일, 한의사 면허가 없는 자에게 침구시술과 자기요법 등의 대체의학 시술을 금지하고 있는 의료법 조항은 헌법에 어긋나지 않는다는 헌법재판소의 결정이 나왔습니다.

현행 의료법 제 27조(구 의료법 제25조 제1항)에 대한 지난 1996년부터 2005년까지의 재판관 전원 일치의견으로의 합헌결정과 달리, 이번 결정은 내용면에서 큰 차이를 보여주고 있습니다. 비록 위헌 결정 정족수인 재판관 3분의 2를 채우진 못했지만 참여 재판관 9명 중 과반인 5명의 재판관이 위헌 의견을 제시한 것입니다.

위헌 결정 정족수 6명에 미달이 되어 합헌 결정이 내려졌지만 과거와 달리 국민 건강을 위한 공익이나 의료행위에 대한 자기결정권이나 즉 대체의학 시술자 또는 비의료인들에게 의료행위를 할 수 있는 길을 열어줄 것인지 여부에 대한 새로운 정책의 필요성이 시대적으로 요구되고 있습니다.

이에 국민의 건강 보호와 증진이라는 국가 의료제도의 고유한 목적과 환자의 자기결정권 및 직업선택의 자유 등이 함께 고려된 새로운 제도 마련을 위한 입법 논의가 시급하다고 보아 정부, 이해관계자, 관련전문가 분들을 모시고 아래와 같이 정책토론회를 개최하고자 하오니, 많은 참여 부탁드립니다.

♧ 일 시: 2010년 8월 31일(화) 오전 10시
♧ 장 소: 국회의원회관 대회의실
♧ 주 최: 국회의원 강성천, 김춘진, 박주선

(문의: 김춘진 의원실, TEL: 784-1309, 788-2574 라성재 비서관)

헌법재판소 판결 후 입법 움직입

비록 이기지는 못했을지라도 5 : 4의 판결이 갖는 사회적 영향력은 컸다. 비록 현행 제도가 인정되기는 했지만, 헌재에서 침구사 제도화의 필요성을 분명하게 못을 박은 것이다.

이에 따라 침(침사의 업무)이나 뜸(구사의 업무)과 같은 유사의료행위를 포함하여 보완대체의학에 대한 새로운 입법이 필요하다는 주장이 활발하게 제기되었다.

헌재 판결 후 한 달 가량 뒤 8월 31일 국회에서 '무면허 의료행위 헌재판결의 의미와 과제'라는 제목으로 정책토론회가 열리는 등 관련 입법논의가 시작되는 듯했다.

하지만 보건복지부는 이 헌법재판소 결정을 묵살해 버렸다.

온 신경을 집중하고 잔뜩 마음을 졸여왔던 재야침구사들은 그대로 주저앉아 있을 수 없었다.

침술연합회는 2010년 10월 2일 보건복지부를 상대로 「침구사 자격시험 시행 청구」를 서울행정법원에 제출했다.

본래 침구사 자격시험은 1959년 제정된 국민의료법 제59조 "종래에 규정된 접골술 · 침술 · 구술 · 안마술업자 등 의료유사업자 제도는 주무부령으로 정한다"라는 조항에 따라 1960년에 '의료유사업자령'과 함께 침사 구사 등 자격시험 규정이 마련되었다. 그러나 1962년 5.16 군사정부가 국민의료법을 의료법으로 바꾸는 과정에서 59조와 의료유사업자령(부령 제55조)를 삭제한 이후 신규 자격시험을 시행하지 않았다. 「근거 규정」이 없어졌기 때문이라는 이유였다.

하지만 '의료유사업자'는 여전히 우리나라 법체계 속에서 살아 있는 제도이다. 국민의료법의 위임 규정에 의거하여 마련한 의료유사업자령(1960년 보건부령 제55호)은 의료법으로 바꾼 이후에도 1962, 1964, 1969년 개정 등 수차례 걸쳐 개정을 반복하며 존속해 왔다.

특히 1973년에 간호조무사를 의료유사업자에 편입시키는 과정에서 기존 의료유사업자령은 「간호조무사 및 의료유사업자에 관한 규칙」(보사부령 제428호)으로 개정함으로써 그 명칭이 개칭(폐지)되고 그 내용도 다소 축소 변경되었지만, 기존 의료유사업자 업무범위, 임무 수행, 한계 등 기본 제도의 골격은 그대로 유지되고 있는 것이다.

간호조무사 및 의료유사업자에 관한 규칙

[시행 2024. 2. 26.] [보건복지부령 제999호, 2024. 2. 26., 일부개정]

보건복지부(의료자원정책과), 044-202-2455

제1조(목적) 이 규칙은 「의료법」 제80조, 제80조의2, 제80조의3 및 제81조에 따라 간호조무사 · 접골사(接骨士) · 침사(鍼士) 및 구사(灸士)의 자격과 업무의 한계 등에 필요한 사항을 규정함을 목적으로 한다. 〈개정 2016. 12. 30.〉

제2조(간호조무사 등의 업무 한계) ① 삭제 〈2016. 12. 30.〉

② 접골사는 뼈가 부러지거나[골절] 관절이 삐거나 겹질린 환자의 환부(患部)를 조정(調整)하고 회복시키는 응급처치 등 접골 시술행위(施術行爲)를 하는 것을 업무로 한다.

③ 침사는 환자의 경혈(經穴)에 침 시술행위를 하는 것을 업무로 한다.

④ 구사는 환자의 경혈에 구(灸 : 뜸질) 시술행위를 하는 것을 업

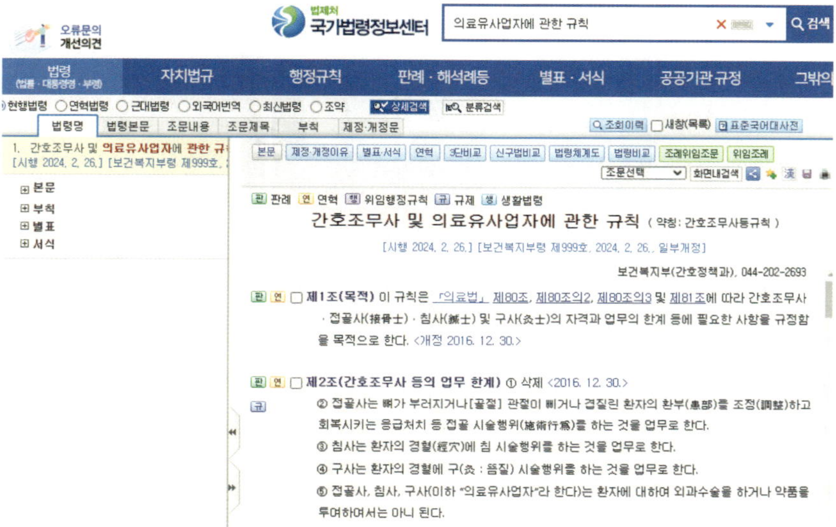

무로 한다.

⑤ 접골사, 침사, 구사(이하 "의료유사업자"라 한다)는 환자에 대하여 외과수술을 하거나 약품을 투여하여서는 아니 된다.

의료유사업자 즉 침구사 자격시험 규정은 몇 차례 개정을 거쳐 「접골사 · 침사 · 구사 · 안마사 자격시험 규정」(시행 2010.03.19. 보건복지부령 제1호)으로 유효하게 존치하고 있었으며, 이 규정은 매년 1회씩 침구사 자격시험을 실시하게 되어 있다.

이 밖에도 법리적으로 따지고 들어가면 현행 제도의 허점은 얼마든지 집어낼 수 있다. 침구사 제도 시행은 법이 문제가 아니라 정부의 정책적 의지에 달려 있다.

한국침술연합회를 중심으로 한 침사법이행촉구 비상대책연합회는 2010년 10월22일부터 보건복지부 청사 앞에서 "살아있는 침구사법, 시험보게 해주세요!"라는 표어를 내걸고 릴레이 1인 시위를 시작했다.

도대체 침구사 제도가 국민 보건과 건강에 반하는 것인가? 재야침구사들이 인고의 세월을 견디며 침구사 제도화의 열망을 포기하지 않는 것은 이것이 국민을 살리고 인류를 살리는 의술로 자유롭게 활용될 수 있어야 한다는 굳건한 믿음 때문이었다.

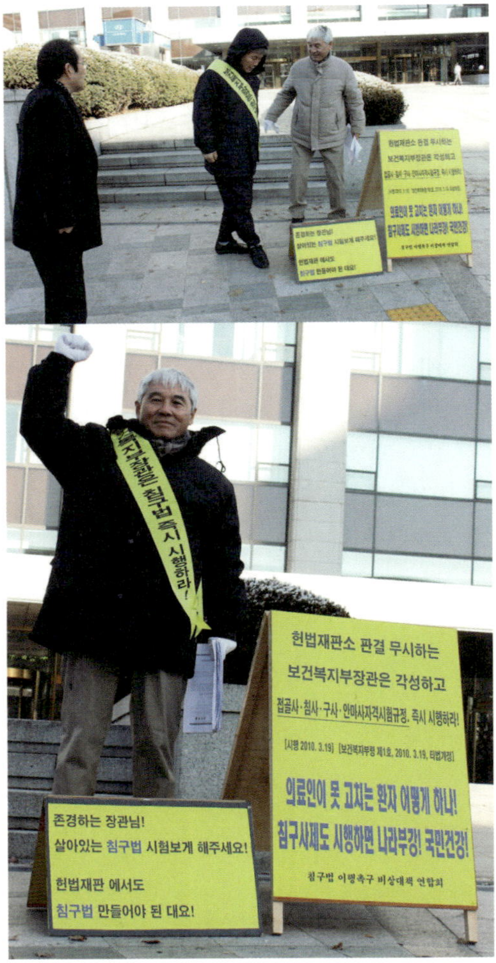
헌법재판소 판결 무시하는
보건복지부장관은 각성하고
접골사·침사·구사·안마사자격시험규정, 즉시 시행하라!
[시행 2010. 3.19] [보건복지부령 제1호, 2010. 3.19, 타법개정]
의료인이 못 고치는 환자 어떻게 하나!
침구사제도 시행하면 나라부강! 국민건강!
침구법 이행촉구 비상대책 연합회
존경하는 장관님!
살아있는 침구법 시험보게 해주세요!
헌법재판 에서도
침구법 만들어야 된 대요!
2010년 10월 22일부터
침구사 제도 시행을 촉구하는
보건복지부 앞 릴레이 1인 시위.

늙은 침구사의 눈물

2011년 1월 3일, 한겨울 추위가 매서운 새해 벽두 서울 안국동 보건복지부 앞에 아침부터 재야침구사들이 모여들었다. 안마사협회, 수지침협회, 맹인단체 등 10개 단체가 힘을 모아 〈침구사 자격시험 시행촉구 궐기대회〉를 개최하기로 한 것이다.

재야침구사들 몸에 걸친 노란 우의와 빨간 털모자가 오가는 사람들 시선을 끌었다. 200여 재야 침구사들이 각 단체별로 모였다.

가두에는 '침구법 이행촉구 비상대책 연합회' 이름으로 현수막이 세워졌다.

'침구사 자격시험규정(부령1호) 즉각 시행하라!'

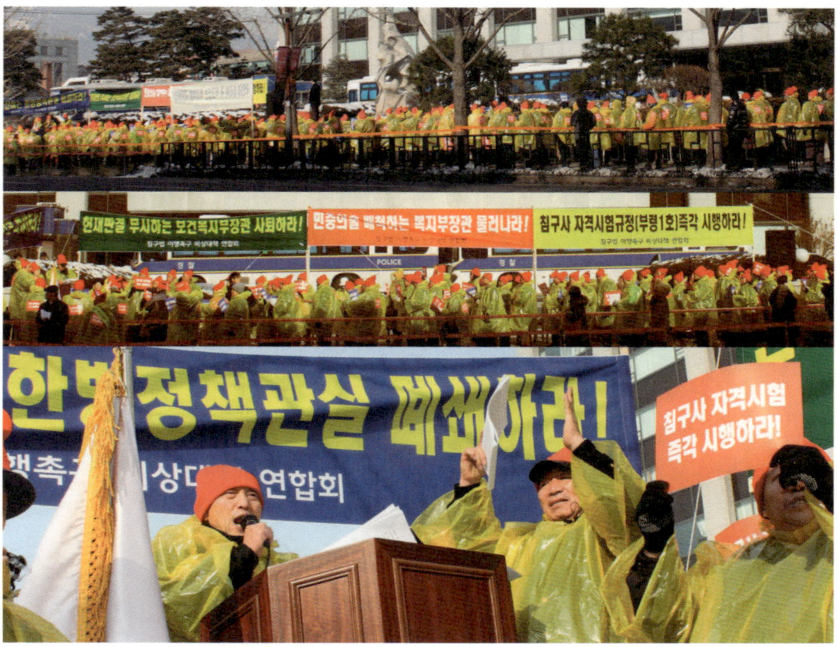

보건복지부 앞 시위 2011.01.03

'민중의술 배척하는 복지부장관 물러나라!'

'헌재판결 무시하는 복지부장관 사퇴하라!'

“한방정책관실 폐쇄하라! 침구사법 제정하라!”

머리 허연 노년의 재야 침구사들 구호는 안국동 큰 길을 오고가는 차량소리에 덮여버렸다. 겉에 걸친 우의의 노란 색깔과 털모자의 빨간색만이 오가는 차량과 행인들의 시선에 스쳐갈 뿐이었다.

사회자가 목소리를 더 높였다.

“한방정책관실 폐쇄하라!"

"침구사법 시행하라!”.

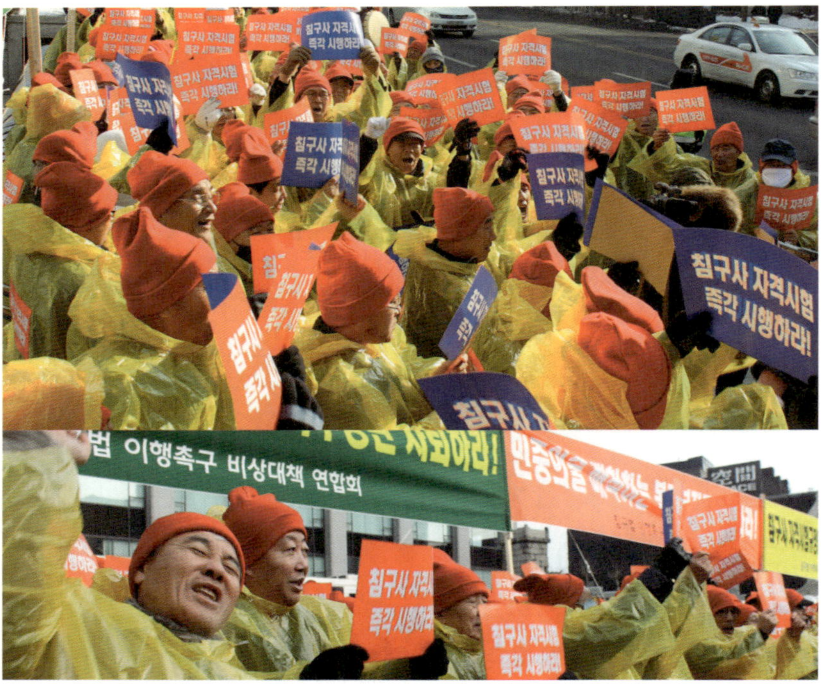

침구사자격시험 즉각 시행하라

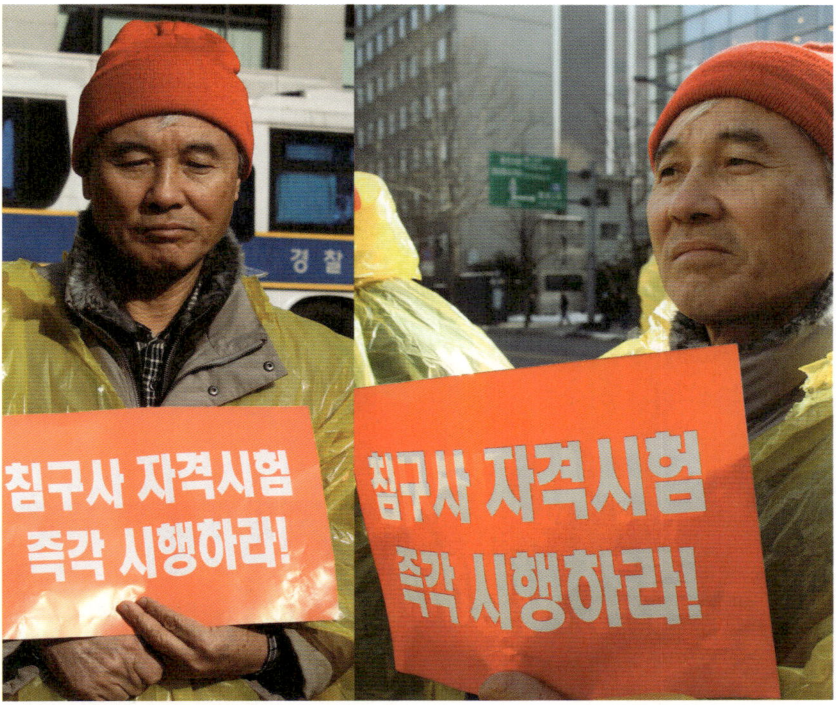

눈물이 앞을 가렸다.

나도 따라서 구호를 외쳤다.

두 번째 구호를 외치는 순간, 내 목소리가 갈라졌다.

말 그대로 '눈물이 앞을 가렸다'.

평생 한으로 쌓인 재야침구사의 설움이 북받쳐 올라왔다. 아버님 생각, 어머님 생각, 보건소가 쳐들어와 침통을 창밖으로 집어던지던 일, 보호관찰소 드나들던 일 … 억울하고 서러운 생각에 가슴이 막혀 구호를 외칠 수가 없었다.

개회식, 규탄대회 …

나도 연단에 섰다.

수십 년 울분이 쏟아졌다. 세상을 향해 외쳤다. 인류를 살리는 침술이다! 침구사 제도 만들어라!

이어서 이석기 회장을 중심으로 한 대표단이 보건복지부 장관에게 호소문을 전달한다고 건물로 들어갔다. 장관은 만나지도 못하고 입구에서 직원에게 전달하였다고 한다.

추위 속에서 노년의 재야침구사들이 고함을 치고 있지만, 권력을 가진 자들이 힘센 이익집단 눈치를 보며 거들떠 보지도 않는 것이다.

삭발!

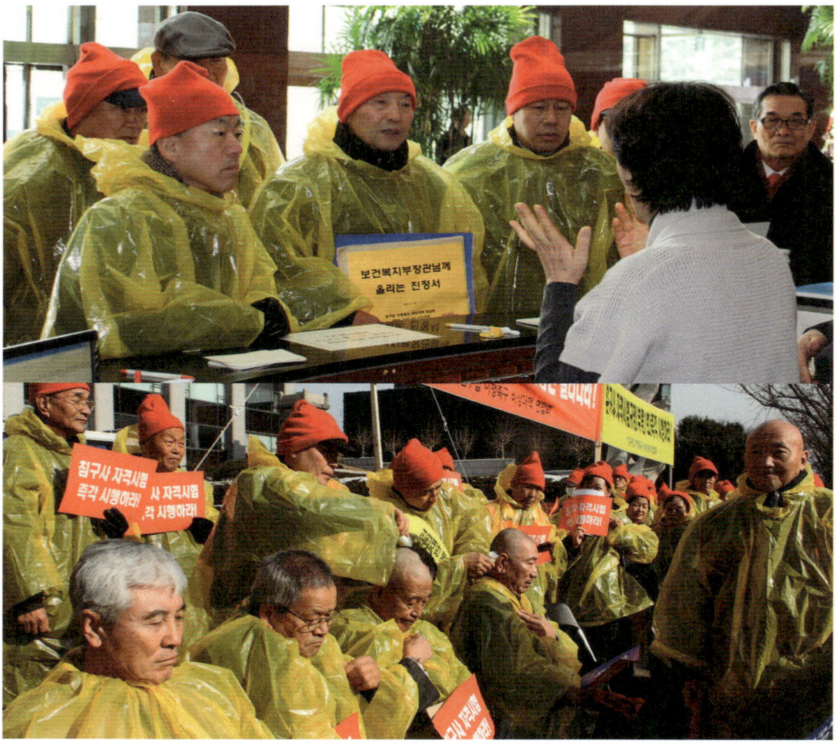
보건복지부장관님께
올리는 진정서
침구사 자격시험
즉각 시행하라!

보건복지부 장관에게 호소문 전달(위 사진) 후 삭발하는 재야 침구사들과 김갑기 선생(아래 사진 좌측 첫번째)과 이석기 회장(오른쪽).

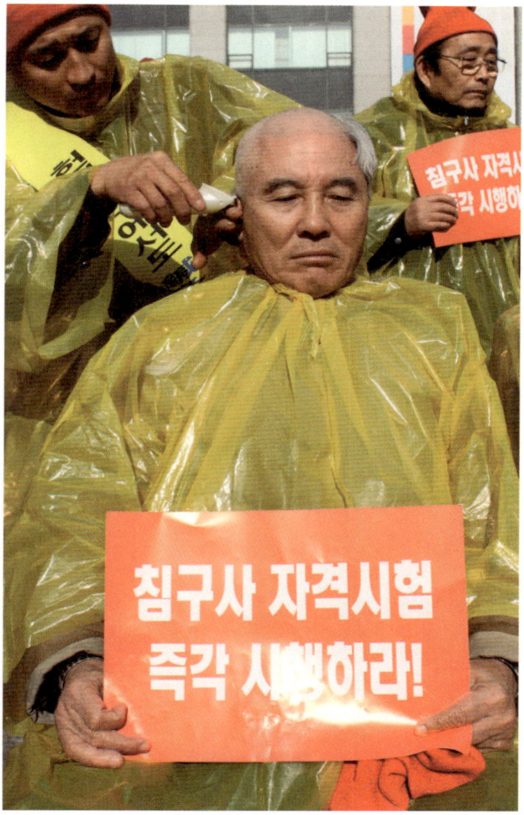

백발이 된 머리를 삭발하며
침구사 시험 즉각 시행을
촉구하는 김갑기 선생
2011.01.03

재야침구사들이 제 머리를 깎겠다고 주욱 늘어서 앉았다. 앉아 있는 모습이 처연했다.

왜 죄 없는 재야침구사들이 머리를 깎아야 한단 말인가?

굳은 표정으로 머리를 자르기 위해 앞에 나서 준 동지들이 고마웠다. 꽈악 안아주고 싶었다.

"힘냅시다! 어떻든지 간에 침술은 죽지 않고 살아갈 것이고 언젠가는 우리 뜻이 이뤄질 날이 있지 않겠소!"

이윽고 내 머리에 이발기가 다가왔다.

차가운 금속이 닿는 느낌이 오히려 답답하던 가슴을 시원하게 열어주는 것 같았다. 머리카락이 잘려져 보도블록 위에 떨어지고 차가운 겨울 바람에 흩어져 날렸다.

'삭발 시위'에 동참한 재야 침구사들의 엄숙한 표정이 차가운 겨울 바람에 더 굳어버렸다.

삭발이란 '내가 너를 어쩌지 못하니 차라리 나 스스로를 단죄함으로써 네가 잘못되었음을 꾸짖기 위함'이다.

'침구사'를 압살한 세상을 향한 항거의 몸짓이다.

만세삼창으로 행사는 끝이 났다.

반세기가 넘도록 표류하던 침구사 제도화를 향한 열망이 모처럼 하나로 모아졌던 시간이었다.

2014년 또 실종된 '김갑기 군의 꿈'

2007년 의료법 전면개정 중 당시 보건복지부 유시민 장관은 "유사의료는 의료법 내에 두기 부적합하다"며 침구 등 의료유사업 관련 법률을 별도로 만든는 정책을 추진했다.

2007년 2월 5일 "「의료법」 34년만에 전면 개정 추진"이라는 제목으로 나온 보건복지부 보도자료에는 "유사의료행위 인정을 위한 법률 근거 신설"이라는 항목이 뚜렷하게 자리를 잡고 있었다.

보건복지부는 이어 3월15일 "의료법 전면개정을 위한 공청회"를 개최했다. 보건복지부 의료정책팀장이 주제 발표한 정책에는 "유사의료행위업종 합법화와 활성화를 통하여 양질의 유사의료서비스 이용 제고 및 국민보건증진에 기여"라는 기대효과까지 덧붙여서 유사

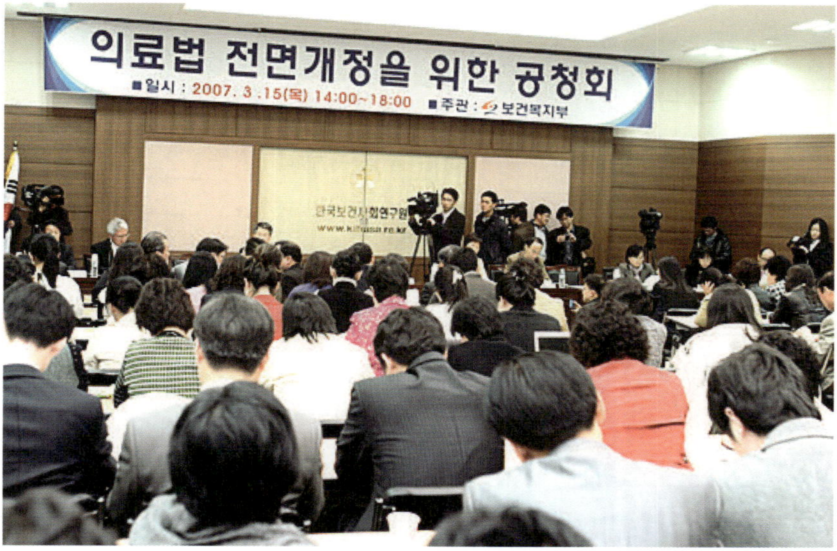
의료법 전면개정을 위한 공청회
■일시 : 2007. 3 .15(목) 14:00~18:00 ■주관 : 보건복지부

유시민 장관 시절 유사의료 별도 입법이 추진되었다. 2007.3.15 공청회

의료 양성화를 내걸고 있었다. 그리고 의료법 전면개정안 113조에 '유사의료행위 등'에 관한 조항을 넣고 "유사의료행위의 종류, 유사의료행위자의 자격 및 업무범위 등 유사의료행위에 필요한 사항은 따로 법률로 정한다."라고 명시했다.

당시 공청회에서 경실련 녹색소비자연대 건강세상네트워크 등 시민사회단체 쪽에서 나온 토론자들은 모두 유사의료행위에 대한 입법 규정이 별도로 필요하다고 밝혔다. 하지만 한의사협회를 중심으로 하는 이익집단의 집회와 시위 등 집단행동과 압력에 밀려 공청회 직후 바로 다음날 유사의료 조항은 삭제하기로 했다.

그렇지만 당시 보건복지부에서 발표한 공식 내용은 "의료법에 의료가 아닌 유사의료행위에 관한 규정을 두는 것이 법률체계상 부합하지 않으므로 이를 삭제할 것"이라고 밝혀 의료법에 유사의료 관련 사항이 들어가 있는 것은 부적당 하므로 별도의 법률이 필요하다는 뜻을 분명하게 밝히고 있었다.

같은 해 4월 11일 당시 보건복지부 유시민 장관은 국회 대정부 질의에서 의료법 개정에 대한 열린우리당 양승조 의원 질문에 대해 "유사의료행위와 관련된 별도 입법을 추진하겠다"라고 답했다. 유 장관은 유사의료행위에 대한 의견을 묻자 "의료법에 근거조항이 있든 없든 유사의료행위에 대한 별도법을 입법해야 한다는 입장"이라고 재차 강조했다.

그리고 유사의료행위 현황 및 운영상의 문제점을 파악하여 제도 개선방안 및 합리적 운영방안을 마련할 구체적인 연구용역도 발주했다. 이에 따라 한국보건산업진흥원은 2008년 보건복지부 용역으로

'외국 및 우리나라의 유사의료 운영실태조사'를 하여 발표했다.

이 연구용역보고서에는 현행 '유사의료' 개념을 존속시킬지 여부에 따른 장단점을 비교하면서 침구 등 유사의료에 대한 자격제도를 명확히 할 것을 제안했다.

여기서 제안하는 제도개선 방안은 △ 현 유사의료 개념 폐지하되 개별법으로 추진하는 방안 △ 현 유사의료 개념은 폐지하되 치료사 개념으로 의사의 지휘·감독 하에 두는 방안 △ 현 유사의료 개념을 그대로 유지시키는 방안 등 세 가지를 제시했다.

이 보고서는 이후 관련 정책 입안에 중요한 자료가 되었다. 국회입법조사처가 발표한 2011 국정감사 정책자료[13]에서 '침·뜸 시술 자격제한 완화'에 관한 제도개선 방안을 내놓고 있는데, 여기서는 앞서 한국보건산업진흥원에서 제안한 세 가지 중 개별법을 별도로 제정하는 방안을 채택하고 있다.

그 내용에는 자연요법과 침이나 뜸 등 유사의료의 치유기술을 제도권 내로 편입·활성화시킬 제도로 (가칭)〈대체의학(alternative medicine)에 관한 법률〉 제정을 검토할 필요가 있다고 밝히고 있었다.

침구를 둘러싼 제도개선 움직임은 그 후에도 여러 형태로 있어 왔는데 큰 줄기는 법률체계 상으로 엄연히 존재하는 유사의료업자 문제를 (가칭)〈대체의학에 관한 법률〉을 별도로 제정하여 해소하는 방향으로 흐름이 잡혔다.

한국보건산업진흥원이 2014년 6월에 국무총리실 민관합동규제개

13 『2011 국정감사 정책자료 3』 p126. 국회입법조사처

선추진단에 제출한 『보건의료산업 시장분석 및 규제개선방안에 관한 연구』 최종보고서에서 보건의료산업 규제개선 주요과제 중 하나로 '대체의학의 합법화'를 명시하고, 이와 관련한 '대체의료서비스 국내 동향 및 개선방향'을 제시했다.

이에 따르면 "일본, 중국, 미국, 독일 등은 침구, 안마, 접골, 카이로프랙틱 등과 같은 행위를 법제도와 실제 생활에서 인정하고 있고, 정통의학과 유사한 수준의 체계화된 교육과정과 면허제도를 갖추고 대체의료 관련 자격을 관리하고 있다"고 전하고, 국내에서는 대체의료서비스 행위 자체가 무면허 의료행위로 처벌을 받고 국가공인 자격제도 신설도 현행 법 체계 하에서는 불가하여 대체의료서비스 활성화에 걸림돌로 작용하고 있음을 지적했다.

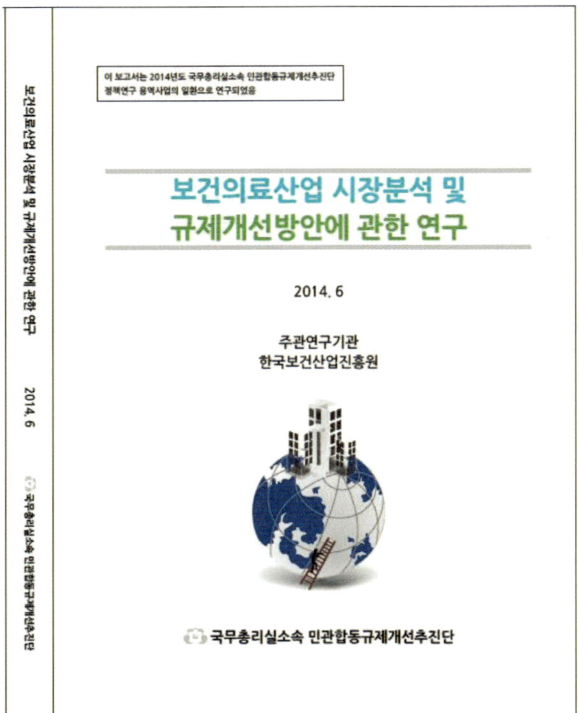

2014년 용역 보고서

결론적으로 "대체의학 분야도 국민의 생명과 건강에 직결되는 행위이고 외국 사례를 볼 때 체계화된 교육과정을 거쳐 전문성을 갖춘 자격

인력을 양성할 수 있다는 점에 비춰 봤을 때 국내 대체의료서비스와 관련된 인력양성을 위한 교육체계와 자격제도 신설이 필요하다"는 점을 강조하고 있다.

이렇게 유시민 장관이 쏘아올린 침구사 관련 법률 제정 논의는 7년동안이나 이어졌다.

2014년 6월 세종시 보건복지부 청사에서는 '대체의학 분야의 양성화' 등을 위하여 침구분야에 대한 규제개혁 간담회가 있었다. 이때 대체의학 박사인 황경호 전주대 교수(현 전북대 교수)와 함께 사단법인 허임기념사업회 손중양 이사장이 간담회에 참석하였다.

이날 간담회에서 당시 보건복지부 한방정책관실 소속 공무원은 들어서자마자 '침구는 한의에 통합됐기 때문에 이야기 할 필요가 없다'며 간담회 자체를 중단시키려고 했다.

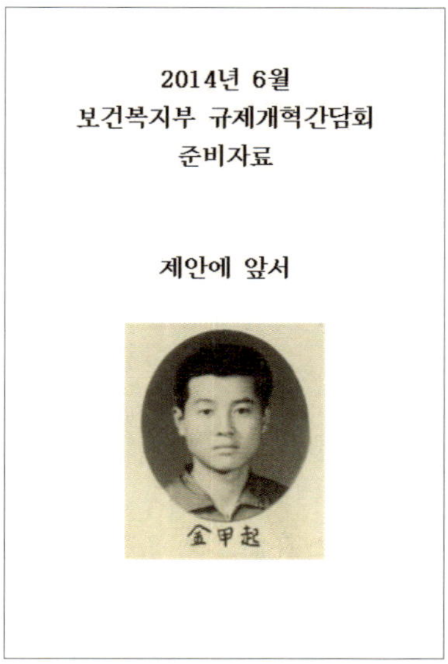
2014년 6월
보건복지부 규제개혁간담회
준비자료

제안에 앞서

손중양 이사장이 2014년 6월 보건복지무 규제개혁 간담회 당시 마련해 간 준비자료 표지

손중양 이사장은 간담회를 위해 준비해온 자료 표지에 실린 사진을 가리키며 '이 사람이 몇 살로 보이느냐'고 물었다.

불만스런 표정으로 간담회 자체를 거부하던 그 한방정책관실 공무원은 갑작스레 사진 속 인물의 나이를 묻자 마지못해 '중고등학생 쯤 되겠네요.'라고 퉁명스럽게 대답했다.

"예. 김갑기라는 분의 20살 때 사

진입니다. 김 군은 고등학교를 졸업하고 대학을 가려고 하는데, 어버지가 '침구사가 되어서 집안 대대로 해 오던 침뜸의 가업을 이어라'는 말씀을 듣고 관인대한침구학원을 1962년에 수료했습니다. 이 사진은 당시 졸업 기념으로 찍은 것입니다. 당시는 4.19이후 민의를 수렴하여 국민의료법 규정에 따른 의료유사업자 시험령이 마련되어 공포되었을 때입니다. 그러나 5.16 군사정부에 의해 시험시행의 길이 막히고, 그 후 50여년이 흘렀습니다. 그동안 그는 '무면허 침술'로 전과가 쌓이고 쌓여 보호관찰 대상까지 되었습니다. 그는 침구사 시험을 고대하다 이제 백발이 되었습니다."

손중양 이사장은 "침구를 한의가 통합을 했다는데, 어떻게 이런 일이 있을 수 있느냐!"고 되물으며 침구사 제도의 필요성을 역설했다.

보건복지부 규제개혁위위회가 정책추진 의지를 가지고 모처럼 마련된 침구제도 간담회는 한의사의 이해관계만 대변하는 한방정책관실 직원과 입씨름을 하다가 끝났다.

간담회를 마치고 난 다음 이 간담회를 주선한 규제개혁위원회 법무관은 손중양 이사장에게 "의견이나 들어보자고 하는 간담회조차 못하게 심한 압력을 받았다"고 낮은 목소리로 말했다.

결국 그 때 이후 '의료유사 혹은 대체의학에 관한 제도'의 추진은 또 실종되어버렸다.

2007년에 시작된 침구사 등 의료유사제도 관련 정책추진의 시계는 2014년 6월 이후 다시 완전히 거꾸로 돌아가 버린 것이다.

보건복지부 내에는 전 국민적 이익보다 한의사 집단이익만을 추구하는 부서가 있어 지금도 침구사 관련 정책을 모두 묵살시키고 있다.

“침뜸은 평생교육 대상” 판결 이후 생긴 일

역사는 뒷걸음질을 하는 것 같지만 조금씩 앞으로 나아가는 모양이다.

2011년 7월 28일(온라인교육)과 2016년 7월22일(오프라인교육)에 대법원은 침뜸평생교육에 관한 두 차례의 판결문에서 "교육과정을 통하여 인체와 경혈의 원리를 이해하고, 종래 민간에서 널리 전수되고 시행되어 온 침·뜸의 원리와 시술에 관한 지식을 습득하는 것 자체가 평생교육의 대상에서 제외된다고 볼 수는 없다."는 내용을 반복하여 강조했다.

그리고 같은 판결문에서 "… 자신의 건강을 지키고 증진시키기 위해 인체와 질병에 관한 지식을 학습할 기회를 갖는 것은 행복의 추구와 인간다운 생활을 위한 국민의 기본적 권리에 속하므로 별도의 입법조치가 없는 한 이를 제한할 수 없다고 할 것이다."라고 밝혔다.

2016년 7월 침뜸교육은 온라인 오프라인 상관없이 평생교육의 대상이라는 대법원 판결이 나오자 한의사협회는 이 판결을 무력화시키기 위한 활동을 시작했다.

한의사협회는 △ 집단행동을 통해 사법부 자체에 대해 압력을 가하는 한편, △ 여야 국회의원들에게 로비를 하여 평생교육기관에서 침뜸교육을 못 하도록 하는 ‘평생교육법 개정안’을 발의하도록 하고, △ 전직경찰 2인을 프락치로 고용하여 민간침뜸단체를 사찰하도록 하고, 이를 토대로 침뜸봉사자와 단체 관계자들을 의료법위반으로 고발하도록 했다.

2016년 말과 2017년 초 온 나라가 촛불정국으로 긴장되어 있던 때 한의사협회는 국회에 입법로비를 하여, 평생교육기관에서 침뜸교육을 못 하도록 하는 평생교육법 개정법률안 2건을 여야 각각 발의하도록 했다.

이에 2017년 4월 19일 허임기념사업회는 국회 의장실 및 사무처의 각 부서와 법안을 낸 의원실 등에 '평생교육법 일부 개정법률안(의안번호 4836 및 5807) 취소 요청 공개서한'을 보내 한의사협회 로비로 추진되는 '침뜸교육 금지입법'을 저지했다. 동시에 평생교육기관에서 침뜸교육을 못 하도록 하는 것은 침뜸에 대한 국민 모두의 주권을 침해하는 것이라며 침뜸 관련한 정책의 혁신방안을 제안했다.

그러자 한의사협회는 2016년부터는 전직 경찰관 2명을 고용, 허임기념사업회의 침뜸 교육과정에 프락치로 잠입시켜 불법적으로 사찰하도록 하였다. 이 사찰을 바탕으로 한의사협회는 평생교육법에서도 인정하고 있는 침뜸교육을 보건범죄단속에 관한 특별조치법 위반이라며 손중양 이사장을 고발하여, 비영리 법인의 사무실이 경찰의 압수수색을 받도록 했다.

하지만 허임기념사업회의 법인 통장과 이사장 개인 통장 5년 치를 다 들여다봐도 이사장이 개인적으로 불의한 금전적 이득을 취한 흔적이 없었다. 그러자 모듬살이연대의 무료침뜸 봉사자에게 침 맞을 사람을 소개했다는 명목으로 '의료법위반 방조'라며 벌금 70만 원의 약식명령을 내렸다.

이에 침뜸무료봉사하던 봉사 선생들과 함께 정식재판을 신청하여 재판을 받게 되었다.

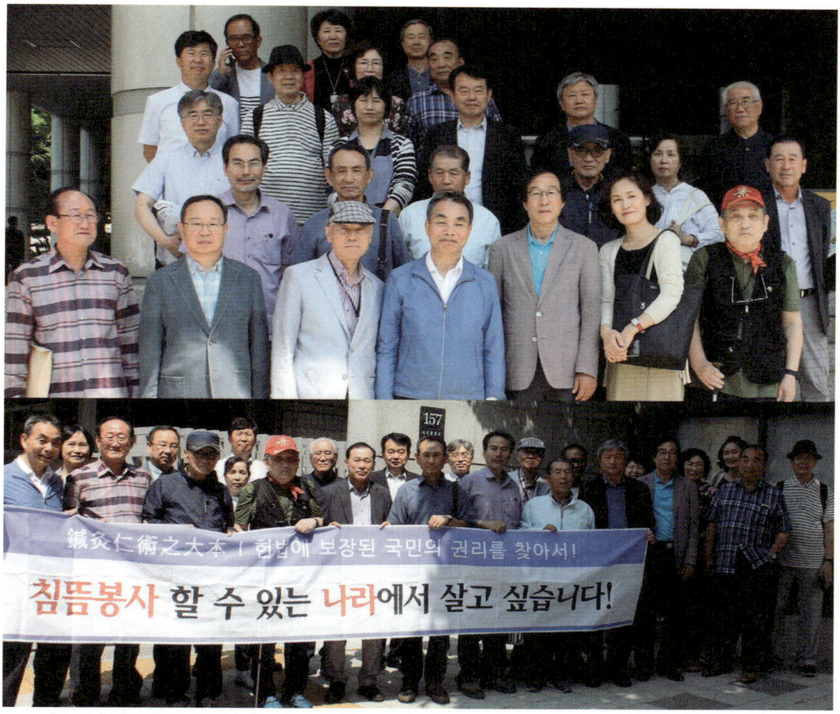
157
鍼灸仁術之大本! 헌법에 보장된 국민의 권리를 찾아서!
침뜸봉사 할 수 있는 나라에서 살고 싶습니다!

한의사협회가 경찰 출신 2인을 프락치로 고용하여, 허임기념사업회와 뜸사랑 등의 교육과정과 봉사활동에 침투시켜 고발함으로 벌어진 재판에 참석한 후 촬영한 단체 사진. 나는 2019.6.12 서울지방법원 재판을 지켜보며 피고인이 된 재야 침구사들을 응원했다.

나는 2019년 6월 이들 재판정 방청석에서 반세기 넘게 계속되어 온 침구술에 대한 국가의 잘못된 행태를 지켜보고, 재야 침구사들을 응원했다.

허임기념사업회 이사장은 무죄판결을 받았지만 침뜸 무료봉사자들을 대표하여 입건된 모듬살이연대 이상진 선생은 의료법 위반으로, 김숙희 사무국장은 의료법 위반 방조로 그대로 벌금형이 선고됐다.

이에 굴하지 않고 이 분들은 같은 공간에서 봉사활동 하던 재야 침구사들과 허임기념사업회 회원들이 모두 힘을 합하여 헌법소원을 청구했다.

한편 한의사협회가 허임기념사업회에 프락치로 침투시켰던 두 사람은 충남 홍성의 마을뜸방을 찾아가 일부러 뜸을 떠 달라고 하고 이를 사진찍어 뜸봉사를 하는 두 여성을 경찰에 고발했다. 이에 따라 정식재판이 진행됐다.

이 재판은 '반미립대 직접뜸'으로 무료봉사활동하는 것을 의료행위라고 볼 수 없다는 재판부의 판결에 따라 무죄로 선고됐다. 이 재판은 항소심에서도 무죄로 확정되었다.

이에 따라 뜸에 대해서는 간접뜸에 대한 무죄판결이 2007년 경 이미 여러차례 나왔고, 2018년 홍성뜸방 재판에서 직접뜸에 대해서도 무죄 판결이 나와 뜸에 대해서는 한의사협회도 더 이상 시비걸기가 어렵게 되었다.

하지만 한의사협회의 재야 침구사에 대한 감시와 고발은 계속됐다.

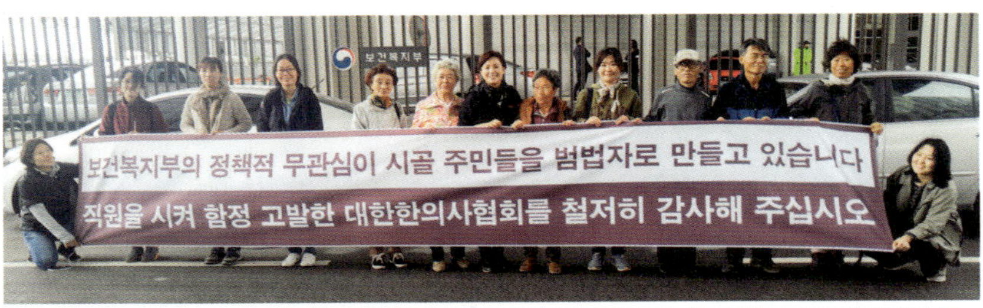
보건복지부
보건복지부의 정책적 무관심이 시골 주민들을 범법자로 만들고 있습니다
직원을 시켜 함정 고발한 대한한의사협회를 철저히 감사해 주십시오

홍성 홍동 주민들이 한의사협회의 마을뜸방 고발에 항의하여 보건복지부를 방문했다. 2017.10.11

허임기념사업회 손중양 이사장이 국가인권위원회에 진정을 해 보자고 했다.

2019년 1월 9일 국가인권위원회에 제출한 진정서에는 나 김갑기와 그동안 한의사협회 고발로 입건되었던 모듬살이연대 침뜸무료봉사 선생들 10명을 국가 정책에 의한 차별과 인권침해의 피해자로 적었다.

[국가인권위원회 진정 요지]
민간 침구인들에 대한 차별과 인권침해를 중지시켜 주시기 바랍니다!

과거 5.16군사정부, 이른바 국가재건최고회의가 1962년 3월20일 발표한 의료법에서 침구사제도 관련 조항을 아무런 대책 없이 삭제해 버렸습니다. 이로 인해 역사와 전통을 자랑하는 우수한 이 나라 침구인들을 남한에서는 한 차례도 제도권으로 수렴하지 않았습니다.

한약을 전문으로 하던 한의사(의생)와는 별도로 조선의 역사 가운데 뚜렷이 존재하던 '침쟁이'직역을 대한민국이 제도권에서 배제해 버린 것입니다.

침구사가 되어 가업을 이어라는 아버지의 말씀에 따라 침구사 시험준비를 하던 소년 김갑기 군에게 직업선택의 자유를 앗아갔습니다.

침쟁이 소리를 듣더라도 사람 고치는 일이 좋아 침구사로 살고자 한 수많은 사람들의 꿈을 짓밟은 이 반(反)역사적이고 반(反)

헌법적인 제도를 고치지 않는 채 57년을 이어오며, 합리적 근거도 없이 민간침구인들을 국가가 소외시키고 '왕따'로 만들고 있습니다.

민간침구인들의 제도권 진입을 차단함으로 인하여 상대적으로 강자가 된 한의사 집단이 침뜸에 대한 이권을 독점하려는 과정에서 민간침구인들에 대한 차별은 더욱 심화되어 왔습니다.

수천년 혹은 수만년 전해 내려온 전통민간의료 자산인 침뜸을 제대로 된 입법절차도 없이 국민의 0.04%도 안 되는 한의사들만 배타적으로 독점하도록 한다는 것은 정당성도 없고 합리적이지도 않습니다.

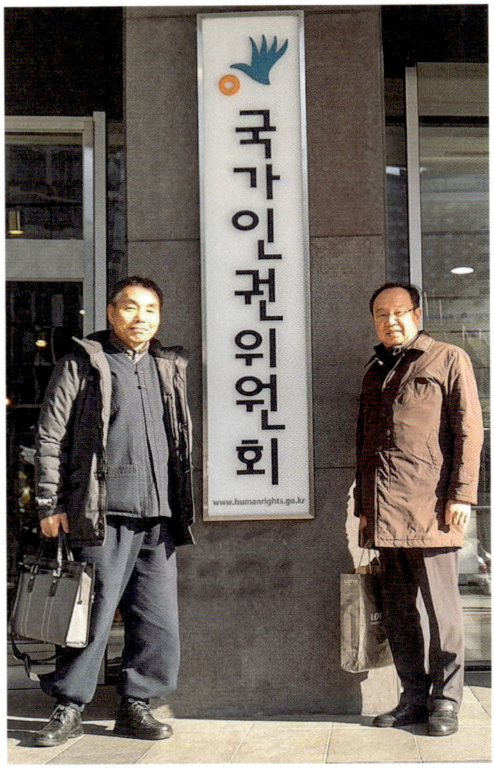

'민간침구인들에 대한 차별과 인권침해를 중지시켜 주시기 바랍니다!'라는 제목의 진정서 제출 위해 손중양 이사장과 이국렬 단장이 국가인권위원회 방문. 2019.1.9

그럼에도 불구하고, 한의사협회는 민간침구인들에 대한 정부의 제도적 차별을 등에 업고, 소외된 침구인들의 무료봉사활동 조차도 위법으로 몰며, 널리 민간에서 전수되어온 침뜸에 대해 접근조차 못하도록 고발을 반복합니다. 그리고 한의사들만 침뜸을 배타적으로 독점하는 구조로 고착화시키려 하고 있습니다.

정부(보건복지부)는 대놓고 한의사 집단만을 편들고, 한의사협회는 이러한 차별정책의 앞장에 서서 프락치까지 고용하여 반(反)인권적인 사찰까지 하도록 하고 있습니다. 민간침구인에 대한 보건복지부(한의약정책과)의 차별에 의해 △국가의 침구사 양성화 정책은 저지되고, △민간침구인들에 대한 편견이 조장되고, △제도개선 요구는 끊임없이 묵살됩니다.

… 〈하략〉 …

이러한 내용의 진정에 대하여 국가인권위원회는 2019년 1월 15일로 진정조사 사항이 아니라 국가 정책적 사안이기 때문에 진정조사는 각하하고, 인권정책과로 사건을 넘겼다고 했다.

결국 국가인권위원회에서는 "이 사안을 가지고 인권위원회에서 할 수 있는 방법은 보건복지부 장관에게 권고하는 방법이 있고, 헌법재판소에 의견서를 제출하은 방법이 있는데, 장관은 또 뭉개버릴 가능성이 크기 때문에 헌법재판소에 의견을 내는 것이 더 나을 것 같다."며 헌법재판소(헌재)에 기대를 걸어보라고 했다.

불멸의 침구사를 위하여

허임기념사업회 손중양 이사장은 국사편찬위원회 2010년 구술자료 수집 프로젝트에 참여하여 재야 침구사들의 기록을 사료로 남기기 위한 사업을 추진했다.

국사편찬위원회 기록으로 남아

재야 침구인들에 대한 구술 채록사업은 조선시대 의학사를 연구한 이규근 박사(중원문화재연구원 근무)를 책임연구원으로 하여 손중양 이사장과 공동으로 진행했다.

두 분은 국사편찬위원회 2010년 구술자료 공모에서 자유주제로 '

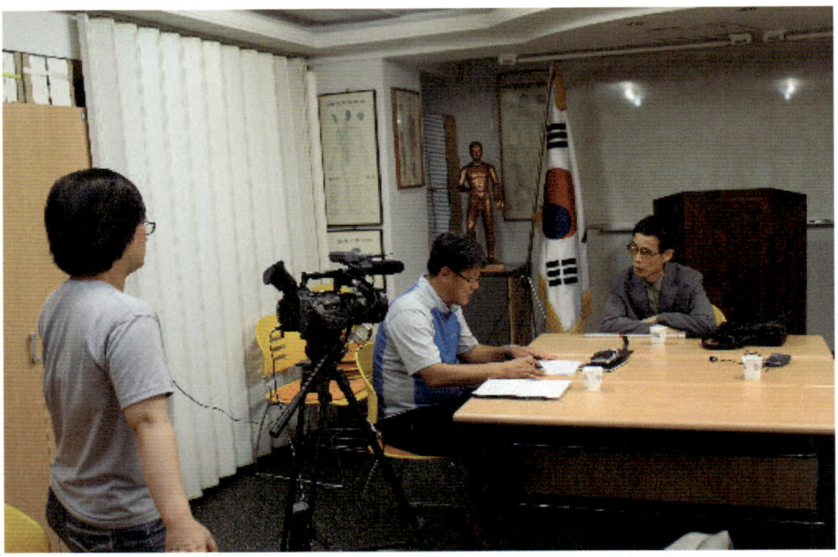

맹인침사협회 박수관 회장을 인터뷰하는 이규근 박사(가운데)

한국 근현대 침구인들 동향과 침구술 전승 경로'에 대한 구술자료 수집사업에 선정된 이후 3월부터 구술자료 수집에 착수했다. 그해 11월 30일까지 근현대 침구인들에 대한 조사를 진행하여 10인에 대한 구술자료를 수집했다.

이에 따라 나 김갑기와 서정원(강원도 춘천), 이영자(경남), 안병주(경기도 의정부시), 박수관(경기도 의왕시), 이윤강(충남 천안시), 민병기(충북 청주시), 이석기(서울특별시), 김순기(부산광역시 기장군), 이명자(서울특별시)까지 10인에 대해 2~4시간 정도의 인터뷰가 이루어졌다.

나는 첫 구술 대상자로 선정되어 2010년 3월 28일 인터뷰를 했다. 이 자료는 국사편찬위원의 사료로 올라가 있다.

이규근 박사는 구술 프로젝트의 결과와 의의를 다음과 같이 정리했다.

[결과]

해방 이후 현대사는 격변하였다. 한국전쟁을 비롯하여, 4.19혁명과 군사정변 등 다양한 사건이 일어났다. 이러한 혼란과 격변기 속에서, 군사혁명정부에 의해 침구사 양성제도가 폐지되면서 침구인들은 많은 어려움을 겪은 것으로 확인되었다.

구술수집 대상자들을 분류해 보면, 침구술을 접하게 되는 경로가 다양함을 확인할 수 있다.

첫 번째로, 집안에서 가전되어 내려오는 경우이다. 이 경우는 두 가지로 추정할 수 있는데, 하나는 조선시대부터 집안에서 의술을 본업으로 하는 중인 가전의 경우이고, 또 하나는 일반 사대부나 양반가에서 학문을 하면서 집안에서 갑작스럽게 질병이 발생할 경우 이를 치료하기 위해 각종 의서(醫書)를 통해 의학적 지식을 섭렵하고 있는 경우로 볼 수 있다.

이번 구술조사에서 후자의 경우로 서정원과 이윤강 선생을 들 수 있다. 서정원과 이윤강 선생은 모두 조선시대 유명한 명문 집안으로, 의술을 업으로 삼지는 않은 것으로 보인다.

두 번째로는, 중인 집안이 아닌 양반 또는 사대부가에서 전해 내려오는 의술을 가전(家傳)하는 경우이다. 이들은 집안의 의술을 가전하면서도 침구학원인 관인대한침구학원 등을 수료한 경우이다. 이 경우는 김갑기 선생이 대표적이라고 할 수 있다.

셋째로는, 집안에서 가전되어 온 것이 아니라, 침구술을 접하고 관인침구학원을 수료한 경우이다. 이 경우로는 안병주와 민병기 선생을 들 수 있다. 이들은 집안에서 의술을 가전한 것은 아니나, 우연한 기회에 침구술을 익혀 봉사활동 등 다양한 활동을 하고 있는 이들이다.

넷째로는, 관인침구학원은 아니지만, 명지대학교 등 여러 대학의 평생교육원에서 실시하는 침구술에 대한 수업을 듣고, 이를 연마하여 학생들을 가르치거나 침구술을 시술하면서 다양한 봉사활동을 하는 경우로 김순기 선생을 예로 들 수 있다.

다섯째로는 집안에서 가전되는 것도 아니며, 관인침구학원이나 평생교육원에서 배운 것이 아니라, 유명한 침구인들로부터 배운 후, 연마하여 침구술을 행하는 경우로 이석기, 이명자 선생을 들

수 있다.

여섯째로는, 맹인 침사이다. 어려서부터 맹인으로 성장한 경우로, 맹학교에서 침구술에 대한 수업을 듣고, 침구술을 펼치는 경우로 박수관 선생이 이에 해당된다.

일곱 번째로는, 집안에서 전통적으로 의술을 가전하였으나, 일제강점기 혼란으로 인하여 소련과 중국 등으로 이주하여, 생활하다가 중국에서 의학을 공부한 후 어릴 때 배운 침구술을 접목하여 새로운 침구치료를 하는 경우로 이영자 선생의 예를 들 수 있다.

이처럼 이번 근현대 침구인들 동향을 살펴보면, 다양한 경로로 침구술을 접하였던 것으로 확인되고 있다. 여러 경로를 통하여 침구술을 익힌 이들로서는 몇 가지 어려움을 토로하고 있다.

먼저, 침구사 양성제도를 시급하게 시행해 줄 것으로 요구하고 있다. 현재 몇몇 사람들을 제외하고는 침구시술을 하는 것이 불법으로 되어 있어, 음성적으로 행해질 수 밖에 없는 실정이며, 수차례에 걸쳐 법의 심판을 받은 사람들도 다수였다.

이들은 빨리 침구사양성제도를 시행하여 더

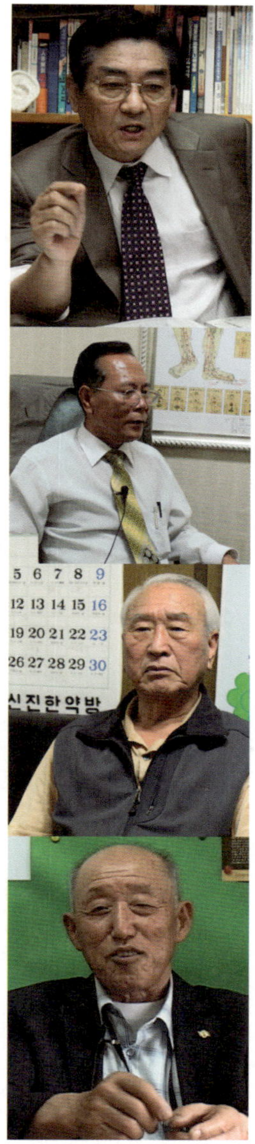

위에서부터 고 김순기 이윤강 민병기 서정원 선생

이상 범법자를 만들지 말았으면 좋겠다는 의견을 제시하고 있다. 이로 인한 경제적인 어려움도 호소하고 있는 실정이다.

이러한 어려움 속에서도 이들에게서 발견할 수 있었던 것은, 침구술에 대한 열의가 대단하다는 것이다.

한국침술연합회, 태을침구학회 등 다양한 침구단체 활동을 통하여 침구술 종주국으로서 자부심을 가지고 있었다.

또 침구술 시술로 사적인 이익만을 도모하는 것이 아니라, 다양한 봉사활동을 통해 사회에 그 일부를 환원하려는 노력이 많았다. 개인적으로는 대학원 진학 등을 통하여 사회복지사로서 사회의 약자들을 위한 노력을 기울이고 있는 점은 본받을 만하다고 생각된다. 이처럼 개인적인 노력을 많이 기울이고 있는 것을 살필 수 있었다.

구술수집대상자들을 통하여 확인한 것으로, 우리가 흔히 듣거나 보지 못 한 독특한 방법에 의한 질병치료를 하고 있다는 점도 놀라운 점이다. 그러나 아직 합법화되지 못한 상황에서 드러내 놓고 얘기를 하지는 못하지만, 치료에 있어서 검증해 볼 필요가 있는 것이 아닌가 한다. 이외에도 이들만의 독특한 침구치료술에 귀를 기울일 필요가 있을 것으로 생각된다.

[의의]

해방 후 침구사를 의료유사업자로 하는 국민의료법에 따라 침구사 시험을 준비하는 사람들이 많았으나, 침구사 시험령을 만들지 않아 해방 후 한 차례도 공식 침구사가 배출되지 않았다. 그런 중에도 10여개 관인침구학원이 개설되고 많은 수료생들이 배출되었다.

겨우 4.19 이후 침사 · 구사 · 접골사 등 의료유사업자 시험령이 만들어졌으나, 다시 5.16 이후 국가재건최고회의에서 국민의료법을 의료법으로 개정하면서 침구사 관련 규정을 삭제해 버려, 의료유사업자 시험은 시행되지 못했다. 그 후 침과 뜸을 주로 하는 민간 의료인들에 대한 단속만 계속되었다.

관인침구학원 수료생들과 재야 침구인들의 반세기에 이르는 역사는 학계에서 제대로 주목하지 않고 있는 것도 사실이다. 특히 침구술의 전승경로가 차단되어 뛰어났던 전통 침구술의 맥이 끊겨져 가고 있어, 이에 대한 조사연구는 시급한 실정이다.

더욱이 현재 민간 의료인들의 대표가 되는 침구사들은 대부분 고령으로, 얼마 지나지 않으면 이들이 가지고 있는 침구술이 사라질 위기에 처해 있는 것도 사실이다. 따라서

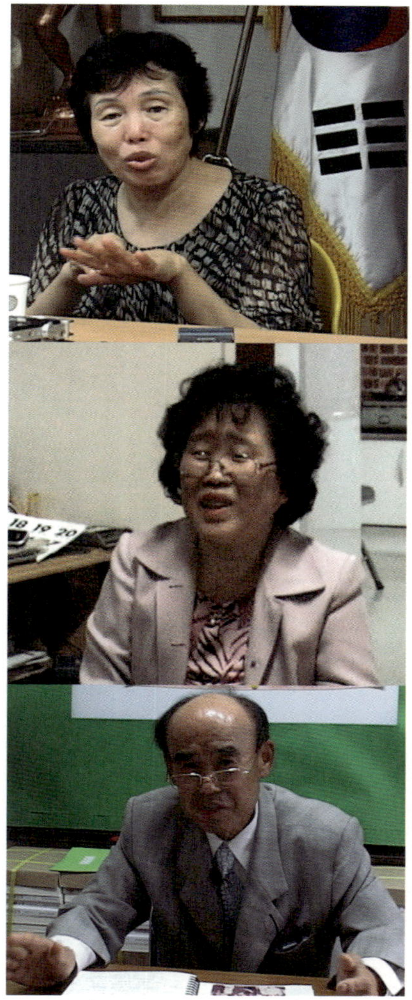

충남 공주의 침술인 집안에서 태어난 이영자 선생(사진 위)은 아버지을 찾아 중국으로 가서 집안의 침술을 이어 받아 중국에서 산파를 하며 침술을 했다. 이명자 선생(가운데)은 자신의 병 치료하는 인연으로 침을 배웠다. 안병주 선생(아래)은 집안의 침술을 전승 받았다.

이들이 세상을 떠나기 전에 이들의 독특한 침구에 대한 치료술을 후세에 전할 수 있도록 해야 될 것으로 생각된다. 없어지기는 쉽지만, 그것을 다시 연구해서 되살리는 데는 수십 배 더 많은 노력과 힘이 든다는 사실을 기억할 때, 이들이 가지고 있는 침구술을 계속해서 전승할 수 있는 방법을 모색해야 될 것으로 판단된다.

그런 점에서 얼마 지나지 않으면 사라져 버릴지도 모르는, 침구인들 동향과, 그들의 침구술을 구술자료로 나마 남길 수 있다는 점에서 큰 의의가 있는 것으로 생각이 된다. 이들 침구인들이 살아온 역정을 파악하는 일은 한 기술인 집단의 역사를 연구하는데 있어서도 중요한 사료가 될 것이기 때문에, 이 구술자료는 이들의 역사연구 또는 의학연구에도 중요한 자료가 될 것으로 믿어 의심치 않는다.

국가편찬위원회 침구인 구술 프로젝트 후 십수년이 지나는 사이 당시 인터뷰했던 10인 중에 벌써 절반 이상이 세상을 떠나셨다.

바로 2024년 들어서도 청주에서 한약방을 하며 침술을 해 오시던 관인침구학원 동창 민병기 선생님도 94세를 일기로 돌아가시고, 이석기 침술연합회 전 회장도 갑자기 돌아가셨다

우리 재야 침구사 이야기는 이제 사학자들이 연구하는 역사가 되고 있다. 하지만 침구의 역사는 불멸이고, 현재 진행형이다.

불의와 타협하지 않은 아버지와 스승님

나는 2007년 『수난의 역정』이라는 이우관 선생의 미완성 책을 증보하는 과정에서 허임기념사업회 손중양 이사장을 만났다.

고 이우관 회장이 1974년 첫 출판한 『수난의 역정』은 침구술의 법제화를 위해 활동해 온 관련 자료들을 직접 인용하여 편집한 역사적 사실의 기록이다.

이우관 선생은 면면히 이어온 전통 침구사의 역사를 잇고자 생애를 던진 사람이다. 그의 생애는 바로 침구사의 역사가 되었다. 그는 스스로 역사를 만들어 갔고, 스스로 그 역사를 썼다. 그가 쓴 역사책이 『 수난의 역정』이다.

그런데 그 책은 1967년 초반까지만 기록하고 있다. 그 이후 역사

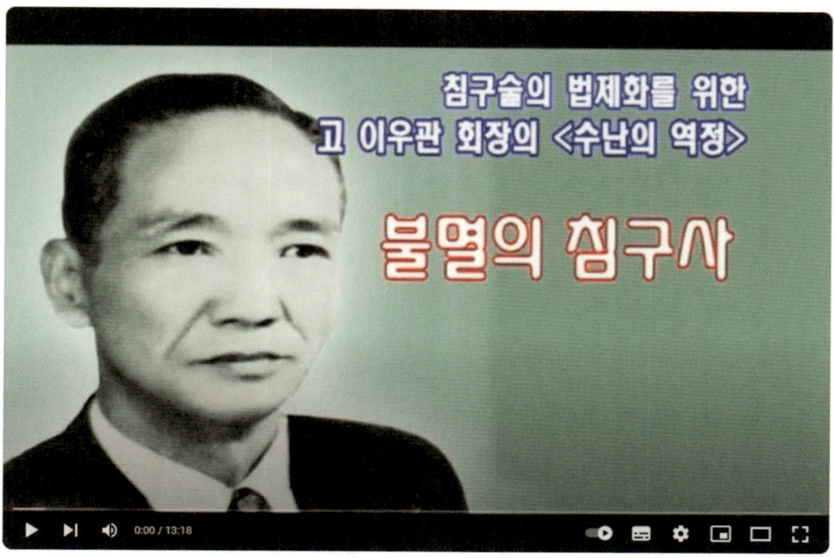

손중양 이사장은 이우관 선생이 쓴 『수난의 역정』에 〈불멸의 침구사〉라는 제목으로 후편을 마련하고, 동영상을 만들어 인터넷에 올렸다.

는 그가 남긴 자료와 신문 보도 등에 흔적이 남아 있었다.

당시 침술연합회 이석기 회장의 적극적인 지원 아래, 손중양 이사장은 흩어진 자료를 모으고, 신문의 기사 등을 찾아 『수난의 역정』 후편을 마련했다.

이 『수난의 역정』 후편 〈불멸의 침구사〉 편에 아버지 이야기가 다음과 같이 수록되어 있는 걸 보고 나는 크게 감동했다.

> "... 위조 면허증을 단호히 거부하고, 평생을 무면허 침구사로 환자를 치료하며 살다 간 사람도 적지 않다. 광주에서 대대로 침구명의(鍼灸名醫) 집안으로 소문이 난 김성환 씨. 그는 워낙 유명하여 시 담당 공무원은 그에게 절반 값에 면허증을 위조해 주겠다는 제안을 해 왔었다고 한다. 그러나 그는 단호히 거절했다. 그리고 그는 당국의 처벌을 받으면서 늙어서 거동을 할 수 없어 누워서까지 침구로 환자를 치료하다가 1999년 세상을 떠났다.
> 대한침구학원에서 침구를 가르치던 최태섭 씨에게는 아예 예우차원에서 면허증을 만들어 주겠다는 제의가 왔었다고 한다. 그러나 그는 "명색이 선생인데 나까지 이렇게 해서는 안 되지 않겠느냐!"며 정중히 거절했다는 것이다. 이우관 회장은 위조한 침구사 면허증으로 인해 침구사협회 내부가 분열되는 것에 대해 크게 분노하고 심각하게 우려했다. ...〈하략〉... "

무면허 침구사로 살다 가시고, 아무도 돌아보지 않았는데 아버지 김성환 선생 당신의 소중했던 삶이 역사의 기록으로 남은 것이다.

이 기록으로 인하여 적어도 나에게는 아버지가 훈장을 받으신 것 같은 느낌이었다.

아버지에게 '가짜면허증이라도 받으셔야 침술을 마음 편하게 하지 않으시겠냐"고 말하여 아버지를 화나게 했던 나는 부끄럽지만, 고난을 겪더라도 불의를 거부한 아버지는 이제 자랑스럽다. 그래서 나는 여러 사람에게 『수난의 역정』을 들고가서 아버지 이야기가 실린 348페이지 그 부분을 펼쳐 읽어주며 아버지에 대해 이야기 한다.

지난 2024년 6월 6일 내가 관인침구학원 다닐 때 경혈학 강의를 해주신 최태섭 선생님 납골당을 방문할 때도 이 책 『수난의 역정』을 가지고 가서 바로 그 부분을 읽었다.

최태섭 선생님 당신도 가짜 면허증을 단호히 거부하시며, 침구사

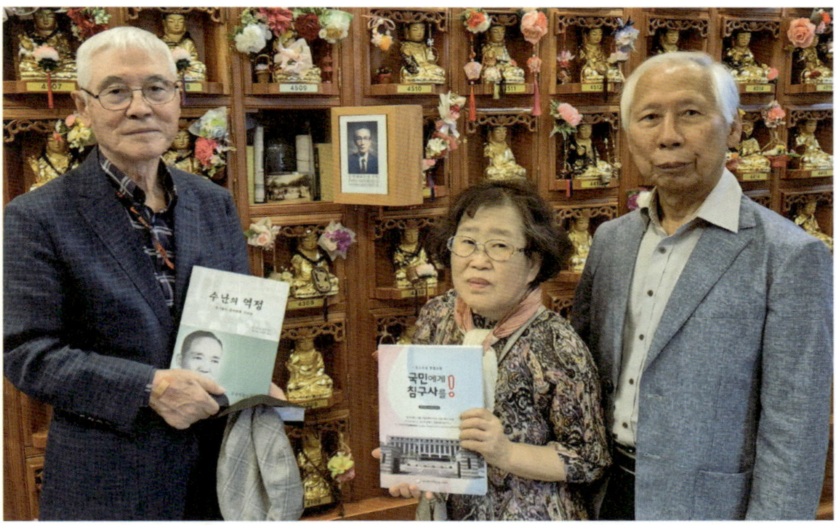

1958년부터 관인대한침구학원에서 경혈학 강의를 시작하여, 평생 침구술 교육을 하다 돌아가신 최태섭 선생 납골당을 2024년 6월 6일 찾아 참배했다. 경기도 포천시 화현면 화동로596번길 90 도천불교문화재단에서 운영하는 납골당 4409 앞. 가운데가 제자 이명자 여사, 우측은 박태동 연구위원.

들의 스승으로서 정도를 걸으신 것을 나는 우리 아버지와 마찬가지로 진심으로 존경한다.

나이가 들어가니 자꾸만 옛 인연이 생각난다.

2019년 6월 나는 손중양 이사장, 이국렬 침구협력단장과 함께 이우관 선생 묘소를 찾았다. 큰 절을 드리고 술 한잔을 올리면서 선생님 생전의 노고를 기렸다.

이우관 회장이 생전 스스로 작사하고 애송했던 〈벗 생각〉이라는 시가 생각났다.

벗 생각

너 죽은 무덤 앞을 네 모를 사람들이

읍하고 갈 수 있는 일꾼이 되라시던

그 벗은 먼저 가고, 나 홀로 그리워라

마지막 숨을 거두는 순간 까지 침구사 법제화를 이루기 위해 살다 떠난 이우관 회장 묘소에 당신이 생전에는 알지 못하던 손중양 이사장과 이국렬 단장이 읍을 하고 갔다.

그 이듬해인 2020년 6월 27일에는 이석기 전 침술연합회 회장과 함께 방문하여, 『수난의 역정』 증보판 책자를 묘소 앞에 헌정했다.

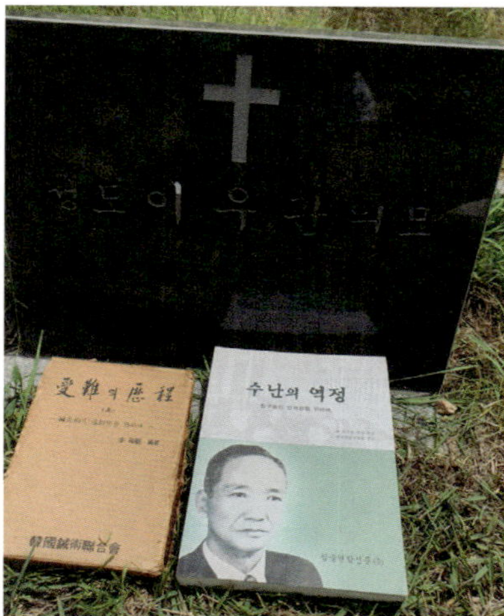

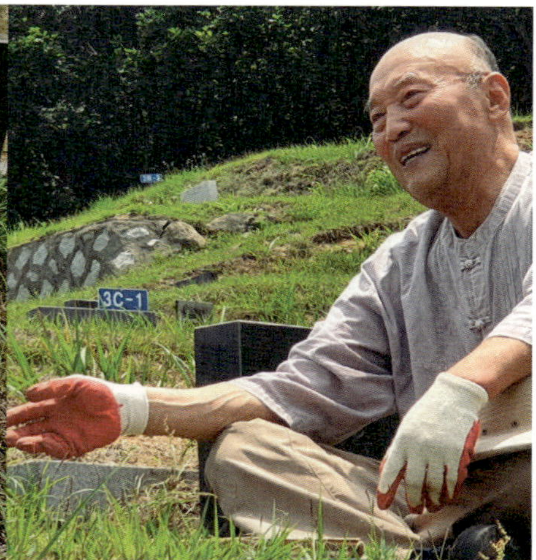

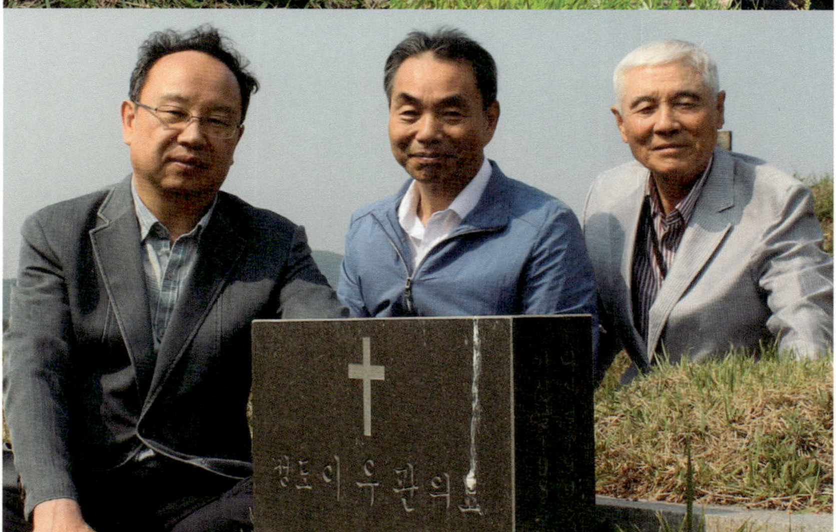

위는 2020.6.27 이석기 침술연합회 전 회장과 함께 이우관 선생 묘소 참배 후 『수난의 역정』 증보판 책자를 묘소 앞에 헌정했다.
아래는 2019.6.12 허임기념사업회 손중양 이사장(가운데)과 이국렬 국제 침구협력단장(좌측)이 함께 참배했다.

후학들을 위한 응원

2019년 8월 31일 서울 천도교 대강당에서 한국 침구인 국제세미나가 열렸다. 모처럼 허임기념사업회를 비롯하여 뜸사랑과 침술연합회 등 여러 침구단체들이 힘을 모은 결과였다.

나는 집안에서 전승되어온 근골격계 통증치료법을 발표했다.

(※ 291쪽 '침술과 부항으로 근골격계 통증 치료법' 참조.)

이 자리에서는 '침구주권 헌법소원 공동 청구'가 제안되었다.

이날 참석자들은 재야 침구사를 완전 말살하려는 한의사협회의 일련의 활동에 대항하기 위해 국민의 침구주권을 지키기 위한 헌법소원을 청구하기로 결의했다.

이같은 결의에 따라 2019년 12월 26일 국내외 한국 침구인 1077

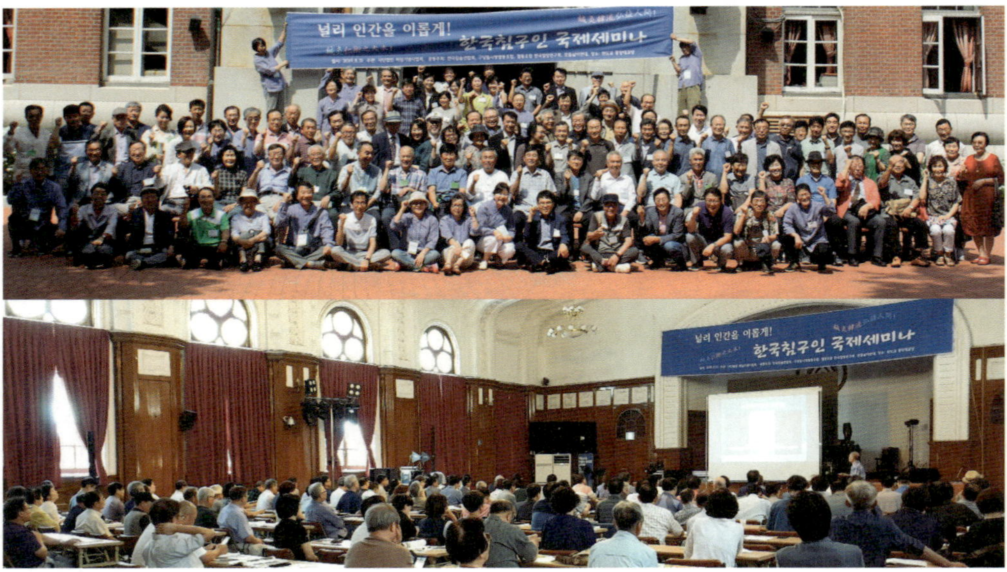

한국침구인 국제세미나. 2019.8.31. 천도교 대강당

명과 침구소비자 995명을 청구인으로 하는 헌법소원을 청구했다.

조선침뜸의 큰 스승, 허임 선생께

2023년 5월 13일 공주시 우성면 내산리 침구경험방 집필지 기념비 앞에서 '조선의 침구사 허임 선생 제향' 행사가 열렸다.

공주시 의회 의장이 초헌의 예를 올리고 순서에 따라 제향행사를 한 뒤, 허임기념사업회가 출판한 헌법소원 자료집 '국민에게 침구사를! ' 책을 단에 올렸다. 그리고 재야침구사들이 헌화를 하고 나서 일렬로 서서 헌법재판소에 올리는 탄원서를 낭독했다.

대전에서 온 여성 박주현 선생이 먼저 운을 뗐다.

"저희 침구인들은 대한민국 침구 관련 제도를 개선하여, 국내외에서 널리 인간을 이롭게 하는 홍익인간의 실현에 K침뜸이 기여할 수 있기를 간절히 바라며 탄원서를 올립니다."

이어서 내가 다음 순서로 "대한민국에서 침구사의 역사를 이어갈 수 있도록 해 주시기 바랍니다."라는 소제목이 달린 첫번째 구절을 읽어 내려갔다.

"하나의 제도가 생겨나는 데는 그만한 배경이 있습니다. 침구사 제도는 조선 초기 세종대왕 때부터 시작됐습니다. 그 후 무려 1백30여 년 동안이나 설치와 폐지를 거듭하며 검토한 끝에 성종 때에 이르러 의원과 별도로 침구사의 필요성이 완벽히 인정되어 마침내 경국대전에 침구사를 별도로 선발하는 제도가 확고히 성문화 되어 면면히 시행되어온 역사가 있습니다."

"오랜 역사와 전통을 가진 침구사를 없애려면 그만한 설득력이 있어야 합니다. 타당성도 명분도 없이 5~600여 년 이어온 침구사 제도를 없애는 일은 바람직하지도 않고, 쉽게 가능하지도 않은 일입니다. 무리한 정책 추진과정에서, 그동안 대대로 가업을 이어 침구사로 살아왔거나 침구사의 꿈을 키워오던 무수한 전통의료 계승자들이 수난을 당했습니다."

탄원서 내용은 바로 나의 이야기였고, 내가 하고싶은 내용이 모두 들어 있었다.

이 땅의 억울한 침구사의 현실 속에서 헌법소원을 통해 마음껏 침구를 행할 수 있는 세상을 만들기 위해 노력하고 있음을 고하였다. 어쩌면 내 생에 마지막이 될지도 모를 '헌법소원'이 진행되는 상황 속에서 허임 선생을 찾았던 그 날은 남다른 감회가 느껴졌다.

헌법재판소는 침구인들의 간절한 탄원에도 불구하고, 2024년 2월 헌법소원을 기각했다. 2010년 '대체의학 사건' 판결 때와 달라진 사정이 없다며 "입법 정책적으로는 침구술 시술에 관한 별도의 자격제도를 마련함으로써, 의료소비자인 국민들에게 보다 폭넓은 의료행위 선택의 가능성을 보장할 필요가 있다고 할 것"이라는 의견만을 달아서 기각해 버림으로써 다시 또 재야 침구사들을 외면해 버렸습니다.

헌법재판소가 무엇이 국민의 건강과 안녕을 위한 일인지 대국적인 견지에서 판단해주기를 바랐었는데 또다시 기대를 져버린 것이다.

하지만 재야 침구사들의 전통침구술 전승활동은 계속 이어진다.

2024년 5월11일에 충남 공주 침구경험방 집필지에서 열린 허임 선생 제향행사에도 참석해 참배를 했다.

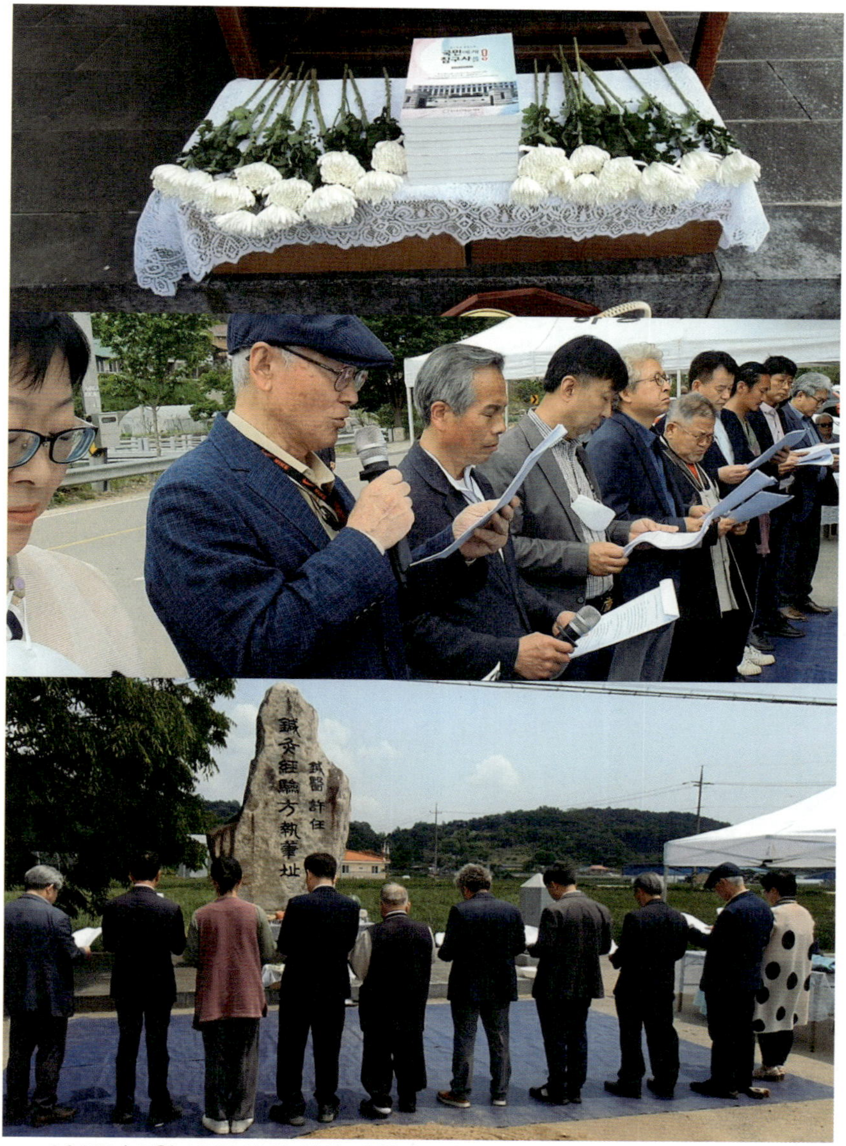

2023년 5월 13일 허임 선생 제향에서 헌법소원 청원 내용을 모아 묶은 '국민에게 침구사를!' 책을 올리고, 헌법재판소에 제출한 침구인 헌법소원 탄원서를 낭독했다.

이날은 제향 행사에 이어 오후에 인근 생명건강복지문화센터 강의실에서 '호남의 전승 침술과 고전 보사법 연구'라는 주제로 세미나가 있었다. 이 세미나는 내가 행하고 있는 침술이 조선시대 허임 선생 침구경험방에 수록되어 있는 침구 보사법 내용과도 깊은 연관을 가지고 있는 것으로 판단되어, 허임기념사업회가 마련한 연구모임이었다.

이날 나는 최사문 사부님과 종조부님과 아버지에게서 배워서 지금까지 쓰고 있는 침술보사법과 임상 활용에 대해 시연을 했다.

마침 침구경험방 간행 380주년을 맞아 허임 선생 제향을 올리는 뜻 깊은 날에 마련한 이날 모임에서, 최사문 스승님과 우리 집안에서 전해 내려온 가문의 침술을 시연하게 된 것은 그만한 깊은 뜻이 있을 것으로 생각되었다.

허임 선생께서는 말년에 「침구경험방」을 저술하고 서문 끝에 이런 구절을 남겼다.

“오랫동안 노력하여 의술에 눈이 뜨였는데, 지금 늙어서까지도 올바른 법이 전해지지 못할까 근심하고 있다 …〈중략〉… 감히 스스로를 옛사람의 저술에 견주려는 것이 아니라 단지 일생동안 고심한 것을 차마 버릴 수 없었기 때문이다.” (침구경험방 서문에서)

나같이 하찮은 재야 침구사가 감히 허임 선생을 흉내내는 것은 어불성설이다. 그러나 나 또한 평생 익힌 침술, 조선 침술의 한 줄기 맥이 이제 나를 끝으로 더 이상 이어질 수 없을 것 같아 안타까웠다.

나는 80세에 접어들었다. 무자격 무면허 의료행위의 굴레를 벗어나지 못한 채 평생의 한을 가슴에 품은 채 생을 마감해야 하는 것인가?

최근 주위 친구들이 하나둘 자꾸 세상을 떠나면서 나 또한 이제 내 삶의 마지막이 다가오고 있음을 느낀다. 그렇다면 과연 어떻게 생을 마무리해야 하는가?

먼저 허임 선생 말씀과 같이 내가 손끝으로 물려받은 침구술 유산을 전승하는 일이고, 조선 침뜸의 역사를 기록으로 남기는 일이 가장 중요한 일이라고 생각된다.

또 할 수 있는 일은 무엇일까? 이런저런 상념들이 머리 속을 떠나지 않는다. 지금 이 순간, 내가 세상을 떠나더라도 반드시 실현하고 싶은 꿈은 '조선침뜸의 제도화'이다.

이것을 이루지 못한다면, 저승에 가서도 제대로 눈을 감지 못할 것이다. 내 한 몸 던져서라도 뜻을 이루고 싶다. 어떠한 희생을 치르더라도 이 나라에 침구사 제도가 실현될 수 있는 일이라면 마다하지 않을 것이다.

내게 남은 시간이 얼마일지 모른다. 우리 침뜸이 면면히 전승되어, 그 역사가 끊어지지 않는 불멸의 침구사가 되기를 간절히 바라며 살아갈 것이다.

- 끝 -

꼬리에 꼬리를 무는 역사 발굴

김갑기 선생은 재야 침구사로서 '수난의 역정'을 살아오신 침뜸 역사의 산증인이시다.

김갑기 선생은 선대로부터 전통 침뜸을 이어받아, 숱한 어려움 속에서도 지금까지 시술을 계속해 왔고, 또 자신의 침뜸을 후배 세대들에게 전하기 위해 노력하고 있는 분이다.

그간 조선 전통 침뜸의 역사를 찾아 기록하는 사업을 해 온 허임기념사업회는 김갑기 선생의 인생사를 채록하여 책으로 발간할 계획을 세우고 몇 해 전부터 작업을 시작하였다.

이미 김갑기 선생의 이야기는 상당한 부분이 영상과 녹음자료로 기록되어 있었다. 모두 손중양 이사장이 각종 행사와 개인 인터뷰를 통해 모아놓은 자료였다.

이 기록은 잃어버린 조선침뜸의 맥을 찾기 위한 노력의 일환이다. 이 책에 등장하는 나주 김씨, 전주 최씨, 옥천(순창) 조씨 등 침술 가문의 침구의들은 김갑기 선생을 제외하고는 대부분 세상을 떠나셨다. 그 후손들이나 그 분들의 침술을 경험하였던 사람들의 기억, 그리고 역사 자료를 통해 만날 수 있는 인물들이다.

처음 잃어버린 조선 침뜸의 맥을 찾아가려는 여정은 김갑기 선생의 가문인 나주 김씨 침술 전승 경로를 추적하는 것으로부터 시작되었다. 그 과정에서 김갑기 선생에게 침술을 직접 사사하여 전승해준 최사문 선생을 찾아 나서게 되었고, 최사문 선생의 가문인 전주 최씨 집안의 침술을 만나게 되었다. 그리고 전주 최씨가 모여사는 마을에서 함께 집성촌을 이루고 있는 순창 조씨, 남원 양씨 가문에서도 침술 역사가 이어져 오고 있었던 사실을 확인하게 되었다.

말 그대로 '꼬리에 꼬리를 무는 역사'의 발굴 과정이었다.

김갑기 선생 침술의 맥은 저 멀리 1800년대까지 거슬러 올라갔고, 희미하게 1700년대와의 연결고리도 보이기 시작했다. 이제 조금 더 찾아올라가다 보면 1600년대 중반까지 활동한 허임 선생에게까지 닿을 듯했다.

이번에 우리가 만난 조선의 여러 가문의 전통 침술은 효과가 매우 뛰어났던 것으로 파악이 됐다. 숱한 치료 사례들은 우리의 침뜸이 얼마나 우수한 의술인가를 생생하게 보여주었다.

침과 뜸은 우리 민족이 생명을 지키고 건강을 유지하며 살아가는데 매우 요긴한 수단이었다.

이 땅은 숱한 전쟁으로 민중들이 병고에 시달려야 했다.

그 상처를 치유하고 회복시킬 수 있었던 것이 침과 뜸이었다.

이 땅에는 전국 곳곳 침뜸으로 병고치는 '의원'들이 주민들과 더불어 살면서 마을 사람들의 심신을 보살펴 주었다. 민중들의 생활 한가운데서, 생명과 건강을 지켜온 파수꾼이었던 것이다.

이번 기록의 과정에서 알게된 전통 침의들의 침구술 시행은 참으로 소박한 더불어 사는 세상이었다.

모든 침의들은 치료의 대가에 대해서는 별로 신경을 쓰지 않는 모습이었다. 형편에 따라 고마움을 표시하는 정도의 물품이나 단돈 얼마를 내면 세 사람이든 다섯 사람이든 그 숫자를 따지지도 않고 함께 온 사람이 모두 치료받을 수 있었다.

뿐만 아니다. 나주 김씨, 전주 최씨, 남원 양씨 등 이번에 만났던 침술 가문들은 모두 침을 맞으러 온 손님들에게 따듯한 '밥 한그릇'을 대접하는 게 공통된 모습이었다.

콩 한 쪽도 나눠먹던 정겹던 시절, 끼니를 걸러야 했던 배고픈 때, 제일 큰 덕(德)은 '먹을 것을 나눠 먹는' 일이었다.

침술 집안에서는 찾아온 손님들은 그냥 돌려보내지 않았다. 더구나 몸이 아파 찾아온 사람들이니 꼭 따뜻한 밥 한 그릇씩 드시고 가도록 했다.

먼 곳에서 소문을 듣고 찾아오는 사람들은 아침 일찍 길을 서둘러서 왔을 것이고, 오전에 침 맞고 나면 점심 때가 되었다. 또 오후에 침 맞고 나면 저녁 때가 되었다. 찬이 없어도 따뜻한 밥 한그릇 대접하는 것이 당시의 인정이었다.

또 그렇게 정이 듬뿍 담긴 '밥 한 그릇'을 먹고 나면 얼마나 기분이 좋고 흡족했을 것인가? 침을 맞아 아픈 곳도 나은데다가, 따뜻한 밥 한그릇에 배도 든든해졌으니 기운이 절로 솟아났을 것이다. 어쩌면 밥 한 그릇이 병을 낫게 했다고도 말할 수 있을 것이다.

"어서 앉으세요. 을매나 시장허시겠어요. 찬은 아무 것도 없는디, 침 맞느라 애쓰셨으니 밥이라도 한 그릇 자시고 가셔요. 그나저나 빨리 나으셔야 할텐데요!"

김갑기 선생의 어머니께서 침 맞은 환자들을 밥상으로 초대하시며 건네주시던 인사 말씀이었다.

부지런히 부엌을 오가면서 소박한 시골밥상에 모락모락 김이 나는 밥 한그릇 올려주던 침술 집안 여인네들은 또 한 명의 인술자들이었다.

'만사지식일완(萬事知食一碗)'라고 한 동학의 해월 최시형 선생의 가르침이 떠오른다. 밥 한 그릇의 이치를 알면 모든 진리를 깨친다는 것인데, 우리 선조들은 밥 한그릇을 나누어 먹는 일의 소중함을 너무도 잘 알았다.

이번 침구역사 탐방 과정은 내게는 침뜸의 세계를 다시 바라볼 수 있는 소중한 기회였다. 단지, 필력이 미흡하여 다양하고 풍부한 침뜸 스토리들을 제대로 옮겨놓지 못한 점이 죄송할 따름이다.

특히 침구의 역사와 제도에 관한 기록은 손중양 이사장이 직접 취재하여 쓰거나, 이미 정리되어 있는 기록 중에서 발췌하고 보완하였다. 원고의 수정과 보완, 교정과 편집, 사진 촬영 등 복잡한 실무도 손 이사장이 모두 담당해주었다. 침술 이론에 관한 사항은 전통 침구학을 수십년 동안 연구해 온 허임기념사업회 박태동 연구위원이 검토하고, 확인해 주었다.

이번에 함께 해주신 모든 분들, 특히 기꺼이 인터뷰에 응해주시고 치료경험을 들려주신 분들에게 고개 숙여 감사를 드린다.

2024년 7월 일

유영훈 현대사기록연구원 연구위원